中医名家辨治实录丛书

中医名家肿瘤病辨治实录

主　编　尹国有
副主编　蒋时红　蔡小平　李婧喆
　　　　荫　晴
编著者　尹国有　朱　磊　李　广
　　　　李婧喆　李合国　宋桂芬
　　　　蒋时红　荫　晴　杨荣慧
　　　　徐心阔　范建军　饶　洪
　　　　韩振宏　蔡小平

学苑出版社

图书在版编目（CIP）数据

中医名家肿瘤病辨治实录/尹国有主编. —北京：学苑出版社，2016.9（2019.3 重印）

ISBN 978-7-5077-5048-5

Ⅰ.①中… Ⅱ.①尹… Ⅲ.①肿瘤-辨证论治 Ⅳ.①R273

中国版本图书馆 CIP 数据核字（2016）第 159589 号

责任编辑：黄小龙
出版发行：学苑出版社
社　　址：北京市丰台区南方庄 2 号院 1 号楼
邮政编码：100079
网　　址：www.book001.com
电子邮箱：xueyuanpress@163.com
销售电话：010-67601101（销售部）67603091（总编室）
印　刷　厂：北京画中画印刷有限公司
开本尺寸：880×1230　1/32
印　　张：13.75
字　　数：332 千字
版　　次：2016 年 9 月第 1 版
印　　次：2019 年 3 月第 2 次印刷
定　　价：39.80 元

内容提要

本书是一部分析、研究著名中医辨治肿瘤病经验与验案的专著。书中选择鼻咽癌、肺癌、乳腺癌、食管癌、胃癌、胰腺癌、肝癌、大肠癌、前列腺癌、膀胱癌、卵巢癌等临床常见的肿瘤病11种，分别从著名中医辨治经验和经典验案点评分析两方面进行了详细介绍。分析研究包括国医大师、国家第一、二、三、四批名老中医在内的现代著名中医辨治肿瘤病的经验和经典验案，意在抛砖引玉，学习借鉴其诊疗思路和方法，探讨提高中医治疗肿瘤病临床疗效之路径。书中内容新颖，理论与实践结合，有较高的临床应用价值，适合于中医、中西医结合工作者临证参考。

前　言

　　中医是实践性很强的医学，中医药宝库博大精深，继承与发展是中医学术研究永恒的主题。在长期的临床实践中，广大中医工作者积累了丰富的临床经验，总结有众多治疗成功的案例，这当中中医名家的辨治经验和治疗的经典验案尤为珍贵。认真分析研究著名中医的辨治经验及其治疗的经典验案，在中医学术研究中具有极其重要的、不可替代的地位，对提高中医理论水平和临床诊治技能，促进中医药传承和创新发展具有十分重要的现实意义。为了开阔读者的视野，扩展辨治思路，提高分析问题和解决问题的能力，我们组织河南中医学院及第一、二、三附属医院等单位的专家、教授，根据多年的临床、教学经验，参考有关文献，编写了《中医名家辨治实录丛书》，《中医名家肿瘤病辨治实录》是其中之一。

　　本书以西医病名为纲，选择中医治疗有特色、有优势，治之有验，验有心得的鼻咽癌、肺癌、乳腺癌、食管癌、胃癌、胰腺癌、肝癌、大肠癌、前列腺癌、膀胱癌、卵巢癌等临床常见的肿瘤病11种，依次从著名中医辨治经验和经典验案点评分析两方面进行了详细介绍。中医名家辨治经验主要选载了现代中医名家各具特色的辨证治疗经验，藉以启发读者，扩展辨治思路。经典验案点评分析主要精选现代中医名家治疗的经典验案，每一案例均分为导读、案体和评析三部分，导读简要介绍中医名家在本病案中的临证思维特点，案体详细阐述疾病的发生发展、演变以及中医名家对该病证的辨证治疗经过等，评析则着重阐明著名中医对该病证如何取舍四诊资料、如何切入辨证思路、如何把握病机、如何确定治则、如何组方用药、如何进行调护等，体现了中医名家的临证经验和独特心法。

在本书的编写过程中，参考引用了一些公开出版的著作和发表在医学杂志上的相关内容，在此向原作者表示衷心感谢。由于时间仓促，加之受临床经验局限性和学术水平的影响，书中不妥之处在所难免，敬请广大读者批评指正，以求再版时修正。

尹国有

2013 年 3 月

目 录

第一章 鼻咽癌 … 1
第一节 中医名家辨治经验 … 2
一、周维顺辨治鼻咽癌经验 … 2
二、吴玉生辨治鼻咽癌经验 … 5
三、王德鉴辨治鼻咽癌经验 … 10
四、贾英杰辨治鼻咽癌经验 … 13
五、刘伟胜辨治鼻咽癌经验 … 15
六、王士贞辨治鼻咽癌经验 … 17
第二节 经典验案点评分析 … 19
一、朴炳奎治疗鼻咽癌案 … 19
二、王士贞治疗鼻咽癌案 … 21
三、孙桂芝治疗鼻咽癌案 … 22
四、沈炎南治疗鼻咽癌案 … 24
五、王德鉴治疗鼻咽癌案 … 26
六、刘伟胜治疗鼻咽癌案 … 28
七、沈英森治疗鼻咽癌案 … 29
八、陈瑞春治疗鼻咽癌案 … 30
九、余桂清治疗鼻咽癌案 … 32
十、刘嘉湘治疗鼻咽癌案 … 33
十一、周维顺治疗鼻咽癌案 … 34
十二、贾英杰治疗鼻咽癌案 … 35

第二章 肺癌 ………………………………… 38
第一节 中医名家辨治经验 ………………………… 39
一、陈光伟辨治肺癌经验 ………………………… 39
二、郑玉玲辨治肺癌经验 ………………………… 42
三、徐振晔辨治肺癌经验 ………………………… 44
四、李佩文辨治肺癌经验 ………………………… 47
五、贾英杰辨治肺癌经验 ………………………… 51
六、周维顺辨治肺癌经验 ………………………… 55
第二节 经典验案点评分析 ………………………… 56
一、何任治疗肺癌案 ……………………………… 56
二、沈敏南治疗肺癌案 …………………………… 57
三、钱伯文治疗肺癌案 …………………………… 59
四、周仲瑛治疗肺癌案 …………………………… 60
五、李辅仁治疗肺癌案 …………………………… 62
六、梁剑波治疗肺癌案 …………………………… 63
七、顾振东治疗肺癌案 …………………………… 65
八、沈敏南治疗肺癌案 …………………………… 66
九、刘志明治疗肺癌案 …………………………… 67
十、张学文治疗肺癌案 …………………………… 69
十一、何任治疗肺癌案 …………………………… 70
十二、周仲瑛治疗肺癌案 ………………………… 71

第三章 乳腺癌 ……………………………… 73
第一节 中医名家辨治经验 ………………………… 74
一、陆德铭辨治乳腺癌经验 ……………………… 74
二、吴良村辨治乳腺癌经验 ……………………… 78
三、唐汉钧辨治乳腺癌经验 ……………………… 81
四、焦中华辨治乳腺癌经验 ……………………… 85
五、刘胜辨治乳腺癌经验 ………………………… 89

目 录

  六、林毅辨治乳腺癌经验 …………………………… 92
 第二节 经典验案点评分析 ………………………… 96
  一、吴良村治疗乳腺癌案 …………………………… 96
  二、唐汉钧治疗乳腺癌案 …………………………… 97
  三、章永红治疗乳腺癌案 …………………………… 99
  四、焦中华治疗乳腺癌案 ………………………… 100
  五、吴圣农治疗乳腺癌案 ………………………… 102
  六、王晞星治疗乳腺癌案 ………………………… 104
  七、王玉章治疗乳腺癌案 ………………………… 105
  八、李佩文治疗乳腺癌案 ………………………… 106
  九、李斯文治疗乳腺癌案 ………………………… 107
  十、陆德铭治疗乳腺癌案 ………………………… 109
  十一、刘胜治疗乳腺癌案 ………………………… 110
  十二、章永红治疗乳腺癌案 ……………………… 112

第四章 食管癌 …………………………………… 114
 第一节 中医名家辨治经验 ………………………… 115
  一、郑玉玲辨治食管癌经验 ……………………… 115
  二、焦中华辨治食管癌经验 ……………………… 121
  三、陈光伟辨治食管癌经验 ……………………… 124
  四、刘沈林辨治食管癌经验 ……………………… 127
  五、张代钊辨治食管癌经验 ……………………… 131
  六、高萍辨治食管癌经验 ………………………… 134
 第二节 经典验案点评分析 ………………………… 136
  一、周仲瑛治疗食管癌案 ………………………… 136
  二、臧堃堂治疗食管癌案 ………………………… 138
  三、朱良春治疗食管癌案 ………………………… 139
  四、李修伍治疗食管癌案 ………………………… 141
  五、王宏毅治疗食管癌案 ………………………… 142

六、钱伯文治疗食管癌案 …………………………… 143
七、刘沈林治疗食管癌案 …………………………… 144
八、蔡小平治疗食管癌案 …………………………… 145
九、李修伍治疗食管癌案 …………………………… 147
十、周仲瑛治疗食管癌案 …………………………… 148
十一、何任治疗食管癌案 …………………………… 150
十二、朱磊治疗食管癌案 …………………………… 151

第五章 胃癌 …………………………………………… 153
第一节 中医名家辨治经验 ………………………… 154
一、王道坤辨治胃癌经验 …………………………… 154
二、孙桂芝辨治胃癌经验 …………………………… 157
三、王晞星辨治胃癌经验 …………………………… 161
四、张泽生辨治胃癌经验 …………………………… 166
五、林丽珠辨治胃癌经验 …………………………… 167
六、李岩辨治胃癌经验 ……………………………… 170

第二节 经典验案点评分析 ………………………… 172
一、刘祖贻治疗胃癌案 ……………………………… 172
二、孙桂芝治疗胃癌案 ……………………………… 173
三、朱志忠治疗胃癌案 ……………………………… 175
四、范中林治疗胃癌案 ……………………………… 176
五、李玉奇治疗胃癌案 ……………………………… 178
六、王三虎治疗胃癌案 ……………………………… 179
七、周仲瑛治疗胃癌案 ……………………………… 181
八、林丽珠治疗胃癌案 ……………………………… 182
九、裘沛然治疗胃癌案 ……………………………… 184
十、钱伯文治疗胃癌案 ……………………………… 186
十一、常青治疗胃癌案 ……………………………… 187
十二、张镜人治疗胃癌案 …………………………… 188

目 录

第六章 胰腺癌 190
第一节 中医名家辨治经验 191
一、周维顺辨治胰腺癌经验 191
二、孙桂芝辨治胰腺癌经验 193
三、刘鲁明辨治胰腺癌经验 196
四、沈敏鹤辨治胰腺癌经验 199
五、吴良村辨治胰腺癌经验 204
六、尤建良辨治胰腺癌经验 208

第二节 经典验案点评分析 213
一、沈敏鹤治疗胰腺癌案 213
二、陈瑞春治疗胰腺癌案 214
三、周仲瑛治疗胰腺癌案 216
四、徐景藩治疗胰腺癌案 217
五、黄振鸣治疗胰腺癌案 220
六、屠揆先治疗胰腺癌案 222
七、孙桂芝治疗胰腺癌案 223
八、钱伯文治疗胰腺癌案 224
九、赵冠英治疗胰腺癌案 225
十、余桂清治疗胰腺癌案 227
十一、黄振鸣治疗胰腺癌案 229
十二、周仲瑛治疗胰腺癌案 230

第七章 肝癌 233
第一节 中医名家辨治经验 234
一、罗凌介辨治肝癌经验 234
二、周宜强辨治肝癌经验 238
三、于尔辛辨治肝癌经验 241
四、彭胜权辨治肝癌经验 244
五、李佩文辨治肝癌经验 246

六、邵铭辨治肝癌经验 ································· 250
第二节 经典验案点评分析 ································ 252
一、李真喜治疗肝癌案 ································· 252
二、罗凌介治疗肝癌案 ································· 254
三、林盛毅治疗肝癌案 ································· 256
四、邵金阶治疗肝癌案 ································· 257
五、张代钊治疗肝癌案 ································· 258
六、高三民治疗肝癌案 ································· 260
七、叶景华治疗肝癌案 ································· 261
八、钱伯文治疗肝癌案 ································· 262
九、赵冠英治疗肝癌案 ································· 263
十、李培生治疗肝癌案 ································· 264
十一、邵铭治疗肝癌案 ································· 266
十二、何任治疗肝癌案 ································· 267

第八章 大肠癌 ·· 269

第一节 中医名家辨治经验 ································ 270
一、孙桂芝辨治大肠癌经验 ··························· 270
二、胡志敏辨治大肠癌经验 ··························· 272
三、施治明辨治大肠癌经验 ··························· 275
四、陈锐深辨治大肠癌经验 ··························· 280
五、周维顺辨治大肠癌经验 ··························· 284
六、刘伟胜辨治大肠癌经验 ··························· 286
第二节 经典验案点评分析 ································ 290
一、刘祖贻治疗大肠癌案 ······························ 290
二、施治明治疗大肠癌案 ······························ 291
三、谷铭三治疗大肠癌案 ······························ 292
四、郁仁存治疗大肠癌案 ······························ 293
五、刘志明治疗大肠癌案 ······························ 295

目 录

- 六、庞德湘治疗大肠癌案 …………………………… 297
- 七、张代钊治疗大肠癌案 …………………………… 298
- 八、乔保钧治疗大肠癌案 …………………………… 300
- 九、李合国治疗大肠癌案 …………………………… 301
- 十、刘祖贻治疗大肠癌案 …………………………… 302
- 十一、陈昱治疗大肠癌案 …………………………… 303
- 十二、何任治疗大肠癌案 …………………………… 305

第九章 前列腺癌 ………………………………………… 307

第一节 中医名家辨治经验 ……………………………… 308
- 一、彭培初辨治前列腺癌经验 ……………………… 308
- 二、周维顺辨治前列腺癌经验 ……………………… 312
- 三、王居祥辨治前列腺癌经验 ……………………… 315
- 四、张亚强辨治前列腺癌经验 ……………………… 317
- 五、孙桂芝辨治前列腺癌经验 ……………………… 319
- 六、郭军辨治前列腺癌经验 ………………………… 323

第二节 经典验案点评分析 ……………………………… 327
- 一、徐福松治疗前列腺癌案 ………………………… 327
- 二、周维顺治疗前列腺癌案 ………………………… 328
- 三、方伯英治疗前列腺癌案 ………………………… 329
- 四、赵冠英治疗前列腺癌案 ………………………… 330
- 五、谭新华治疗前列腺癌案 ………………………… 332
- 六、张亚强治疗前列腺癌案 ………………………… 333
- 七、曾小菊治疗前列腺癌案 ………………………… 335
- 八、孙桂芝治疗前列腺癌案 ………………………… 336
- 九、王居祥治疗前列腺癌案 ………………………… 337
- 十、戴裕光治疗前列腺癌案 ………………………… 339
- 十一、徐福松治疗前列腺癌案 ……………………… 340
- 十二、李昌源治疗前列腺癌案 ……………………… 341

第十章 膀胱癌 … 344
第一节 中医名家辨治经验 … 345
一、周维顺辨治膀胱癌经验 … 345
二、孙桂芝辨治膀胱癌经验 … 347
三、孙秉严辨治膀胱癌经验 … 351
四、林丽珠辨治膀胱癌经验 … 353
五、胡志敏辨治膀胱癌经验 … 355
六、常德贵辨治膀胱癌经验 … 358

第二节 经典验案点评分析 … 361
一、孙桂芝治疗膀胱癌案 … 361
二、张书林治疗膀胱癌案 … 362
三、孙秉严治疗膀胱癌案 … 364
四、谷铭三治疗膀胱癌案 … 365
五、林丽珠治疗膀胱癌案 … 366
六、赵冠英治疗膀胱癌案 … 368
七、胡志敏治疗膀胱癌案 … 370
八、朱曾柏治疗膀胱癌案 … 372
九、常德贵治疗膀胱癌案 … 373
十、雷永仲治疗膀胱癌案 … 375
十一、何任治疗膀胱癌案 … 376
十二、钱伯文治疗膀胱癌案 … 377

第十一章 卵巢癌 … 380
第一节 中医名家辨治经验 … 381
一、孙桂芝辨治卵巢癌经验 … 381
二、施志明辨治卵巢癌经验 … 383
三、沈敏鹤辨治卵巢癌经验 … 387
四、林丽珠辨治卵巢癌经验 … 391
五、潘敏求辨治卵巢癌经验 … 393

六、齐聪辨治卵巢癌经验 …………………………………… 396
第二节　经典验案点评分析 …………………………………… 401
一、何任治疗卵巢癌案 …………………………………… 401
二、沈敏鹤治疗卵巢癌案 ………………………………… 402
三、孙桂芝治疗卵巢癌案 ………………………………… 404
四、林丽珠治疗卵巢癌案 ………………………………… 405
五、周仲瑛治疗卵巢癌案 ………………………………… 407
六、郁仁存治疗卵巢癌案 ………………………………… 409
七、孙秉严治疗卵巢癌案 ………………………………… 411
八、魏仲达治疗卵巢癌案 ………………………………… 412
九、吴克仁治疗卵巢癌案 ………………………………… 414
十、郭福魁治疗卵巢癌案 ………………………………… 416
十一、何任治疗卵巢癌案 ………………………………… 417
十二、周慕白治疗卵巢癌案 ……………………………… 418

主要参考书目 ……………………………………………………… 421

第一章 鼻咽癌

鼻咽癌是指发生于鼻咽腔顶部和侧壁的恶性肿瘤,是我国高发的恶性肿瘤之一,其发病率在耳鼻咽喉恶性肿瘤之首位,有统计鼻咽癌占全身恶性肿瘤的30%以上,占头颈部恶性肿瘤的近80%。鼻咽癌有明显的流行病学特点,男性居多,约为女性的两倍,可发生于各年龄段,大多在40~60岁之间。我国鼻咽癌分布有明显的地区性差异,以广东省中部的肇庆、佛山、广州和广西壮族自治区东部的梧州为高发中心,向周围逐渐降低。鼻咽癌的病因至今尚不完全清楚,一般认为与遗传因素、病毒感染、环境因素以及维生素A缺乏等有关。因鼻咽部位置隐蔽,早期症状复杂,故鼻咽癌容易误诊和漏诊,同时鼻咽癌具有原发癌灶很小或不明显时却已发生颈部淋巴结和颅神经转移的特点,严重威胁着人民的健康和生命。

鼻咽癌常见的临床症状为鼻塞、鼻涕中带血、耳闷堵感、听力下降、复视及头痛等,属中医学"鼻渊""鼻衄""鼻疽""真头痛""失荣"等的范畴。中医认为鼻咽癌的发生与机体内外的各种致病因素有关,如素体虚弱、七情内伤、饮食不节、各种不良刺激等,使肺、脾、肝、肾等脏腑发生病理变化,出现气血凝滞、痰浊结聚、火毒困结,以致脉络受阻,积聚而成肿块,其中肺热痰火及肝胆热毒上扰为鼻咽癌发病的主要原因。鼻咽癌的辨证以辨证候的虚实、辨邪正的盛衰为要点,宜从"毒"(热毒)、"虚"(阴虚、气虚)、"痰"(痰湿)、"瘀"(气滞血瘀)四个方面综合考虑,临床上多病情复杂，虚实互见，常以气阴不足为本，痰瘀热毒为标。

现代医学治疗鼻咽癌多采用放疗为主，手术及化疗为辅的方式进行治疗。中医治疗鼻咽癌不仅是放疗、化疗以及手术治疗的辅助手段，也是晚期鼻咽癌患者常用的治疗方法，在减轻自觉症状，延长生存期和提高生活质量，以及减轻放疗、化疗的毒副反应等方面，均有一定疗效。中医治疗鼻咽癌要以整体观念和辨证论治为指导，从复杂多变的症状中探索出其中最主要的症候群，找出证型所在，结合辨病的特殊性，做到扶正与祛邪兼顾，"治症"与"治癌"并施，恰当选方用药。

第一节　中医名家辨治经验

一、周维顺辨治鼻咽癌经验

周维顺临床经验丰富，擅长运用中西医结合的方法治疗各种常见肿瘤，尤其对鼻咽癌的治疗更有其独到之处，现将其治疗鼻咽癌的经验简要介绍如下。

（一）病因病机与诊断分型

1. **病因病机**　鼻咽癌属于中医上石疽、失荣、鼻渊、控脑砂等的范畴，多因正气虚弱，脏腑功能失调，邪毒乘虚而入，进而气、血、痰、毒互结而成。其病机是肺气不宣，上焦热盛，肝郁气逆化火，肺、肝、胆毒热灼液为痰，痰火上结，抟于少阳，在人体正气虚弱时致气、血、痰、毒互结，而成肿瘤。现代医学认为本病的发生因素与发病条件可能与遗传、病毒（尤其是EB病毒）感染以及环境污染等因素有关。

2. **鼻咽癌的诊断**　在病史中如近期有回吸性血涕，单侧性耳鸣、听力减退、耳内闭塞感，不明原因的颈淋巴结肿大、面部麻木、复视、伸舌偏斜、舌肌萎缩、头痛等症状，应考虑

第一章 鼻咽癌

到本病的可能。及时做鼻咽镜、X线、CT、磁共振等检查，或EB病毒血清学检测，或做转移淋巴结活检，也可对鼻咽病变组织活检查找癌细胞。依据病史、体征和有关实验室及多种器械特殊检查情况做全面综合分析，通常能对鼻咽癌做出明确的诊断。

3. **鼻咽癌的分型** 西医肉眼分为结节型、菜花型、浸润型和溃疡型四种形态，本病在现代医学中常分为颅神经型（上行型）、颈淋巴结广泛转移型（下行型）、颈淋巴结广泛转移合并颅神经型（上、下型）、未定型（局限型），组织细胞学分型又可分为低分化鳞癌（约占85%）、未分化癌和高分化癌，其中低分化腺癌和高分化鳞癌都较少见。中医学通常将鼻咽癌分为肺热型、气郁型、毒热型、痰浊内蕴型、气血又亏型，但无论哪型，到中晚期都可引起直接蔓延，淋巴管转移，血液转移至肝、肺、骨、肾、脑等器官。

（二）治疗经验

1. **综合治疗方法** 对鼻咽癌的治疗，周氏主张中西医结合综合治疗，并根据病情的不同灵活应用手术、化疗、放疗、中药、免疫治疗等手段。总的治疗原则是根据肿瘤的临床分期和部位，结合影响预后的各种因素以及患者的耐受性综合分析，加以选择。

2. **中医药治疗法** 临床上大多数鼻咽癌患者就诊于中医时已属于晚期，失去了手术、放疗和化疗的机会，故此类患者中医药成为主要治疗手段。周氏认为，对鼻咽癌患者进行治疗，必须遵循中医学辨证论治的原则，也就是根据不同的分型采用不同的治疗原则。基本方为鹅不食草30g，猫爪草30g，夏枯草30g，苍耳草30g，石上柏30g，生薏苡仁30g，炒薏苡仁30g，辛夷15g，山豆根10g。肺热型加用宣肺清热、消肿散结药，药用半枝莲30g，白花蛇舌草30g，瓜蒌30g，炒黄芩

12g，射干 10g，白芷 10g，浙贝母 10g；气郁型加清肝泻火、消肿散结药，药用野菊花 30g，蛇莓 30g，青皮 10g，陈皮 10g，炙乳香 10g，炙没药 10g，制香附 10g，延胡索 15g；毒热型加清热解毒、息风通络药，药用半枝莲 30g，白花蛇舌草 30g，钩藤 30g，鸡血藤 30g，丹皮 10g，丝瓜络 10g，焦山栀 10g，全蝎 3g；痰浊内蕴型加健脾燥湿、化痰软坚药，药用半夏 10g，苍术 10g，杏仁 10g，浙贝母 10g，胆南星 9g，猪苓 15g，茯苓 15g；气血双亏型加补气养血、祛瘀散结药，药用生黄芪 30g，丹参 30g，鸡血藤 30g，白术 10g，党参 10g，当归 15g，炙甘草 5g。

对放疗后的鼻咽癌患者，中医的治疗原则是清热解毒，生津润燥，清补气血，健脾和胃，滋补肝肾；对化疗后的患者，宜温补气血，健脾和胃，滋补肝肾，解毒抗癌。经动物实验和多年临床验证，目前常用对治疗鼻咽癌有肯定疗效的中草药有半枝莲、白花蛇舌草、猫爪草、石上柏、苍耳草、山豆根、夏枯草、野菊花、鹅不食草、蒲公英、菝葜、马勃、射干、黄芩、天冬、延胡索、山慈姑、露蜂房、白英、蛇六谷、龙葵、蛇莓等，中成药有西黄胶囊、华蟾素片等。

周氏认为，中医药不但能抑制癌细胞 DNA 的合成，抑制癌细胞的分裂，而且还能提高机体免疫功能，间接地抑制肿瘤生长，促进正常细胞生长，减慢肿瘤的生长速度，改善症状，提高患者的生存质量，延长生存期。研究表明，活血化瘀药尚有抗凝与促纤溶作用，改善肿瘤患者的高凝状态，降低血黏度，减少纤维蛋白原，与放射治疗合用可减少纤维形成及血管闭塞等副作用。因此，在鼻咽癌的临床治疗中，周氏采用中西医结合综合治疗措施，以现代医学方法为主流治疗，中医药为辅助治疗，取得了较为满意的疗效。

〔胡元，李云芳，徐亚萍．周维顺治疗鼻咽癌经验简介．

山西中医，2011，27（4）：9.]

二、吴玉生辨治鼻咽癌经验

吴玉生从事肿瘤临床工作多年，对中医药治疗恶性肿瘤积累了较丰富的经验。他治疗鼻咽癌主张中西医结合分期治疗，斟酌用药，多管齐下，以求协同，其疗效较好。

（一）中西医结合，分期治疗

肿瘤综合治疗的观念已深入人心，中西医结合可以将各种有效的治疗手段相联合，取得最佳疗效。当然，中西医结合不是简单的相加，而是根据病期有侧重的选择。

1. 中医药治疗贵在早期参与　放疗是目前公认的早期鼻咽癌首选治疗手段。对于机体而言，放疗是一种以毒攻毒的祛邪疗法，放射线具有高能、快速、穿透力强、热源性等特点，但攻邪未有不伤正气者，故放疗后常出现放射性皮炎、口腔炎甚至脑脊髓病等副作用，给患者带来莫大痛苦，甚至被迫停止放疗。而此时运用中医药对其进行辨证论治，临床上常能收到独特的疗效。

中医学认为，放射线为"火邪""热毒"，易耗伤津液，且由于"头为诸阳之会"，故遇放射线之邪侵袭后化热最速，伤阴尤著。"存得一分津液，便有一分生机"，所以养阴保津在鼻咽癌放射治疗中及治疗后尤其重要，应贯穿始终。吴氏临床将放疗分两阶段论治，放疗早期（一般在放疗第2~3周，放射剂量在2000~3000Gy），开始出现皮肤红斑、干性脱皮、口干、饮水量多、口苦、鼻腔干燥、牙痛、喉痛、声嘶、舌红、苔薄黄、脉细数等，证属热毒伤阴，治宜清热解毒、养阴生津，方用沙参麦冬汤加减。放疗后期（一般在放疗第5~6周，放射剂量在5000~7000Gy），随着放射次数、放射剂量的增加，病机进一步改变，热毒伤阴加剧，以致真阴被劫，元气必伤，"精者生之本"，"精血同源"，"脑为髓海"，所以出现骨髓抑制、放射性脑病等。临床可见局部渗液、溃疡不愈、耳鸣及听力下降、头晕头痛、嗜睡、记忆力减退、白细胞下降、贫血、消瘦、五心烦热、舌红、苔少或光剥等，证属肾精亏虚，治宜补肾填精，方用六味地黄丸加减。正虚热毒邪气常留恋潜伏，可伴余毒未净，辅以清热解毒，药如蒲公英、白花蛇舌草等，可改善预后。

有关实验研究证明，中医药配合放疗的意义在于不仅对放疗所致的免疫损伤、骨髓抑制、胃肠道反应、氧自由基损伤等有较好的减毒作用，而且能提高荷瘤动物放疗的抑瘤率，降低其死亡率，提高其生存率，有较好的增效作用。由于人之禀赋、体质的差异，加之病变早晚、轻重的不同，往往伴有不同的临床表现，以辨证论治为原则，可最大限度地发挥中医药的整体治疗优势，减轻放疗毒副反应。

2. 中医药治疗可以成为晚期鼻咽癌的主导　吴氏认为，鼻咽癌晚期，多发生了转移，尤其是患者体质虚损，已经不适于放疗、化疗，如果对患者进行过度治疗，无异于雪上加霜，此时应用中医药治疗，可以减轻症状、稳定瘤体、改善生活质量、延长生存时间。所以防守就是最积极的进攻，中医药治疗可以成为晚期鼻咽癌的主导。

癌变一旦形成，会不断增殖，妨碍正气的充养，使人体处于高负荷状态，正气抗癌力进一步削弱，癌毒的致病力进一步增强，邪正双方力量此消彼长，形成恶性循环，毒性渐增，正气日耗，正不胜邪，最终导致元气败脱，阴阳离决，出现晚期临床症状，诸如鼻衄、鼻涕黄稠臭秽，头痛剧烈，唇焦咽干，舌嫩红，无苔或剥苔，脉细数或细弱。证属脾肾不足，治宜脾肾同治。一方面健脾益胃，强健后天。"胃气无损，诸可无虑"，"胃气一败，百药难施"，扶助脾胃之气，饮食渐增，体

第一章 鼻咽癌

液渐旺，气血渐充，使整体功能得以调整，改善生活质量，延长生存期，或为肿瘤进一步治疗提供支持。另一方面补肾填精，充养先天。肾为先天之本，内藏元阴元阳，为人体之根本，人体的功能活动有赖于肾精肾气的推动，所以补肾填精可以提高机体免疫力，增强抗癌能力，改善生活质量，延长生存期，长期带瘤生存，甚至缩小肿瘤。

扶正培本法可以达到"带瘤生存""养正除积"的目的。由于晚期癌灶顽固，在保护正气的前提下，适当祛邪或者扶正兼以攻邪是必要的，可以防止癌毒进一步扩散，延长生存期，提高生存质量。中医药从整体调理抗肿瘤方面显示出独特的优势，临床上有很多患者可以长期稳定生存长达20年以上。

3. 中医药治疗可以防止复发　许多鼻咽癌患者通过放疗、化疗可以获得临床治愈，防止复发仍是难题，也是治疗成功的关键。现代医学认为，肿瘤的复发是一个复杂的过程，涉及到肿瘤细胞本身的特性、宿主免疫微循环境等之间的相互作用。正虚是鼻咽癌复发、转移的危险性因素，《医宗必读》谓"正与邪气，势不两立，若低昂然，一胜则一负，邪气日清，不攻去之，丧之及也"，提示正不抑邪是癌症复发的关键，所以扶正培本可以增强机体免疫力，可以从多角度抗癌瘤复发转移。同时中医根据患者的脾虚痰湿、气阴两虚等体质辨证用药，以改变"生癌野"环境，使癌细胞改邪归正，促进细胞分化，使癌细胞重新逆转为正常细胞。

(二) 斟酌用药，突显特色

"用药如用兵"，吴氏在治疗鼻咽癌的过程中，尤其重视精选用药，斟酌组方，也因此取得事半功倍的效果。

1. 平和为原则　正邪交争存在于鼻咽癌的全过程，"邪之所凑，其气必虚"，且癌毒猖狂，正气易损，此时使用峻猛之药，把握不好，反而更加损正。故吴氏在组方用药中力求平和，忌药性太偏，提倡"攻不宜过，补不可腻"，看似平淡的药物，却屡建其功，平和之中见疗效。

2. **善于借鉴现代药理研究的成果** 中医临床主张辨病与辨证结合，结合现代药理学成果辨证用药就是一种方式，可以取得较好效果。有研究显示，活血化瘀类药物可以改善微循环，阻止肿瘤组织的纤维蛋白聚集，使缺氧情况得到改善，从而增加放射治疗的敏感度，提高临床疗效。临床选用桃仁、红花、川芎、丹参等可以减轻纤维化程度，提高生存质量。吴氏常用太子参、五爪龙、薏苡仁、浙贝母、山慈姑、桃仁、丹参、甘草等药物扶正攻邪，研究显示此类药物均具有抗肿瘤细胞复发、转移的作用，临床随症加减，可以使患者长期"带瘤生存"。

3. **因地制宜** 鼻咽癌又称"广东癌"，地理环境因素在其病变中有重要意义，所以治疗更要求因地制宜。吴氏认为，岭南地区夏长冬短，气候炎热，潮湿多雨，人群体质以脾虚痰湿型和气阴两虚型为多。治疗强调补而不燥，滋而不腻，消而不伐。方中常用五爪龙健脾益气，陈皮理气和胃化痰，鸡内金健脾消食，鳖甲养阴软坚消瘰等，以"借正气以行药力"。

4. **采用虫类药物** 吴氏认为，鼻咽癌在特殊的位置，非一般药力所能到达，应考虑使用虫类药。虫类善动，飞升走窜，属血肉有情之品，其药性猛而力专，可以直攻巢穴。吴氏常用全蝎、蜈蚣等。全蝎善窜筋透骨，并开气血之凝滞，解毒医疮，内消痈肿。蜈蚣，近人张锡纯谓"走窜之力最速，内而脏腑，外而经络，凡气血凝聚之处，皆能开之，性有微毒，而专善解毒，凡一切疮疡诸毒，皆能消之，其性尤善搜风"。

5. **关于毒性药物** 毒性中药性专力强，在癌症治疗中具有特殊意义。但大多数毒性中药有量效关系，其有效剂量与中毒剂量很接近，所以用药要精当，适可而止。吴氏常选择生半

第一章 鼻咽癌

夏、生天南星合用,二者均为化痰峻药,天南星苦温辛烈,开泄走窜,具有化痰散结消肿之功,半夏辛温泄散,具有滑痰降逆之效,二药合用,其效倍增。《本草求真》中指出:"南星专走经络,故中风麻痹亦得以之为向导。"《珍珠囊》亦称天南星"去上焦痰及眩晕"。生半夏、生天南星均属有毒之品,一般用15g,先煎1小时,以减轻毒性,保持效能。

(三)多管齐下,以求协同

鼻咽癌的发生、发展是一个复杂的过程,由此决定了采取多种手段治疗的必要性。吴氏在临床中运用中医药的多种方法,多管齐下,可以保证患者的生存质量,体现了"以人为本、治病留人"的中医肿瘤治疗学特色。

1. 重视食疗　鼻咽癌除了积极用药物治疗外,吴氏还常指导患者配合以食疗,以更好地预防放疗不良反应、各种并发症、调整患者体质等。尤其是岭南民众长期以来就有应用中草药煲凉茶和煲汤的习惯,使中医生活化,中药膳食化,体现了中医学"未病先防""药食同源"的特点。

2. 多法施药　中药剂型丰富,如汤剂、丸剂、含服、含漱、洗剂等,各有优势,联合应用,可以整体局部配合,内外协同治疗,取得最佳治疗效果。吴氏常选用院内制剂,效果显著。

(1)银连含漱液:组成为忍冬藤20g,连翘15g,夏枯草15g,白茅根15g,生甘草10g。具有清热解毒、清洁口腔、局部消炎、止血止痛的作用,直接对抗放射热邪,因只含不咽,亦无伤脾胃之弊端,用于放疗所致的口腔炎、咽喉炎等症疗效颇佳。

(2)咽喉饮:组成为玄参15g,金银花15g,桔梗15g,玉竹15g,胖大海10g,甘草20g。具有养阴清肺、利咽止痛、化痰散结之功效,可以先含后服,具有内外兼治之优点,既可使药物直接接触局部病灶，达到外治的效果，又可起到内治的作用。

（3）薄荷滴鼻液：组成为薄荷脑5g，冰片5g，液体石蜡20ml，维生素A500U，维生素D150U。具有除臭、消炎、止痛、润滑鼻腔作用，利于鼻腔上皮细胞恢复，能有效促进伤口愈合，用于治疗萎缩性和干燥性鼻炎及鼻出血等，临床疗效良好，无不良反应。

（4）硫黄软膏：以凡士林、硫黄细粉为基本材料研制而成，具有较强的穿透性，作用深入而持久，同时能软皮痂皮、去除鳞屑、保护创面、防止感染、避免干燥、润泽皮肤，并能促进上皮及肉芽组织生长。根据局部皮肤的质地、厚度选择不同浓度的药物，较好的治疗皮肤纤维化。

3. **功能康复** 吴氏在治病的同时注重患者功能康复。如放疗可以引起张口困难、颈部强直，给患者的生活带来很多不便。为避免不可逆损害，在放疗早期吴氏指导患者每天自我按摩颞颌关节，练习鼓腮、叩齿、前后左右缓慢转颈数次等运动，以增加颈部肌肉张力，防止颈部肌肉纤维化、僵直，保证生活质量。

〔代兴斌，罗兰，蔡玉荣．吴玉生副教授治疗鼻咽癌经验介绍．新中医，2009，41（3）：17.〕

三、王德鉴辨治鼻咽癌经验

王德鉴从事鼻咽癌的中医治疗研究数十年，积累了丰富的临床经验，他根据鼻咽癌放化疗后耗阴津、伤脾胃、损气血之病理，提出了扶正培元、益气生津的治疗原则，并制定出养阴清热、生津润燥、健脾和胃、祛湿止呕、益气补血等治法，同时配合以饮食疗法，以此指导临床实际，其疗效显著。

第一章 鼻咽癌

(一) 病因病机

目前对鼻咽癌的治疗多采用放射疗法，部分辅以化疗药物。由于放射线及化疗药物在正常细胞和癌细胞之间缺乏高度的选择性，它们在杀灭癌细胞的同时，往往对机体正常细胞亦有一定的损伤，而引起不同程度的全身反应，或破坏机体的免疫功能。王氏在长期的临床实践中观察到，鼻咽癌患者在接受放射治疗或化学药物治疗过程中，或治疗之后，其病理过程表现为耗气伤津，具体可以归纳为以下三个方面。

1. 耗阴津　由于放疗、化疗耗伤阴津，内不能灌溉于脏腑，外不能濡润于孔窍肌肤，而见口干咽燥、舌上无津、唇焦喜饮、皮肤粗糙、舌红嫩无苔或开裂、脉细数等干燥失润之症。

2. 伤脾胃　气耗则脾虚而不健运，湿浊内停，津伤则胃燥而不受纳，故见胸闷腹胀、纳差恶食、食不知味、恶心呕吐、舌淡胖、苔白腻等脾胃失调之症状。

3. 损气血　气虚则血无以化生，津血同源于水谷精微，津伤则血亦亏。气血两亏则见倦怠乏力，头晕目眩，耳鸣耳聋，面色苍白萎黄，心悸怔忡，气短声低等症状。

(二) 辨证治疗

王氏针对放疗、化疗中耗气伤津、攻邪凌厉的病因病机，提出扶正培元、益气生津的治疗原则，并制定出养阴清热、生津润燥、健脾和胃、祛湿止呕、益气补血等治法。

1. 阴津耗伤型　主症为口干咽燥，舌上无津，口渴喜饮，皮肤粗糙不润，恶心烦热，小便短黄，舌红干或红嫩无苔或干裂，脉细数。治宜养阴清热，生津润燥，药用增液汤选加天花粉、石斛、沙参、知母、芦根、玉竹、葛根、党参、太子参、乌梅、梨皮干等。兼纳差、恶心呕吐，选加竹茹、法半夏、陈皮、生姜、鸡内金等和胃止呕，理气健脾；若疲倦乏力、头晕心悸，选加何首乌、枸杞子；气虚者加白术、茯苓等。

2. 脾胃失调型　主症为胸闷腹胀，恶食纳差，恶心呕吐，舌淡胖，苔白腻，脉细滑。治宜健脾和胃，祛湿止呕，药用陈夏六君子汤加藿香、布渣叶、神曲、麦芽、鸡内金、山楂、竹茹、生姜汁等。若兼倦怠乏力、头晕目眩者，加五味子、桑椹、山药、鸡血藤、黄芪等；咽干无津者，加太子参、知母等。

3. 气血亏损型　主症为面色苍白或萎黄，倦怠乏力，头晕目眩，耳鸣耳聋，心悸怔忡，失眠多梦，气短声低，手足麻痹，咽干不适，舌淡红或红嫩，脉濡细。治宜补益气血，养阴润燥，药用生脉散选加何首乌、鸡血藤、熟地、黄精、山药、茯苓、桑椹、枸杞子、阿胶等。若咽干无津，加天花粉、太子参、玄参、葛根等清热生津；若纳差恶食者，加黄芪、白术、鸡内金、法半夏、陈皮、砂仁等健脾祛湿；如放疗、化疗期间口腔黏膜溃烂、吞咽疼痛，可用白鲜皮、海桐皮、地肤子、苦参清利湿热，敛疮止痛，但中病即止，以免削伐太过。放疗、化疗结束后，宜间歇酌情选用重楼、白花蛇舌草、山慈姑、山海螺、半枝莲等抗癌抑癌药物，以防复发。

（三）食疗调摄

王氏临证对鼻咽癌放疗、化疗后出现口干无津，难以进食，或胃纳欠佳、恶心呕吐、不愿进食等者，提出药食同疗，调摄饮食。王氏强调扶正时，针对其病因病机，要用清补、滋补，切不能用温补，故在补益气血时，多用党参、太子参、五味子、麦冬、鸡血藤、山药等，而不用川芎、当归等温燥药物。对于阴津耗伤型患者，嘱患者用鲜粉葛1000g，猪瘦肉（或排骨、鸡肉）适量，煲汤至粉葛发黄（3～5小时），调味后饮汤，即葛根生津解渴清热之功，又富有营养。也可用葛粉或马蹄粉适时煮糊，咸甜随意，常服之，具有生津与增加营养之效。或以活龟加土茯苓煲汤服食。

对于脾胃失调型患者,因其纳差恶食,不宜大补,以进食清淡、营养、易消化的食品为宜,如粥类、面食等。对于气血亏损型患者,常用瘦肉(或排骨、猪骨)适量,加党参、山药、枸杞子、龙眼肉、何首乌、芡实等煲汤,调味服食。

〔刘森平. 王德鉴教授治疗鼻咽癌放疗化疗后经验介绍. 新中医,2002,34(2):10.〕

四、贾英杰辨治鼻咽癌经验

鼻咽癌是我国常见的恶性肿瘤之一,因其对放射线十分敏感,故临床多以放疗为首选,但是放射线在杀灭肿瘤细胞的同时,又不可避免地损伤患者的正常组织或器官,出现诸多的副作用,严重影响患者的预后及生活质量。贾英杰以温病学理论为指导,以三焦辨证体系为基础,遣方治疗鼻咽癌化疗后副作用,临床上屡获佳效,现将其经验简要介绍如下。

(一)病因病机

中医古籍中并无鼻咽癌的病名,其可分属于中医"鼻衄""鼻渊""失荣""上石疽""控脑痧"等范畴,病名散见于《素问》《灵枢》《外科正宗》《医宗金鉴》书籍等。《医宗金鉴》中说:"鼻窍中时流黄色浊涕……若久而不愈,鼻中淋沥腥秽血水,头眩虚晕而痛者,必系虫蚀脑也,即名控脑痧。"贾氏认为,鼻咽癌的病机关键为热、毒、瘀、虚。《温病条辨》中有"温病自口鼻而入,鼻气通于肺,口气通于胃。肺病逆传则为心包,上焦病不治,则传中焦,胃与脾也,中焦病不治,即传下焦,肝与肾也。始上焦,终下焦,温病以手经为主,未始不关足经也",以及"夫春温、夏热、秋燥,所伤皆阴液也"的论述。贾氏根据温病学中三焦辨证理论,认为放射线属温热之邪,耗伤阴液,导致火毒炽盛,伤及肺阴,上焦受邪；热毒日久，伤及脾胃，运化失司，病在中焦；日久经气阻滞，血行不畅，以致肝郁血瘀，肾精亏虚，邪在下焦，正所谓"邪之所凑，其气必虚"，日久形成"本虚标实"之证。

(二) 辨证论治

贾氏主张中医药治疗应贯穿于鼻咽癌放疗全过程中，并将放疗过程分为早、中、晚三期，充分发挥中医辨证论治的特点，灵活运用温病学中三焦辨证理论，以"扶正抗癌、解毒祛瘀"为治疗大法，共奏减毒增效之功。

1. 放疗早期清热保津　放疗早期患者常见有口干口苦，鼻干涕血，咽痛声嘶，潮热，多汗，咳嗽，咯痰色黄，大便质干，小便色黄，舌质红，苔薄黄，脉细数等症状。肺开窍于鼻，鼻气通于肺，火热之邪，自口鼻而入，伤及肺阴，肺气不宣，则上焦郁热。此属肺热阴虚证，治宜清热解毒，养阴清肺，方用沙参麦冬汤合五味消毒饮加减。

2. 放疗中期清凉荡热　放疗中期患者常有口干口苦，涕血鼻塞，咽喉燥痛，口腔糜烂，口渴喜饮，干呕纳差，大便干结，小便短赤，舌红苔黄，脉滑数等症状。热毒之邪侵入中焦而从燥化，阳明燥热，伤及津液。此属邪热犯胃证，治宜清热泻火，益气健脾，方用凉膈散合四君子汤加减。

3. 放疗后期以滋阴清热为主　放疗后期患者常见有口干唇焦，咽干咽痛，头痛，耳鸣眩晕，气短乏力，失眠多梦，手足麻木，大便干，小便赤，舌质红绛，少苔或无苔，脉细数无力等症状。肾主藏精，为元阴之本，邪热久留不去，肾阴耗损，则水不涵木，肝失所养，热毒耗损真阴，肝肾俱虚。此属肝肾阴虚证，治宜补肾养肝，滋阴清热，方用六味地黄汤合增液汤加减。

4. 加减用药　在辨证论治的基础上，如症见口干咽痛，声音嘶哑者，加天花粉、石斛、马勃、木蝴蝶、僵蚕、射干等；头痛甚者，加白芷、羌活、川芎等；发热者，加青蒿、丹皮等；纳差者，加焦三仙、鸡内金等；恶心呕吐者，加半夏、陈皮、砂仁等；便秘者，加大黄、厚朴、枳壳等；失眠多梦者，加酸枣仁、生龙骨、生牡蛎等；气虚乏力者，加黄芪、太子参等。另一方面，贾氏认为在放疗期间配合中医药治疗具有减毒增效之功，在辨证论治的同时，酌情运用一些活血化瘀药（川芎、红花、桃仁、鸡血藤、赤芍等）、补益固本药（黄芪、女贞子、枸杞子、补骨脂、薏苡仁等）或清热解毒药（半枝莲、半边莲、山豆根、菊花、麦冬、桔梗、黄精、石斛、芦根、旱莲草等），不仅可以减轻放疗副作用，还能在一定程度上起到放疗增敏的作用。

〔王琮，李小江．贾英杰教授治疗鼻咽癌放疗后副作用经验采撷．四川中医，2011，29（2）：17.〕

五、刘伟胜辨治鼻咽癌经验

鼻咽癌属于中医学"失荣""鼻疽""鼻渊"等的范畴，病机为正气不足，肺火熏蒸，热毒痰瘀凝聚而成。而放疗后损伤是一种热损伤，相当于中医学热邪入侵，于是内外热毒交困结合，化火灼津，损伤正气，从而造成人体气阴两虚，局部津液不足，临床上常表现为口干、咽喉干燥疼痛、吞咽困难等一派阴虚内热之象。"邪之所凑，其气必虚"，刘伟胜认为鼻咽癌患者放疗后的中医基本病机为热毒痰瘀凝聚，正气受损，正虚邪实贯穿疾病之始终，病变可涉及肺、脾、胃。根据放疗后患者所出现的不同症状，刘氏将其分为热毒伤阴型、肺胃阴虚型、痰瘀气滞型以及气血亏虚型四种证型进行辨证治疗，其疗效较好。

（一）热毒伤阴型

症见咽喉燥痛，口腔糜烂，鼻衄鼻塞，口干口苦，照射野皮肤红肿热痛，大便干结，小便赤少，舌质红苔黄或薄黄，脉数或细数。治宜清热解毒，益气养阴，处方以五味消毒饮或龙胆泻肝汤合生脉散加味加减运用。

（二）肺胃阴虚型

症见口咽干燥，口渴喜饮，干咳少痰或痰少而黏，咯痰不畅，声音嘶哑，夜寐盗汗，午后潮热，干呕或呃逆，食不知味，纳差食少，大便干结，小便短少，舌红少苔，脉细数。治宜滋养肺胃，润燥生津，处方以养阴清肺汤合沙参麦冬汤加减运用。

（三）痰瘀气滞型

本型见于有颈部淋巴结转移者在行颈部区域放疗后，照射皮肤出现纤维样改变而出现颈部活动不利，麻木僵硬，感觉迟钝，张口受限，口咽黏膜溃烂疼痛，吞咽困难，口不干，舌质暗苔腻，脉弦或滑。治宜化痰祛瘀，活血理气，处方以通窍活血汤或桃红四物汤合导痰汤加减运用。

（四）气血亏虚型

症见精神不振，头晕倦怠，消瘦，少气懒言，面色萎黄或苍白，心悸怔忡，食少纳呆，口淡无味，腹胀便溏，舌质淡，脉细。治宜健脾益气，补血生津，处方以八珍汤或人参养荣汤加减运用。

以上各型可进行以下随症加减。头痛加白芷、羌活、川芎等，发热加黄芩、青蒿、连翘等，腹胀加大腹皮、砂仁、厚朴等，纳差加谷芽、麦芽、山楂、山药等，恶心呕吐加陈皮、法半夏、砂仁等，口干咽燥加天花粉、石斛、玉竹等，便秘加瓜蒌仁、牛蒡子、枳实等，便溏加薏苡仁、山药、白扁豆等，失眠怔忡加酸枣仁、五味子、珍珠母等，气虚乏力或白细胞减少加黄芪、枸杞子、紫河车等，淋巴结肿大加黄药子、天南星、猫爪草等，鼻衄加仙鹤草、连翘、紫珠草等，口腔溃疡、糜烂加金银花、白花蛇舌草、赤芍等，咽喉疼痛、吞咽困难加薄荷、射干、木蝴蝶等，张口受限加丹参、鸡血藤、赤芍等，声音嘶哑加桔梗、木蝴蝶、僵蚕等。

刘氏认为除应该以辨证施治为主外，还应该结合现代药理研究的成果，选用抗鼻咽癌和抗放射线损伤及有放疗增敏作用的中药，以进一步控制肿瘤发展，减轻放疗毒副反应，预防放疗并发症，改善患者生存质量。在抗鼻咽癌方面，常选用以苍耳子、山豆根、山慈姑、露蜂房、石上柏、半枝莲、重楼、浙贝母等；在抗放射线损伤方面，可选用具有补益脾肾、益气养阴、清热生津之功效的中药，如黄芪、补骨脂、沙参、生地、何首乌、黄精、枸杞子、石斛、芦根、旱莲草、女贞子等；在对放疗有增敏方面，可选用一些活血化瘀药，如汉防己、丹参、毛冬青、赤芍、鸡血藤等。

〔邓宏，徐凯. 刘伟胜治疗鼻咽癌放疗后毒副反应经验. 中医杂志，2002，43（11）：817.〕

六、王士贞辨治鼻咽癌经验

王士贞临床经验丰富，在治疗放射治疗鼻咽癌所引发的副作用方面尤有心得。他认为由于放射治疗，一方面直接耗伤大量体内津液，临床表现往往以伤阴证候为多见，轻则肺胃津液受伤，重则损及真阴，另一方面影响了脾胃的正常运化功能，导致脾胃失调。因此，他根据放疗后鼻咽癌患者所出现的不同症状，临床分肺胃阴虚型、阴血亏损型和脾胃失调型三种证型进行辨证治疗，取得了较好的疗效。

（一）肺胃阴虚型

此型患者主要表现为于放疗后出现口干咽燥，口渴喜饮，或口烂疼痛，干呕或呃逆，干咳少痰，胃纳欠佳，大便干结，小便短少，舌红而干，少苔或无苔，脉细数等。由于放疗治疗后热盛耗伤肺胃阴液，体内津液耗伤，不能内溉脏腑，外濡腠理孔窍。治疗宜清肺养胃，润燥生津，方用泻白散合沙参麦冬汤加减运用。泻白散可清泻肺热，沙参麦冬汤则甘寒生津，清养肺胃。此外，临床亦常用石斛、葛根、生地、玄参、谷芽、麦芽、山楂、神曲、竹茹等药，以清养肺胃，和胃消滞。

（二）阴血亏损型

此型患者主要表现为于放疗后出现头晕目眩，面色萎黄或苍白，气短乏力，四肢麻痹，心悸怔忡，夜寐欠佳，或口干而不喜饮，食少纳呆，腹胀便溏，舌质淡，脉细而无力。阴血亏虚型主要表现是心脾两虚，由于心阴受损，阴血暗耗，则血液循环不周，脾伤则不能运化水谷之精微，生化之源不足，导致心脾两虚而出现一系列症状。治疗上宜补益气阴，养血安神，常用归脾汤或人参养荣汤加减运用，临床上亦常选用鸡血藤、岗稔根、何首乌、黄精、桑椹子、枸杞子、阿胶、大枣等补阴血药。

（三）脾胃失调型

此型患者主要表现为于放疗后出现胃纳欠佳，恶食，恶心呕吐，口不干或口干而不喜饮，胸翳闷，脘腹胀，舌质淡，苔白厚，脉细或细滑。由于放射治疗，脾胃受伤，健运失职，水谷不归正化。治疗上以健脾和胃止呕为主，常用陈夏六君子汤选加藿香、布渣叶、神曲、麦芽、谷芽、山楂等消食醒胃药物。若脾虚较甚，亦可选配北黄芪、五爪龙、吉林参等。

以上三型是临床较常见的，基于五脏相关，气血同源，阴阳互根等关系，病变往往不是那么单纯，它们在病理上可以相互影响，彼此转变，亦在两脏同病，故应根据疾病发展过程中的证候变化，进行辨证治疗。

〔王士贞．中医治疗鼻咽癌放疗患者的体会．新中医，

1984, 16 (4): 45.]

第二节 经典验案点评分析

一、朴炳奎治疗鼻咽癌案

导读：鼻咽癌患者在放疗的同时辨证配合以中药治疗，具有较好的减毒、增效作用。对于中医辨证属于气血两虚、阴虚毒滞者，其治疗当以益气养阴，养血通络，化瘀解毒为法。

案体：孔某，男，67岁。患者1997年4月因鼻塞伴血涕，听力减退，于某肿瘤医院病理诊断为低分化癌，超声检查示肿瘤局限于鼻咽腔内，约1.5cm×2.0cm大小，确诊为鼻咽癌（$T_3N_0M_0$），放射治疗两个周期。2000年12月18日于上海某医院行右上中肺叶及肿物切除术，术后示肿物为不典型增生，继续化疗两个疗程，因出现明显的化疗反应，故来我院门诊诊治。就诊时患者精神萎靡，面色萎黄，声低气怯，口咽干燥，鼻塞咽痛，流黄浊涕，间有血丝，头晕耳鸣，时有轻咳，咳少量黏痰，纳差健忘，查舌质暗红，少苔，脉弦细数。西医诊断为鼻咽癌（$T_3N_0M_0$），中医诊断为鼻渊，证属气血两虚，阴虚毒滞，治宜益气养阴，养血通络，化瘀解毒。处方：黄芪30g，太子参15g，女贞子15g，生地10g，麦冬10g，鸡血藤15g，穿山甲15g，赤芍12g，白术15g，夏枯草15g，金荞麦15g，柏子仁15g，山药12g，炒枣仁15g，焦三仙各10g，甘草10g。取15剂，每日1剂，水煎服，同时服用西黄胶囊（每次2粒，每日3次）、贞芪扶正胶囊（每次2粒，每日3次）。2001年2月25日复诊，患者气短、口干、头晕耳鸣、咽痛明显改善，涕量减少，食纳增加，精神转旺，仍流黄涕，间有血丝，腹胀，乏力，夜尿多，大便不爽，余症同前。查舌质暗红，舌底有瘀丝，脉弦细数。处方：生白术15g，山药12g，枳壳10g，厚朴6g，陈皮10g，连翘10g，木香10g，砂仁3g，半枝莲20g，土茯苓15g，莪术9g，射干10g，前胡10g，桔梗10g，益智仁10g，焦三仙各10g，甘草10g。中药汤剂每日1剂，水煎服，中成药同前继续服用。3月6日再诊时，患者流涕明显减少，偶见血丝，仍口咽干燥，烦躁，乏力，腰痛，夜尿多，复查血常规白细胞3.4×10^9/L，血红蛋110g/L，舌质暗红，少津，中有裂纹，舌底有瘀点，舌苔薄黄，脉弦细。处方：黄芪30g，太子参15g，生地15g，天冬10g，金银花12g，黄芩10g，莪术9g，赤芍12g，桃仁10g，穿山甲15g，桔梗10g，木瓜15g，五味子10g，桂圆肉10g，补骨脂10g，肉豆蔻5g，白术15g，焦三仙各10g，甘草6g，白花蛇舌草15g。中药汤剂取30剂，每日1剂，水煎服，中成药同前继续服用。放疗期间结合服用上述中药，复查CT未见复发或转移迹象。2001年8月30日复查胸片示右下肺类结节，2001年11月6日行γ刀治疗1个月，未见明显不适。2002年1月10日磁共振检查提示肺结节影明显缩小，2002年4月11日经某医院专家会诊认为放射治疗后改变可能性大。2003年2月13日CT复查结果如前，某医院穿刺病理会诊发现少量癌细胞，放疗两个疗程，患者体重下降，食欲不振，乏力，眠可，二便正常，脉缓。结合放疗在上方的基础上稍事加减，配合服用西黄胶囊、贞芪扶正胶囊，坚持服药两年余。2003年7月3日来诊，患者自述鼻塞、流涕、咽痛、口咽干燥消失，时感疲乏，舌质暗淡，苔薄黄，脉弦细，精神与饮食如常，体重增加，血象恢复正常，各项肿瘤标志物转阴，放疗后右肺下叶出现轻度纤维化改变。处方：黄芪30g，白术15g，山药12g，莪术9g，赤芍12g，川芎10g，穿山甲15g，金银花12g，草河车10g，虎杖15g，黄芩10g，薏苡仁15g，陈皮10g，法半夏10g，茯苓

15g,甘草10g。取30剂,每日1剂,水煎服。

〔高荣林.中国中医研究院广安门医院专家医案精选.北京:金盾出版社,2005.〕

评析:本例患者素体阴虚,酒食不节,痰热素盛。缘鼻为肺窍,或木火刑金,灼津为痰,痰瘀阻肺;或因肺虚外感,外毒犯肺,肺失宣肃,痰瘀毒邪入损肺络,结滞鼻窍,遂成本病。究其成因,正虚为本,毒滞为标。经放射治疗后,出现精神萎靡、头晕耳鸣、声低气怯、口咽干燥、鼻塞咽痛、黄浊血涕、舌质暗红、少苔、脉弦细数等一派火毒伤阴之象。因放射治疗祛邪而伤正,毒邪之势顿挫,正虚即成为矛盾的主要方面。中医治疗始终以益气养阴为主,解毒祛邪为辅。扶正重用参芪、女贞子、贞芪扶正胶囊等益气养阴,顾护正气,祛邪以夏枯草、金荞麦、木瓜、西黄胶囊等化痰通络、抗癌解毒。患者坚持配合中医治疗至今已两年余,其症若失,病情稳定,未见复发或转移,表明中医药可明显减轻放疗之毒副作用,明显改善生存质量,对放疗具有较好的减毒、增效作用。

二、王士贞治疗鼻咽癌案

导读:"观其脉证,知犯何逆,随证治之"。只有根据病情变化灵活选法用药,方能取得好的疗效。本案第1疗程放疗中情况与第2疗程放疗情况不尽一样,所以治法用药并不相同。

案体:招某某,男,42岁。患者1975年6月确诊为鼻咽癌,并于7月初在肿瘤医院进行放射治疗,放射治疗期间因身体不适,要求配合服中药治疗。就诊时患者咽干痛,口干引饮,胃纳欠佳,午后低热,大便干结,舌质偏红,苔白,脉弦略数。临床诊断为鼻咽癌放疗后,中医辨证属肺胃阴虚型,治宜养肺胃之阴,生津止渴。处方:太子参20g,云茯苓15g,

沙参15g，麦冬15g，芦根15g，天花粉15g，谷芽30g，竹茹10g。经服上药数剂后，上述症状基本消失，胃纳好转，口干减，大便正常。第1疗程放疗后，仍继续坚持服上药。9月初开始第2疗程放射治疗，在放疗期间胃口一直较好，但却出现睡眠欠佳、梦多、头晕、口干不欲饮、大便干等症状，查舌质稍红，苔白，脉弦细略数。分析第2疗程出现的症状，乃为阴血亏损，治以健脾养心补血。处方：党参15g，云茯苓15g，北芪15g，旱莲草15g，白术10g，远志10g，大枣10g，何首乌20g，熟地20g，女贞子12g，枸杞子12g。药后头晕大减，睡眠好转，坚持完成了第2疗程的放射治疗。患者放疗后，一直坚持服用中药，全身情况良好，多年来坚持全天上班。

〔王士贞．中医治疗鼻咽癌放疗患者的体会．新中医，1984，16（4）：45．〕

评析：临床实践证明，对于鼻咽癌放疗之患者，通过辨证运用中药，能更好地调整机体的功能状态，提高机体免疫力，对缓解症状，减轻患者的痛苦，减少复发和转移，巩固疗效，均能起到一定的积极作用。当然，在临床中对鼻咽癌放疗患者滥用中药的情况也屡见不鲜，对于放疗的患者不加辨证地给予大量苦寒药，病者服药后不但没有解除放疗引起的副作用，而且症状还常常加重，这是值得我们注意的问题。因为过用苦寒，一则削伐元气，二则苦寒化燥，放疗患者体内津液本已耗伤，元气不足，过用苦寒，则是火上加油。本例患者在第1疗程放疗期间出现肺胃阴虚之情况，第2疗程放疗期间又出现了阴血亏损的症状，经辨证运用中药治疗，症状减轻直至消失，并能恢复工作，取得了较好的疗效。

三、孙桂芝治疗鼻咽癌案

导读：鼻咽癌（鼻渊）多呈现正虚邪实之病理机制，治

第一章 鼻咽癌

疗当扶正祛邪兼施,对辨证属热毒伤阴,痰核累聚者,当滋阴清热,化痰散结,只要持之以恒地坚持治疗,定取得较好疗效。

案体:蔡某,男,44岁,1988年1月4日初诊。患者1年前因头痛就医,诊断为鼻咽癌,进行放射治疗,病情缓解。1年后复发,颌下淋巴结转移,面神经受侵犯,已失去再放疗的机会,要求服中药治疗,遂转来我院门诊治疗。诊时患者头痛,流脓鼻涕、带血,下颌关节固定,张口困难,口眼㖞斜,舌鲜红有裂纹,苔剥脱,脉细弦,查双侧颈部和面颊部有放射留下的色素沉着斑,局部僵硬,下颌处有肿大的淋巴结,质较硬,尚能活动,左眼不能闭合,左侧鼻唇沟变浅。西医诊断为鼻咽癌,中医诊断为鼻渊,辨证属热毒伤阴,痰核累聚,治以滋阴清热,化痰散结。处方:生地12g,玄参15g,麦冬10g,金银花30g,连翘15g,夏枯草15g,山豆根10g,石上柏30g,石斛15g,川芎10g,赤芍10g,白花蛇舌草30g,芦根30g,浙贝母10g,生薏苡仁15g。取15剂,每日1剂,水煎服,同时配合牛黄醒消散(由雄黄、人工牛黄、乳香、没药等组成),每次2粒,每日3次口服。患者服药2周后再诊,自觉症状减轻,鼻堵、流脓涕明显减少,下颌肿大淋巴结有所缩小,但仍头痛,进食困难,口干,舌质鲜红,脉细弦,原方加菊花10g,蔓荆子10g,全蝎3g,继续服用,牛黄醒消散用法不变。2月14日三诊,患者头痛减轻,偶有面部抽痛,鼻腔分泌物明显减少,只能进半流食,张口困难,因患者要求服中成药,遂改服扶正解毒冲剂(由生地、金银花、玄参、生黄芪、枸杞子、黄芩等组成),每次1袋,每日2次,开水冲服,牛黄醒消散用法不变。坚持服药,无特殊不适,颌下淋巴结无增大。1995年1月,患者因感冒后发热,诱发头痛,流涕,咳嗽,吐黄黏痰,舌苔薄黄,脉浮数,给予下方治疗。处方:

芦根30g，杏仁10g，冬瓜仁10g，生薏苡仁15g，金银花30g，桑叶10g，野菊花10g，白芷10g，桔梗10g，白屈菜15g，僵蚕10g，白花蛇舌草15g。连服7剂，以上症状基本好转，发现患者右腮下颌角处皮下结节，大小约1.5cm×1.0cm，无红无痛，不活动，X线颅底片结果提示颅底骨骨质破坏，继续服中药治疗。处方：生地12g，山萸肉12g，土茯苓15g，生牡蛎15g，生薏苡仁15g，石上柏30g，枸杞子15g，土贝母12g，半枝莲15g，生山楂12g，夏枯草15g，锦灯笼10g，焦三仙各10g。每日1剂，水煎服，同时给予加味西黄胶囊（每次2粒，每日3次，饭后服）、扶正解毒冲剂（每次1袋，每日2次，开水冲服）。随访11年，身体状况良好。

〔高荣林．中国中医研究院广安门医院专家医案精选．北京：金盾出版社，2005．〕

评析：本例患者肺胃火盛，又曾接受放射治疗，两者均能助火动血，损伤鼻中阴络，血随热涌则鼻出血。方用生地、玄参、金银花、连翘、夏枯草、白花蛇舌草、芦根、山豆根养阴清热，生津润燥，解肺胃之热毒，以泄火解毒；川芎、赤芍配以浙贝母、生薏苡仁、夏枯草、牛黄醒消散，软坚散结，化痰散瘀。诸药合用，共奏清热滋阴，生津润燥，化痰散结之妙。由于辨证准确，治法用药得当，并能持之以恒地坚持治疗，所以取得了满意的疗效。

四、沈炎南治疗鼻咽癌案

导读：放疗是治疗鼻咽癌的首选方法，鼻咽癌放射后因放射治疗祛邪而伤正，毒邪之势顿挫，阴虚成为矛盾的主要方面，所以治疗当把养阴扶正放在首位，同时辅以祛邪解毒散结。

案体：黄某，男，50岁，工人，1984年3月8日初诊。

第一章 鼻咽癌

患者1983年6月偶然发现颈部右侧有一肿物，在当地医院拟诊为炎性肿块，用庆大霉素、卡那霉素治疗无效。1983年10月15日到某医院附属肿瘤医院诊治，查右颈部有肿大淋巴结4枚，其中最大者为3.5cm×4cm，最小者为1.0cm×1.0cm，质中等，尚可活动，并见鼻咽顶后壁稍增厚，为黏膜下肿瘤，表面光滑，右隐窝变浅1.0cm×1.0cm，放射科X线胸部、颅底、鼻咽侧位片报告心肺未见异常，中颅以上未见破坏，鼻咽顶后壁稍变厚，呈双边影，病理检查报告肿物活检为淋巴转移性低分化癌，临床诊断为右颈淋巴结转移癌、鼻咽癌，即行放射疗法，至12月中旬放疗结束，分段休息。复查见鼻咽肿物已控制，右颈部尚有0.5cm大小淋巴结1个，并出现咽痛、胃纳差、恶心，于1984年3月经人介绍请沈氏诊治。患者被抬入诊室，自述疲倦乏力，咽干口燥，胃纳差，进食后有恶心感，大便色黄，颈部病变部位有发热感，声嘶，查咽红，颈右侧稍肿胀，局部皮肤发红，右侧胸锁乳突肌上方可扪及一球形肿块，约1.0cm×1.5cm，质中等稍硬，边缘尚清楚，可活动，无明显压痛，舌质淡红，苔灰黑焦干，脉弦细。中医诊断为失荣，治以软坚散结，养阴救液。处方：夏枯草15g，生牡蛎15g，天花粉12g，生地12g，川贝母9g，麦冬9g，玄参9g，天龙（焙干研末吞服）2条。每日1剂，水煎服。上方服13剂，右侧肿物缩小，局部皮肤发热减轻，精神好转，口干减轻，舌苔焦黑减退，转为黄黑相兼苔，脉弦细，原方天花粉、生地改为15g，加北沙参15g，每日1剂，继续服用。又进7剂，肿块继续缩小变软，局部皮肤渐转为常色，舌质淡红，苔黄腻，间有黑苔，脉弦细，按前方继续服用，并用双料喉风散水调外敷患处。1984年5月8日再诊，患者已进上方42剂，自述曾于4月27日去肿瘤医院复查，已大为好转，右颈部肿物消失，原拟放射计划取消，患者要求继续服中药治疗，该院医生亦表示同意。查其右颈部肿物已完全消失，局部皮肤转为常色，精神好，声音较前清亮，仍咽干、痰多，舌淡红，苔黄腻，间有黑苔，脉弦细，按原方加白芍12g，每日1剂，水煎服。1984年5月29日又诊，患者于5月22日到肿瘤医院复查，鼻咽与颈部均未发现异常，颈部未见肿大淋巴结，精神、胃纳均佳，二便调，微觉口干，除右肩关节肩周炎外，其余如常人，查舌淡红，苔黄白相兼，略有少许黑苔，脉细。处方：夏枯草15g，天花粉15g，生地15g，北沙参15g，生牡蛎15g，玄参9g，麦冬9g，川贝母9g，白芍12g，甘草6g。隔日1剂，水煎服，同时用天龙2条研末吞服，每日1次。1986年1月26日患者来诊，自述精神旺盛，生活如常，每月服上方3剂，以资巩固。

〔史宇广．当代名医临证精华·肿瘤专辑．北京：中医古籍出版社，1997．〕

评析：本例患者经放射治疗后，出现疲倦乏力、咽干口燥、胃纳差、舌质淡红、苔灰黑焦干、脉弦细等一派火毒伤阴之象。因放射治疗祛邪而伤正，毒邪之势顿挫，阴虚即成为矛盾的主要方面，故治以软坚散结，养阴救液。本例患者的治疗始终把顾护阴液放在首位，做到扶正与祛邪兼施，并能守法守方坚持用药，使正气复，阴液充，毒热祛，痰结散，则鼻咽癌逐渐好转康复。

五、王德鉴治疗鼻咽癌案

导读：鼻咽癌患者行放射治疗后，常出现咽干无津、口渴引饮、饮食难下等症状，此乃放疗致使热毒伤津所致，辨证属于阴津耗伤，治当清肺生津，养阴补虚，可予增液汤加味。

案体：李某，男，49岁，1987年1月2日初诊。患者因鼻涕带血丝、左耳鸣月余，于1986年7月确诊为鼻咽癌，行

第一章 鼻咽癌

放射治疗。来诊时患者咽干无津，口渴引饮，进食时需汤水伴饮始能咽下，寐差多梦，微咳，纳可，舌质稍红，苔薄黄而干，脉细，查鼻咽有少许干痂，未见新生物，黏膜干燥。辨证为阴津耗伤，治宜清肺生津，养阴安神，给予增液汤加味。处方：天花粉 18g，玄参 15g，麦冬 15g，生地 15g，沙参 15g，太子参 15g，酸枣仁 15g，知母 12g，苦杏仁 12g，白芍 12g，麦芽 25g。每日 1 剂，水煎服，连服 7 剂，同时嘱用鲜粉葛加瘦肉煲汤服食。1 月 9 日二诊，患者咽干无津减轻，睡眠好转，无咳，晨起口苦，舌苔转为黄厚，拟在养阴生津的基础上，酌加清热祛湿健脾之品，上方去酸枣仁、苦杏仁、白芍、太子参，加党参 15g，白术 12g，菊花 12g，苦参 12g。连服 7 剂，于 1 月 16 日三诊，患者口干减轻，进食顺利，小便较多，按二诊方去菊花、苦参，加枸杞子 12g，重楼 30g，取 7 剂，继续服用。以后间用养阴生津法为主治疗多年，现仍健在。

〔刘森平．王德鉴教授治疗鼻咽癌放疗化疗后经验介绍．新中医，2002，34（2）：10.〕

评析：本例患者病属鼻咽癌，行放射治疗后出现咽干无津，口渴引饮，进食时需汤水伴饮始能咽下，寐差多梦，微咳。查舌质稍红，苔薄黄而干，脉细，当属放疗致使阴津耗伤，肺失清润，其治疗宜以扶正为主，清肺生津，养阴补虚。所用处方以天花粉、玄参、麦冬、生地、沙参、太子参益气养阴生津，酸枣仁养血宁心安神，知母、苦杏仁、白芍清热敛阴、润肺止咳，麦芽健脾和胃、调理中州。二诊时阴津渐复，但晨起口苦，舌苔转为黄厚，在养阴生津的基础上酌加清热祛湿健脾之品。以后间用养阴生津法为主治疗多年，患者病情稳定。鼻咽癌患者放疗常出现阴津耗伤，养阴生津是治疗鼻咽癌的重要法则。

六、刘伟胜治疗鼻咽癌案

导读：放射治疗祛邪的同时伤及正气，鼻咽癌放疗常导致热毒耗气伤阴，而呈现气阴两虚、痰瘀毒搏结之病理机制，对于此类患者，治疗当以益气养阴、清热润燥、解毒散结为法。

案体：黎某，男，45岁。患者1992年8月开始出现鼻衄、头痛，在某医院做鼻咽镜活检确诊为鼻咽低分化鳞癌，并进行两个疗程放射治疗。1993年5月又出现鼻衄，伴腰痛，右眼睑下肿物，肿物增大迅速，CT检查提示"鼻咽癌放疗后右眼睑、右鼻腔、右筛窦区复发"，核素扫描发现多个胸、腰椎体、肋骨及右肩关节部位多发性骨转移。同年6月到市中医院化疗3次，后因胃肠道反应而无法耐受，遂要求中医药治疗，于1993年8月来省中医院门诊而收入院。入院时患者神疲，倦怠懒言，时有鼻衄，色鲜红，咳嗽，咳痰白，时夹血丝，午后发热，体温为38.3～38.5℃，无恶寒，伴腰痛，行动受限，口干，纳差，二便调，舌质红，苔薄黄，脉细。辨证属气阴两虚，痰瘀毒抟结，治拟益气养阴，清热润燥，解毒散结。处方：浙贝母18g，黄芩12g，全蝎6g，天花粉15g，甘草6g，赤芍15g，薏苡仁30g，龙胆草5g，丹皮15g，五爪龙30g，鱼腥草30g。每日1剂，水煎服，同时予三七粉6g，分2次冲服。配合口服生脉饮（每次10ml，每日2次），并用吗特灵1.5g，加入10%葡萄糖注射液500ml中，静脉滴注以抗癌。6天后患者鼻衄减少，咳嗽减轻，血丝痰亦减少，查舌质红，苔少，脉细，但发热始终未退，以午后及夜间发热为主。考虑标实渐去，本虚显露，中医辨证以气阴两虚为主，发热为虚火上炎，是阴虚发热、火不归元，治疗上改为益气养阴为主，予生脉散加减，并酌加肉桂以引火归元。处方：太子参30g，麦冬15g，玄参15g，肉桂（冲服）3g，升麻15g，柴胡5g，丹皮15g，赤芍15g，生地15g，黄芪30g，甘草6g。每日1剂，水煎服，同时用生脉注射液60ml，加入5%葡萄糖注射液500ml中，静脉滴注，以增强益气养阴之力。经治疗两周后，患者发热渐退，精神较前好转，但咳嗽、腰痛改善不明显，认为患者目前主要矛盾在于已发现远处转移，机体抵抗力低下，治疗应着重于提高机体免疫力，抑制远处转移，中药应侧重于扶正为主，可加虫类等药以抗癌解毒。处方：党参20g，黄芪30g，茯苓15g，山药30g，白术15g，太子参30g，麦冬15g，全蝎6g，天花粉15g，仙鹤草20g，枳壳15g。经服上方1个月后，复查胸部及腰椎X线片，未见转移病灶增多。

〔刘伟胜，冯维斌．中医肿瘤·呼吸病临证证治．广州：广东人民出版社，1999．〕

评析：本例患者是由于放疗后热毒耗气伤阴，而出现神疲，倦怠，懒言，时有鼻衄，色鲜红，咳嗽，咳痰白，时夹血丝，午后发热，口干，纳差，二便调，舌质红，苔薄黄，脉细等气亏阴虚内热之象。治疗从益气养阴、引火归元立法，热退后在益气养阴的基础上加用解毒抗癌之品，辨证与辨病相结合，收到显著的疗效。

七、沈英森治疗鼻咽癌案

导读：放疗是治疗鼻咽癌的首选方法，不论鼻咽癌放疗前中医辨证属哪一证型，一旦经过放射治疗后，绝大多数患者都会呈现出气阴两虚之病理机制，故治疗皆应以益气养阴为主。

案体：区某，女，54岁，1991年12月初诊。患者因头痛、耳涨两个月，在广州市某肿瘤医院诊断为鼻咽癌（中晚期），予放疗、化疗2周后，出现头晕，乏力，口干，咽痛，口、咽黏膜水肿、糜烂，进食困难，恶心呕吐，体重下降等症状，查外周血白细胞下降至$1.0 \times 10^9/L$，患者难以继续接受治疗而终止疗程，前来找中医诊治。诊时患者精神萎靡，面色㿠白，头晕头痛，口干，气短，进食困难，便秘，舌尖红，苔白中微黄，脉细。证属气阴两虚，治宜以益气养阴为法。处方：黄芪30g，旱莲草30g，生牡蛎（先煎）30g，白花蛇舌草30g，生谷芽30g，北沙参30g，党参20g，白术10g，茯苓10g，砂仁（后下）10g，麦冬10g，石斛10g，山药15g，女贞子15g。每日1剂，水煎服。服药5剂后，诸症状明显好转，守原方服药1个月，症状基本改善。坚持服用中药治疗10年，未见复发。

〔孟辉．沈英森教授临床经验拾零．新中医，2001，33（11）：17.〕

评析：《外科医案汇编》中说："正气虚则成岩。"若正气虚弱，不能抵御邪气，则疾病丛生。脾为后天之本，乃气血生化之源，脾的功能失调，则气血生化匮乏；脾又为生痰之源，脾气虚则痰湿生，结为痰核而成肿块。而且放射治疗在杀伤癌细胞的同时，也伤阴耗气，致气阴两伤。故沈氏主张放疗期间应扶助正气，益气和胃，滋养阴津，放疗后益气养阴佐以祛邪防复发。沈氏认为，不论鼻咽癌放疗前的中医辨证属哪一证型，一旦经放疗后，绝大多数都会出现气阴两虚的情况，故治疗皆以益气养阴为主。药用黄芪、党参、茯苓、谷芽等补益中气，健脾和胃，女贞子、旱莲草等滋阴补肾，北沙参、麦冬、石斛等养阴生津，生牡蛎软坚散结，白花蛇舌草解毒散结。诸药合用，切中鼻咽癌放疗后之病理机制，验之临床，获效较佳。本例患者病属鼻咽癌放疗、化疗后，辨证为气阴两虚，治以益气养阴为法，辨证准确，治法得当，用药巧妙，并能坚持治疗，取得了满意的疗效。

八、陈瑞春治疗鼻咽癌案

导读：鼻咽癌以衄血为突出表现，其治疗当追其源头，辨

第一章 鼻咽癌

证论治,标本兼顾,不能盲目地见血止血。中医辨证属于肺胃热盛者,宜清肺胃之热以凉血止血,方选竹叶石膏汤加减。

案体:郝某,男,60岁,2002年9月2日初诊。以鼻腔发复出血两年余,加重半月前来就诊。患者两年前出现鼻腔出现,左侧尤甚,在乡卫生院给予止血药(药名不详)治疗,效果不佳。半月前病情加重,出血量大,色鲜红,8月25日在外院行鼻咽CT检查,提示"鼻咽癌侵及左侧蝶窦,部分筛窦、左上颌窦可能性大",因患者拒绝放疗及手术治疗,遂来中医门诊。现患者鼻腔仍有出血,鼻腔瘙痒并有堵塞感,头胀痛,口干,口苦,饮水量多,纳食可,小便黄,查舌质暗淡,苔薄微腻,舌中间及根部浮黄,脉弦数。处方:生石膏30g,竹叶10g,北沙参20g,麦冬10g,法半夏10g,芦根20g,炙甘草6g,桑白皮10g,黄芩10g,白及15g,白茅根15g,百部10g,杏仁10g。每日1剂,水煎服,并嘱其煎药时另加粳米1撮。9月11日复诊,患者服上药7剂后自觉症状减轻,鼻腔出现量减少,仍有头痛,偶有耳闭,纳食、睡眠尚可,查舌质淡红,苔薄黄腻,守方加赤芍10g,继续服用。之后患者一直以此方为基本方加减,服药半年,症情稳定。

〔李婕.陈瑞春治疗肿瘤医案二则.江西中医药,2005,36(5):7.〕

评析:本例患者当属中医"鼻衄"的范畴,《景岳全书·血证门》认为"衄血之由内热者多在阳明经"。患者为老年男性,过食辛辣厚味,故致脾胃滋生湿热,又因足阳明胃之经脉上交鼻,胃火伤及脉络,火热迫血妄行而致鼻腔出血,色鲜红,循经上攻则头痛,热盛灼伤胃津,津不上承则口渴引饮。可见本例患者病位在鼻腔,病变涉及肺、脾、胃,病机为肺胃热盛。治法当以《寿世保元·衄血》中提出的"凉血止血"为主,清肺胃之热以凉血止血,方选竹叶石膏汤加减。方中生石膏清热生津，除烦止渴，配以竹叶清热除烦，沙参益气，麦冬、芦根生津，佐用半夏降逆燥湿和胃，外加桑白皮、黄芩泻肺热，百部、杏仁润肺清肺，配白茅根、白及凉血止血。诸药配合，可达清热生津、益气和胃之功，使热清而气津复。可见陈氏用药重在辨证，标本兼治，不是盲目地见血止血，而只有追其源头，方可使血止病愈。

九、余桂清治疗鼻咽癌案

导读：鼻咽癌患者放疗后鼻出血不止、发热，中医辨证为热毒蕴结、气阴两虚者，当抓住患者本虚标实的特点，采取先治标实，标本兼顾，后治本虚，扶正祛邪的策略，灵活施治。

案体：黎某，男，45岁，工人，1993年8月3日初诊。患者1993年5月开始，出现鼻出血，头痛，7月在某医院确诊为鼻咽癌，病理诊断为低分化鳞癌，进行放射治疗1个月，因不能耐受而中断，转而找中医治疗。现患者口咽干燥，时有鼻出血，色鲜红，发热（体温37.5℃），神疲乏力，口干渴，纳呆，舌质红，苔薄黄，脉细。西医诊断为鼻咽癌，中医诊断为鼻渊，辨证为热毒蕴结，气阴两虚，治宜清热解毒，益气养阴。处方：太子参9g，麦冬12g，玄参9g，浙贝母9g，黄芩9g，天花粉9g，野菊花9g，丹皮12g，薏苡仁20g，白茅根12g，石上柏15g，山豆根15g。取14剂，每日1剂，水煎服，同时给予三七粉，每次3克，每日2次，温开水冲服。8月18日二诊，患者鼻出血，发热症状消失，仍口咽干燥，乏力，纳差，腰痛，舌质红，苔少，脉细，考虑标实渐去，本虚显露，改以益气养阴为主，兼以抗癌。处方：黄芪30g，党参9g，石斛12g，生地9g，玉竹12g，玄参9g，天花粉9g，当归9g，山药12g，牡蛎15g，枸杞子12g，草河车15g，夏枯草15g，山慈姑15g，白花蛇舌草30g。每日1剂，水煎服。上方服用14

剂后，乏力，纳差减轻，其后以本方随症加减，并与小金丹、梅花点舌丹等交替服用，病情稳定，无明显不适，随访3年，无复发转移。

〔高荣林．中国中医研究院广安门医院专家医案精选．北京：金盾出版社，2005．〕

评析：本病例为晚期鼻咽癌患者，放疗后鼻出血不止，发热。根据中医辨证施治的原则，抓住患者本虚标实的特点，采取先治标实，标本兼顾，后治本虚，扶正祛邪的策略。以清热化痰、凉血止血为主，给予浙贝母、黄芩、野菊花清热化痰泻火，丹皮、白茅根凉血止血，使血热得清。正如《济生方·吐衄》中所说："夫血之妄行也，未有不因热之所发，盖血得热则焯溢，血气俱热，血随气上，乃吐衄也。"《血证论》亦云："治火即是治血，血与火原是一家。"在治疗上先以清热凉血止血为法，使血随气降，无溢出上窍，则出血渐少，发热淡清。二诊时考虑标实渐去，本虚显露，改以益气养阴为主，兼以抗癌，防止复发和转移，提高患者的生活质量，延长生存时间。本例患者治疗中口咽干燥自始致终存在，考虑为放射线损伤腺体所致，虽着力治疗仍难恢复，提示如能在放疗前适量加用养阴生津中药，或可减轻此类症状。

十、刘嘉湘治疗鼻咽癌案

导读：放疗与中医辨证用药相结合是当今治疗鼻咽癌的重要方法，二者结合可起到减毒增效作用。鼻咽癌放疗后多呈现火毒内盛、耗伤阴津之病理机制，治疗以养阴解毒生津为主。

案体：林某，男，47岁，1979年3月10日初诊。患者两侧颈部不适半年，经某医院检查，确诊为鼻咽低分化鳞癌伴左右两侧颈部淋巴结转移，进行放射治疗。放疗后口干较为明显，查颈左右两侧触及3cm×3cm的肿块各一，质硬，不移，无压痛，舌质红，苔少，脉细数。辨证属火毒内盛，耗伤阴津，治宜养阴生津。处方：北沙参30g，玄参30g，天花粉30g，苍耳子30g，天冬15g，麦冬15g，八月札15g，黄精15g，赤芍12g，王不留行9g，生山楂12g，鸡内金12g。经放疗配合中药治疗1月余二诊，患者颈部肿块缩小为1.5cm×1.5cm，口干，舌质暗红，苔少，脉细数，阴津难骤复，瘀毒尚未尽除，再以养阴活血消肿之法治之。处方：北沙参30g，天花粉30g，石上柏30g，蛇六谷（先煎）30g，半枝莲30g，玄参15g，八月札15g，天冬12g，麦冬12g，赤芍12g，王不留行9g，女贞子30g，冰球子30g，生山楂12g。并予天龙片，每次5片，每日3次口服。患者继续服用上方，至今已7年，身体情况良好，颈部肿块亦未见增大，经检查亦未发现其他部位转移。

〔施志明. 刘嘉湘老师运用养阴法治疗肿瘤的经验. 辽宁中医杂志，1987，14（1）：1. 〕

评析：本例患者由于放疗后火毒内盛，耗伤阴津，故治疗从养阴解毒生津立法，所用药石上柏、蛇六谷、冰球子均为地方药材，现代药理研究具有抗肿瘤作用。中西医结合，放疗与服用中药相结合，在辨证论治的同时结合现代医学对鼻咽癌的认识，养阴生津为主线，并大剂量应用具有活血解毒、消肿散结之品，坚持治疗，取得了较好的疗效。

十一、周维顺治疗鼻咽癌案

导读：辨证论治是中医治疗鼻咽癌应当遵循的基本原则，对放疗后出现纳差，鼻塞流涕，咳嗽痰稀，胸闷气短等症状，中医辨证属痰浊内蕴者，治当健脾燥湿，化痰软坚，扶正抗癌。

案体：戴某，男，67岁，2010年1月17日初诊。患者患鼻咽癌半年余，放疗后3个月，左颈淋巴结肿大2个月。现胃纳差，鼻塞流涕，咳嗽痰稀，胸闷气短，头痛，查舌质暗，苔厚腻，脉弦滑。辨证属痰浊内蕴型，治宜健脾燥湿、化痰软坚，扶正抗癌。药用：猫爪草30g，夏枯草30g，山楂炭30g，生薏苡仁30g，炒薏苡仁30g，半枝莲15g，白花蛇舌草15g，猪苓15g，茯苓15g，鸡内金15g，辛夷15g，制半夏10g，陈皮10g，橘络10g，苍术10g，白术10g，浙贝母10g。每日1剂，水煎取汁，分早晚服。服药7剂后，咳嗽，胸闷诸症均有所缓解，守上方加减服药1月余，咳嗽，头痛，胸闷，气短明显改善，食欲好转。继续治疗两个月，临床症状基本消失，鼻咽癌病情稳定，左颈肿大淋巴结略有回缩，饮食正常。

〔胡元，李云芳，徐亚萍．周维顺治疗鼻咽癌经验简介．山西中医，2011，27（4）：9.〕

评析：中医治疗鼻咽癌必须遵循辨证论治的原则，放疗后的鼻咽癌患者多呈现热毒炽盛，气阴耗伤，脾胃虚弱，气血不足，肝肾受损，中医的治疗原则应是清热解毒，生津润燥，清补气血，健脾和胃，滋补肝肾。当然，由于不同的患者发病机制和临床表现不尽一样，其同中有异，临证时当详审细辨，恰当选法用药，方能取得好的疗效。本例患者患鼻咽癌半年余，放疗后3个月，左颈淋巴结肿大，辨证属痰浊内蕴型，治拟健脾燥湿、化痰软坚、扶正抗癌之法，由于辨证准确，治法用药得当，取得了较好的疗效。

十二、贾英杰治疗鼻咽癌案

导读：中医药在治疗鼻咽癌放疗引发的副作用方面有较好疗效，对中医辨证属热毒炽盛、肺胃阴虚者，其治疗当以清热泻火、滋阴健脾为法，并宜根据放疗情况和病情变化灵活变通。

中医名家肿瘤病辨治实录

案体：孙某，女，22岁。患者于2006年6月因左颈部淋巴结肿大，就诊于社区医院，予以消炎治疗，未见好转。2006年7月患者发现在耳听力减退，遂到肿瘤医院诊治，查头部CT提示鼻咽部肿物，鼻咽镜显示鼻咽部肿物，病理为鳞癌。行放疗28次，剂量为70Gy，放疗期间患者因毒副反应较重而就诊于门诊要求服中药治疗。诊时患者鼻咽分泌物色黄，无血丝，饭后胃脘胀满，口干口苦，口渴喜饮，寐欠安，二便调，舌质红，苔黄腻，脉沉弦细。证属热毒炽盛，肺胃阴虚，治以清热泻火，滋阴健脾。处方：金银花20g，连翘15g，射干15g，黄芩10g，赤芍15g，玄参15g，麦冬15g，半夏10g，天花粉15g，莱菔子15g，生地15g，郁金10g，白花蛇舌草15g，姜黄10g，猫爪草15g，玉竹15g，鸡内金15g，焦三仙各10g。取7剂，每日1剂，水煎取汁，分早晚服。二诊时患者放疗完成，仍诉口干，余无明显不适，纳寐可，二便调，舌质红，苔黄，脉沉弦细，原方加山慈菇15g，南沙参15g，取7剂，每日1剂，水煎取汁，分早晚服。三诊时患者口干较前好转，有痰不易咳出，纳寐可，二便调，舌质红，苔白，脉沉弦，原方去赤芍、玄参、连翘，加川贝10g，桔梗10g，半夏改为15g，取7剂，每日1剂，水煎取汁，分早晚服。四诊患者自述无明显不适，纳寐可，二便调，舌质红，苔白，脉沉，宗前方取7剂，每日1剂，水煎取汁，分早晚服。随访两年，患者CT、鼻咽镜复查病变未见复发，局部皮肤颜色正常，未遗留口干、鼻干涕血等症，生活质量大为改善。

〔王琮，李小江．贾英杰教授治疗鼻咽癌放疗后副作用经验采撷．四川中医，2011，29（2）：17.〕

评析：中医药治疗鼻咽癌放疗后副作用方面有较好的疗效，应贯穿于鼻咽癌放疗全过程中，并宜将放疗过程分为早、中、晚三期，充分发挥中医辨证论治的特点，灵活运用温病学

第一章 鼻咽癌

中三焦辨证理论,以"扶正抗癌、解毒祛瘀"为治疗大法,共奏减毒增效之功。本例患者因放疗期间毒副反应较重而就诊,以鼻咽分泌物色黄,饭后胃脘胀满,口干口苦,口渴喜饮,寐欠安,舌质红,苔黄腻,脉沉弦细为主要表现,当属放疗中期之热毒炽盛、肺胃阴虚,治以清热泻火、滋阴健脾,之后根据放疗情况和病情的变化灵活变通,坚持用药,取得了较好的疗效。

第二章 肺　癌

　　肺癌亦即原发性支气管肺癌，又称支气管肺癌，其肿瘤细胞源于支气管黏膜或腺体，常有区域性淋巴结和血行转移，病情进展速度与细胞的生物特性有关。按解剖学部位肺癌分为中央型和周围型两大类，按组织病理学分类则可分为非小细胞肺癌和小细胞肺癌。肺癌的病因至今尚不完全清楚，一般认为长期吸烟、大气污染是肺癌的重要致病因素。肺癌多在40岁以上发病，发病年龄高峰在60～79岁之间，男女患病率为2.3：1。肺癌是当前世界各地最常见的恶性肿瘤之一，是一种严重威胁人民健康和生命的疾病，半个世纪以来，世界各国肺癌的发病率和病死率都有明显增高的趋势，世界卫生组织2000年报告1997年全世界死于恶性肿瘤的共706.5万人，其中肺癌占恶性肿瘤死亡的19%，居恶性肿瘤死因的第一位。

　　肺癌以刺激性咳嗽，痰中带血，胸痛等为主要临床表现，属中医学"肺积""咳嗽""咯血""胸痛"等的范畴，中医认为由于正气内虚，邪毒外侵，痰浊内聚，气滞血瘀，阻结于肺，肺失肃降所致。肺癌的辨证以辨证候的虚实、辨邪正的盛衰为要点。肺癌的发生多与肺气不足，痰湿瘀血交阻有关。早期多见气滞血瘀，痰湿毒蕴之证，以邪实为主，晚期多见阴虚毒热，气阴两虚之证，以正虚为主，临床上多病情复杂，虚实互见。

　　肺癌属难以根治之疾病，至今中西医均无较为满意的治疗方法。中医治疗肺癌以扶正祛邪，标本兼治为原则。肺癌整体

第二章 肺　癌

属虚，局部属实，正虚为本，邪实为标。早期以邪实为主，治当行气活血、化瘀软坚和清热化痰、利湿解毒；晚期以正虚为主，治宜扶正祛邪，分别采取养阴清热、解毒散结及益气养阴、清化痰热等法。由于肺癌患者正气内虚，抗病能力低下，虚损情况突出，因此在治疗中要始终维护正气，保护胃气，把扶正抗癌原则贯穿肺癌治疗的全过程。

第一节　中医名家辨治经验

一、陈光伟辨治肺癌经验

陈光伟认为正虚为肺癌的主要发病因素，他治疗此病以扶正为主，兼以祛邪，经过多年的临床实践总结出扶正抗癌汤，取得了较好的治疗效果。

（一）对肺癌发病的认识

古代中医文献中无肺癌之名，其症状与肺积、肺岩、息贲、咯血、痰饮、胸痛等相似。《难经》曰"肺之积，名曰息贲，在右胁下复大如杯，久不已，令人洒淅寒热，喘咳，发肺壅。"肺癌为正气虚损后，邪乘于肺，郁结胸中，肺气壅郁，宣降失司，积聚成痰，痰凝气滞，瘀阻络脉，痰气瘀毒胶结久而成块所致。《杂病源流犀烛》指出："邪积胸中，阻塞气道，气不宣通，为痰，为食，为血，皆得与正相抟，邪既胜，正不得而制之，遂结成形而有块。"肺中积块等病证的产生，古人多倾向于正虚与邪实。如《灵枢》中有"虚邪之入于身也深，寒与热相抟，久留而内着……邪气居其间而不反，发为瘤"，《诸病源候论》中也有"积聚者，由阴阳不和，腑脏虚弱，受于风邪，抟与腑脏之气所为也"的论述。由上可以看出，肺癌是因虚致实，因虚致病，是全身属虚，局部属实的疾病。

《医宗必读》中也指出"积之成也,正气不足,而后邪气踞之","善为医者,必责其本"。因此,陈氏认为扶正应当贯穿于肺癌施治之全过程。

陈氏从整体观念出发,认为肺癌的发生、发展主要是由于正气亏虚导致脏腑功能失调,留滞客邪,致使气滞血瘀、痰凝毒聚成瘤。正气亏虚是形成肿瘤的根本所在,邪毒外侵是形成肿瘤的外在条件,而癌瘤的生长又会进一步耗损正气,正不遏邪则又助长了癌瘤的发展。正虚不仅是肺癌发生的内因,也是肺癌之疾病传变的一个重要因素。现代医学也认为,恶性肿瘤的发生、发展与机体整体防御功能有关,尤其是与细胞免疫功能水平低下有关,而生长着的肿瘤又会进一步加深机体免疫功能的衰退,从而助长了肿瘤的发展,中西医对肿瘤的发生发展的认识是颇为相似的。由此可见,肺癌发生、发展是一个正邪相争的过程,故陈氏认为肺癌的基本病机是正气虚弱,阴阳失调,六淫之邪乘虚袭肺,邪滞胸中,肺气郁滞,宣降失司,气机不利,血行受阻,津液失于输布,津聚为痰,痰凝气滞,瘀阻络脉,痰气瘀毒胶结,久而形成肺癌肿块。肺癌是因虚而得病,因虚而致实,是全身属虚、局部属实的疾病,其病位在肺,与脾胃关系密切,因脾为后天之本,气血生化之源,五脏六腑皆受其荣养。

(二)扶正为主兼以祛邪的治疗方法

陈氏认为,肺癌虽为有形之块,其发病以正虚为本,因虚致病,是全身属虚、局部属实的疾患。"正虚"贯穿于整体疾病的发展过程中,且占主导地位,是矛盾的主要方面,而"邪实"则处于从属的地位,表现多样易变,是矛盾的次要方面。肺癌正虚在临床上常表现为肺气虚、肺阴虚,而"脾为后天之本","肾为先天之本",脾气健运依赖于肾阳的温煦,脾虚日久必伤肾,且肺癌为肺金为病,金水相生,病久亦必伤

第二章 肺 癌

肾,故临床上肺癌病人也常见其脾气脾阳虚、肾阴肾阳虚等几个方面,或单见,亦或兼见。因此,在临床治疗上当扶正补虚,而扶正又以培土生金为法,且已有研究显示以益气健脾、化痰散结法治疗中晚期肺癌具有一定的生存优势。在辨证论治的原则指导下,选用具有扶助正气、培元固本的中药,调节人体的阴阳气血和脏腑经络的生理功能,提高患者的生存质量,增强机体内在的抵抗能力,提高免疫功能,从而达到强壮身体、祛除病邪、抑制癌肿发展、缓解病情、延长生命的目的。扶正为先,祛邪相辅,扶正是根本,祛邪是目的,"扶正之中寓于祛邪","祛邪之中意在扶正"。

(三) 选方用药

陈氏在多年来的临床工作中,坚持以扶正抗癌为总则,以益气健脾、解毒消积为法进行组方,并自拟扶正抗癌方治疗肺癌。药物组成为:黄芪15g,灵芝15g,女贞子15g,白术12g,半夏12g,莪术12g,藤梨根12g,丹参12g,山豆根12g,牡蛎15g,水蛭15g,土元9g。方中黄芪性温,益气健脾,大补脾胃之气,脾主统血,肝藏血,气为血之帅,脾气健旺,肝血疏泄有力,实为君药。灵芝补益气血,女贞子滋补肝肾,两者为臣,增强黄芪之效,达到扶正固本之效。莪术苦泄辛温,既能入血分,又能入气分,辛温之性善于发散,为破血散结之要药;藤梨根酸涩凉,清热解毒,酸涩之性易于收敛,与莪术同用散中有敛,敛中有散,相辅相成,既能消散瘤体,又避免散结太过而发生转移;白术甘温,健脾燥湿,加强益气健脾之效;半夏辛温,燥湿化痰,降逆止呕,消痞散结,助莪术加强散结之功;山豆根清热解毒,利咽消肿,助藤梨根解毒散结;丹参活血调经,祛瘀止痛,凉血消痈;牡蛎、水蛭、土元软坚散结,均为佐使药。纵观全方,黄芪、灵芝、女贞子、白术等以扶正固本,半夏、莪术、藤梨根、丹参、山豆根、牡蛎、水蛭、土元等消积散结,本方组成体现了陈氏提出的益气健脾,解毒散结之法。

(四)病案举例

王某,男,68岁。患者于2008年底因咳血1月,支气管镜检查提示肺癌,某肿瘤医院诊断为肺癌晚期,仅予化疗,首次尚可,第2次因体力不支而中断。2009年2月前来诊治,症见消瘦乏力,声息低微,纳差口干,咳嗽,咳血痰,气喘胸闷痛,舌质淡红,苔薄黄,脉细弱。证属脾肺气虚,治以补脾益气,兼以润肺化痰,方用扶正抗癌汤加减。处方:黄芪15g,灵芝15g,女贞子15g,露蜂房15g,鱼腥草15g,莪术12g,川贝母12g,光杏仁12g,白术12g,补骨脂12g,仙鹤草15g,清半夏12g,焦三仙各15g,甘草3g,茯苓12g,紫菀15g,款冬花15g。治疗半年后,患者纳食增加,气喘平息,行如常人,但仍见咳痰中带血丝,原方加以养阴润肺,止咳化痰。至今患者仅见偶有咳嗽发生,做CT检查显示肿块缩小,并继服中药治疗。

〔王娟.陈光伟教授治疗肺癌经验.实用中医内科杂志,2011,15(11):17.〕

二、郑玉玲辨治肺癌经验

郑玉玲临床经验丰富,她应用中药治疗肺癌,强调依据病情明确目的,谨守病机辨证论治,有的放矢增效减毒,随症加减灵活变通。

(一)依据病情明确目的

中医肿瘤门诊所治肺癌病人大致分为以下几种情况:一是早期肺癌病人根治术后要求服用中药以巩固疗效,预防复发、转移;二是放化疗前后或放化疗过程中,要求服用中药以减轻毒性反应,增加、巩固疗效;三是晚期肺癌病人不能耐受放

第二章 肺 癌

疗、化疗或拒绝放疗、化疗,服用中药以减轻症状,提高生活质量,延长生存期。在肺癌早期或病人整体状况较好时,以现代医学的方法(手术、放疗和化疗)治疗为主,中药治疗为辅;在肺癌晚期病人或病人整体状况较差时(不能耐受手术、放疗、化疗等),则以中医药治疗为主,西医为辅。中西医结合取长补短,以达最佳治疗效果。

(二) 谨守病机辨证论治

肺癌属中医"肺积""劳嗽"等的范畴,其形成主要由于正气虚损,阴阳失调,继而六淫之邪乘虚而入,浸淫于肺,邪滞胸中,肺气抑郁,宣降失司,气滞血瘀,津液不布,聚而成痰,痰瘀毒胶结,日久而成肺部肿瘤。根据肺癌临床表现的不同,可分为阴虚毒热、气阴两虚、气滞血瘀、脾虚痰湿和阴阳两虚五种证型。阴虚毒热型症见咳嗽,无痰或痰黄稠密或痰中带血,气促胸痛,口渴心烦,便秘尿黄,舌红苔黄,脉细数等,治以滋阴清热解毒为主,方选百合固金汤加减。气阴两虚型症见干咳少痰,气短喘促,乏力消瘦,口干纳差,自汗盗汗,舌淡红或红绛,脉细数无力,治以益气养阴为主,以生脉散合沙参麦冬汤加减。气滞血瘀型症见咳嗽不畅,胸闷不舒,咳痰不爽,胸痛如锥刺,或痰中带血,气急口干,便秘,头晕头胀,舌有瘀斑瘀点,苔薄腻,脉弦或弦细,治以行气活血解毒,方选血府逐瘀汤加减。脾虚痰湿型症见咳嗽咯痰,胸闷气短,倦怠乏力,纳差便溏,舌淡胖苔白腻,脉濡滑,治以益气健脾、化痰散结,方以六君子汤加减。阴阳两虚型症见咳嗽气短,神疲乏力,动则喘促,腰膝酸软,畏寒肢冷,舌淡胖有齿痕,脉沉细,治以温阳滋阴,方用金匮肾气丸加减。在上述分型的基础上,处理好辨病与辨证、扶正与祛邪、整体与局部的关系,灵活加减。

(三) 有的放矢增效减毒

肺癌的治疗多是手术、放疗、化疗、中医药治疗、生物治疗等疗法综合应用。根据病人的不同治疗阶段，充分发挥中医药优势，增加疗效，减轻放疗、化疗毒副反应，以取得最佳疗效。如化疗常损伤正气，而见气血亏虚、脾胃不和之证，如头晕乏力、纳差、恶心呕吐、气短、舌淡苔腻、脉细弱等，常用生黄芪、当归、党参、陈皮、姜半夏、茯苓、砂仁、白术、藿香、佩兰、焦三仙等药，以益气健脾，和胃降逆。放疗患者常出现热毒伤阴的表现，可用沙参、麦冬、生地、玄参、金银花、生黄芪、当归、竹茹、清半夏、生薏苡等，以清热解毒，益气养阴生津。加丹参、鸡血藤可产生放疗增敏效应，白细胞减少常用生黄芪、当归、鸡血藤、菟丝子、枸杞子、山萸肉、淫羊藿、女贞子等益肾健脾生血，血小板减少加用阿胶、鹿角霜等。

(四) 随症加减灵活变通

肺癌病人病情复杂，临床表现多种多样，根据其临床表现的不同，谨守病机，随症灵活加减，有助于提高疗效。如咯血者加仙鹤草、侧柏叶、白茅根，胸痛者加制乳香、制没药、延胡索等，胸腔积液者加葶苈子、猪苓等，并发肺部感染者加鱼腥草、浙贝等，淋巴结转移者合用消瘤丸，咳嗽痰多黏者加莱菔子、半夏等，骨转移者加川乌、透骨草、补骨脂等。

〔洪永贵.郑玉玲教授论治肺癌经验介绍.中国中医急症，2006，15 (9)：1002.〕

三、徐振晔辨治肺癌经验

徐振晔辨治肺癌的经验丰富，认为正虚邪侵是肺癌的基本病因病机，临证重视舌诊，详辨病证，衷中参西，善顾护肺脾肾，强化后天之本，用药颇具特色，疗效卓著。

第二章 肺 癌

(一) 正虚邪侵为基本病因病机

徐氏通过中医古籍经典中对"肺积""肺岩"等的临床表现和历代医家的论述，结合临床实践，认为肺癌的形成是正气内虚，脏腑功能失调，邪毒袭肺，盘踞不散，致使肺失宣降，津聚为痰，气机不利，血行瘀阻，终致邪毒痰瘀胶结，日久形成积块。其最基本的病理机制是癌毒痰瘀胶结，并认为肺癌是全身性疾病在肺部的局部表现，虚实夹杂是主要病机变化，虚以气虚、阴虚、精亏为主，实则多为毒聚、痰凝、气滞、血瘀。

(二) 重视舌诊，详加辨证

中医学认为脏腑精气可以上营于舌，而脏腑气血阴阳又可变见于舌。舌为百脉汇聚之处，肺朝百脉，且诸脏腑的变化常影响肺的变化，而肺的变化亦常影响其他脏腑的变化，所以肺癌的证情变化大多可在舌质与舌苔上表现出来。徐氏在临床诊治时十分重视察验舌质与舌苔，认为观舌质可验其正气之阴阳虚实，察舌苔可推知邪气之寒热深浅，舌苔之润燥可验津液之盈亏。舌质淡胖或兼有齿印的肺癌患者，肺气亏虚，必补益肺气；舌质淡暗或淡而不胖者，阳虚湿停，则健脾温阳；舌质红或偏红，苔少或有裂纹者，为肺阴虚，治以养阴润肺清虚热；舌质红或红绛无苔者，肺肾阴虚，治宜滋养肺肾之阴结合清热消肿。患者舌质由紫暗转向淡红，或由晦暗转向明润，舌苔由厚转薄或由无苔转为薄白苔，往往提示证情好转，反之则警惕扩散、转移、出血等证情的恶化。

(三) 衷中参西，辨证论治

徐氏认为，虽然中医对肺癌的病因病机已有相当的认识，但现代医学对肿瘤的病因、病理和诊断方法的研究更是日新月异，治疗观念也不断更新，因此必须学习现代肿瘤学的病因学、病理学、诊断学和分子生物学，熟练应用各种现代诊断方法，以便及时明确诊断和指导临床治疗，充分了解现代各种治疗方法的利弊，着眼于整体调节，在顾护机体正气的前提下，最大限度地杀伤肿瘤，提高生存质量，延长生存期。经过多年的临床验证及系统总结，徐氏把肺癌分为肺肾阴虚型、脾虚痰湿型、阴阳两虚型以及精气亏虚型四种证型进行辨证治疗，气滞血瘀的表现散在于上述四型之中，与其他症状表现并存，但典型的气滞血瘀证比较少见。

肺肾阴虚型治宜滋阴润肺，药选南北沙参、麦冬、生地、玄参、生薏苡仁、百合、鳖甲、地骨皮、川贝、桑白皮、杏仁等；脾虚痰湿型治宜健脾益气化痰，药选黄芪、党参、白术、茯苓、生薏苡仁、半夏、陈皮、南星、威灵仙、桔梗、苍术、枳壳等；阴阳两虚型治宜温肾滋阴，药选胡芦巴、紫石英、仙灵脾、巴戟天、肉苁蓉、补骨脂、沙参、天冬、石斛、女贞子、生地、龟甲等；精气亏虚型治宜益气填精补肾，药选黄芪、白术、党参、熟地、山药、制何首乌、山萸肉、枸杞子、菟丝子、鹿角胶、杜仲、当归等。

（四）顾护肺脾肾，强化后天之本

肺癌局部属实，全身属虚，病位在肺，但与脾肾有密切关系。全身虚候，不离五脏之伤，而五脏之伤，不外乎气血阴阳肺为气机之枢，脾为后天之本，肾为先天之本，肺主宣发布精微，脾主运化生气血，肾主藏精寓阴阳，气血同源，阴阳互根，五脏相关，尤以脾肾最为关键。因此在肺癌的治疗中，一是必须根据病理属性的不同，分别采用益气、养血、滋阴、温阳的治疗方药；二是要结合病变部位的不同而选方用药，以增强治疗的针对性，所以顾护肺脾肾在肺癌的治疗中具有重要意义。

由于放疗、化疗的毒副反应，或癌毒盘踞于肺对脾胃功能的影响，肺癌病人多有恶心、纳呆、大便时溏时干等表现，如不及时纠正，人体得不到水谷充养致正气不能抗邪，邪气弥漫，邪毒流窜经络，形成远处转移，同时患者后天乏源，气少精亏，体质下降，症状明显，已失去信心，加速病情恶化。因此徐氏特别重视脾胃功能的调理，擅用参苓白术散、平胃散、藿香正气散，选用益气健脾和滋养胃阴的药物，如黄芩、白术、茯苓、山药、白蔻仁、陈皮、太子参、麦冬、沙参、生地、枸杞子，通常还使用炒谷芽、炒麦芽、神曲、焦山楂、炙鸡内金等药物助消化吸收，确保患者脾胃健运，纳食馨香。肺与大肠相表里，肺受邪毒，肃降失司，尤其是老年患者，易出现大便秘结或大便难，小便不利，影响脾胃的健运，徐氏常用甘缓润下药物，如火麻仁、瓜蒌仁或全瓜蒌、当归、肉苁蓉、杏仁等，再加少量行气药，如厚朴、枳实等。数天不大便者，则可加用少量制大黄。徐氏治疗肺癌以维护调整全身功能为主，谨慎攻伐，中病即止，遵循《素问·六元正纪大论》中"大积大聚其可犯也，衰其大半而止"之古训，始终注意保护正气，有的放矢，主次分明，屡收良效。

〔邓海滨，王中奇．徐振晔辨治肺癌经验．四川中医，2002，20（6）：1.〕

四、李佩文辨治肺癌经验

李佩文认为治病首先应明确治疗的目的。临床所见肺癌患者多为中老年人，大部分进行了手术治疗及放疗、化疗，其找中医就诊原因主要有以下几类：1. 放疗、化疗间歇期或肿瘤缓解期，希望用中药治疗增强放化疗的作用，或延长带瘤生存时间；2. 即将或正在放疗、化疗，服用中药以减轻放化疗的副作用；3. 因某些症状，如咳嗽、咯血、声嘶、多汗、疼痛等，服用中药希望得到缓解；4. 晚期，或年高体弱，无法进行手术及放化疗，服用中药以减轻痛苦，维持生存质量，延长生存期。作为医生，应了解患者处于哪种情况，中药主要起到什么作用。李氏在辨证施治的基础上，根据不同阶段、不同目的有所侧重，做到有的放矢，以养阴益气解毒为基本治则，分清标本缓急，以百合固金汤及清燥救肺汤加减化裁治疗肺癌，取得了较好的疗效。

(一) 养阴益气解毒为基本

临床所见，肺癌患者大多屡经手术、放疗、化疗，积块已去，正虚显著，主要表现为干咳无痰或少痰，气短乏力，口干口渴，或有潮热，身体消瘦，舌质红少津，脉细或细数，类似中医学"肺痿"。究其原因有多种：如患者素体阴虚，患肺癌后毒邪更伤肺肾阴液，而放射治疗可以看作是一种"大热峻剂"，耗伤人体阴液；手术中失血、化疗中剧烈呕吐、大剂量给予利尿剂均可使体液丢失过多，津血亏乏进一步导致阴伤；此外，某些化疗药如博莱霉素、平阳霉素、大剂量环磷酰胺以及局部放疗造成肺纤维化等。以上诸多因素单独或联合作用于人体，导致肺气虚损，肺阴不足，"肺热叶焦"，发为痿证。另一方面，肺中有形积块虽去，其发病之病因病机未除，又屡经放疗、化疗以毒攻毒，体内尚有余毒未清，仍需解毒。李氏以养阴益气解毒为基本原则进行治疗，方剂可选用百合固金汤及清燥救肺汤加减化裁，基本方组成为百合、党参、沙参、石斛、白芍、桑叶、枇杷叶、浙贝母、半枝莲、白花蛇舌草。若气虚较甚，气短乏力，倦怠懒言，咳声低微，可加黄精、生黄芪、白术、茯苓、山药以补益肺脾之气；若阴虚较甚，口干咽燥，呛咳无痰，或痰少而黏，或有潮热，舌质红，脉数，可加用生地、麦冬、玄参、玉竹、五味子以养肺肾之阴，软坚解毒之品还可选用八月札、猫爪草、百部、白英等。

第二章 肺 癌

(二) 分清标本缓急

部分患者处于放疗、化疗间歇期或肿瘤缓解期,无明显症状,对于这些患者,李氏主张在养阴益气、扶正固本的基础上,加强抗癌解毒的力量,可在基本方基础上酌加生薏苡仁、百部、八月札等具有抗癌作用的药物。若患者即将或正在进行放疗、化疗,中药以平补气阴、补肾生血为原则,可在基础方中加入生黄芪、黄精、当归、枸杞子、女贞子、菟丝子等药。放疗患者可加活血、清热之品以提高放疗敏感性,并可防止放射性肺炎、肺纤维化的发生;化疗患者可加和胃降逆之品,以减轻化疗药的消化道反应。临床常见患者以各种并发症状前来就诊,如感染、胸水、疼痛、咯血等,李氏认为此时治疗应"急则治其标",辨证论治,必要时采取中西医结合的方法治疗,切不可囿于中西门户之见,或拘泥于基本原则不知变通。如患者咳嗽频繁,在养阴润肺基础上加前胡、苦杏仁、清半夏、紫菀、瓜蒌皮等宣降肺气;并发感染,咯痰色黄,或有发热,应以清肺化痰为要,用川贝母、瓜蒌、菊花、鱼腥草、黄芩等寒凉之品,但慎用大苦大寒,以防重伤气阴;并发胸水,胸闷气促,倚息不得卧,证属悬饮,应泻肺利水逐饮,药用葶苈子、猪苓、茯苓、泽泻,配伍宣降肺气以开水之上源,还可局部外敷"消水1号"(李氏经验方,院内制剂)促进胸水吸收,此时养阴之品宜少用或不用,但逐水之剂更伤阴液,俟水减症平还应以养阴益气为本;肿瘤侵犯血管常出现咯血,多为痰中带血或咯出少量鲜血,治疗宜养阴清热止血,基本方伍以白茅根、仙鹤草、白及、云南白药等止血不留瘀,也可稍用石榴皮、藕节炭等收敛止血药;侵犯胸膜常出现胸胁疼痛,治宜加用宽胸理气、通络止痛的郁金、丝瓜络、瓜蒌、延胡索、川楝子等,并可局部外敷"痛块灵巴布膏"(李氏经验方,院内制剂)加强止痛作用;肺癌患者由于肺气阴虚,卫外不固,阴液外泄，常常自汗盗汗，应及时加用浮小麦、生黄氏、五味子、生龙骨、生牡蛎、石榴皮等收敛汗液，以防多汗进一步耗气伤阴；癌性发热多为低热或中度热，无明显感染征象，辨证多属于阴虚不能潜阳，气虚阴火内生，故而发热，治以养阴益气、清潜虚热为法，基本方中加用丹皮、地骨皮、鳖甲、生龙骨、生牡蛎等药；肿瘤患者，尤其经受化疗的患者，多有消化功能的减退，表现为纳呆、脘腹胀满、嗳气、大便不畅等，治以益气健脾、和胃消痞为主，基本方减少养阴药，加补脾气之生黄芪、白术、茯苓以及和胃之清半夏、陈皮、炒山楂、炒谷芽、炒麦芽，若有腹胀便秘者则加用厚朴、木香、檀香、大腹皮。

肺癌容易发生转移，临床也常见到因转移灶症状就诊者。纵膈淋巴结转移压迫喉返神经常出现声音嘶哑，李氏认为此属肺金失于濡养，阴虚生风，痹阻肺络，治疗在养阴的基础上重在疏风，药用木蝴蝶、蝉蜕、钩藤、牛蒡子等；骨转移早期无症状，放射性核素骨扫描显示异常放射性浓聚，可加骨碎补、桑寄生、怀牛膝、狗脊等补肾填精之品，若有疼痛加用徐长卿、透骨草止痛，并可根据部位选用引经药；脑转移患者常有头痛、头晕、视物模糊等症状，此时治疗重点应在于疏风通络，清利头目，重用菊花、藁本、川芎、蒺藜等。肺癌患者大部分是中老年人，除肺部肺癌外往往并发其他老年性疾病，如高血压、冠心病、糖尿病、高脂血症等，李氏从整体观念出发，辨证论治，因病选药。如糖尿病用卫茅，高脂血症用葛根、荷叶、泽泻，高血压用菊花、川芎、藁本、石菖蒲、葛根、荷叶等。

（三）病案举例

王某，男，64岁，2002年1月18日初诊。患者2001年12月因发热、咳嗽，诊断为急性支气管炎，经抗感染治疗未能缓解，继而胸骨后疼痛，查胸部CT显示左肺中心型占位，支气管镜活检示腺癌，即行化疗。诊时患者气短甚则喘息，声音嘶哑，舌质红，苔黄厚而干，脉弦，治以养阴润肺，祛风散结。处方：沙参、石斛、百合、百部、蝉蜕、焦神曲各20g，紫菀、石菖蒲、枇杷叶、川贝母、前胡、苦杏仁、桔梗、钩藤各10g，瓜蒌、白花蛇舌草各15g。取7剂，水煎服。2002年2月22日二诊，共服21剂，气短，声音嘶哑有好转。现放疗已结束，仍偶感咽痒而咳，大便干，舌质红，脉滑，上方加青皮、陈皮、木蝴蝶各10g，续服7剂。2月29日三诊，患者气短，声音嘶哑继续好转，舌质红减轻，苔薄黄，脉弦，即将行疗程化疗。继以党参、沙参、石斛、百合各20，瓜蒌、浙贝母、白花蛇舌草、枸杞子各15g，女贞子、当归、清半夏、炒山楂、炒谷芽、炒麦芽、枇杷叶、半枝莲各10g，陈皮8g等，以养阴润肺，益气养血，调理善后。

〔赵炜．李佩文教授治疗肺癌经验介绍．新中医，2003，35（1）：9.〕

五、贾英杰辨治肺癌经验

对于肺癌的治疗，西医以手术、放疗、化疗为主，但对于肿瘤患者的生存质量、疗效及毒副反应等方面存在着不可克服的缺陷，近年来中医药在改善肺癌患者症状、提高生活质量、降低放疗和化疗的毒副反应等方面发挥了重要作用。贾英杰从事中医肿瘤研究数十载，对肺癌的治疗形成了较为系统的辨证思路，其分型论治和临床用药经验独到，临床疗效较好。

（一）分型论治

贾氏认为本病主要是正气虚弱，阴阳失调，六淫之邪乘虚而入，邪滞于肺，导致肺脏功能失调，肺气郁阻，宣降失司，气机不利，血行受阻，津液失于输布，津聚为痰，痰凝气滞，瘀阻脉络，痰气瘀毒胶结于肺，日久形成积块，发于肺而为肺癌，乃正虚而致病，因虚而致实，是一种全身属虚、局部属实的疾病，故总结出本病的中医病机为"正气内虚，毒瘀并存"，同时提出了"解毒祛瘀，扶正抗癌"的治疗大法，并通过多年的临床实践，将肺癌分为肺气郁闭型、气滞血瘀型、脾虚痰湿型、气阴两虚型以及阴虚痰热型五种证型进行辨证分型论治。

1. 肺气郁闭型　肺癌的病位在肺，邪气居于上焦，气机不利，宣降失司，气机升降出入失常，肺气上逆，上焦气机壅滞，故可见咳嗽，喘憋，咯痰不爽，咽喉不利，胸闷气促，胸痛等症状。贾氏对于这类具有明显上焦肺系症状的患者，治疗上先予开宣肺气为主，方以利肺汤加减。药用瓜蒌、薤白、冬瓜子、薏苡仁、川贝母、郁金、姜黄，并酌加桔梗、杏仁、紫苏子、桑白皮等开宣肺气之药，使邪气开宣于上，病邪随痰而出。

2. 气滞血瘀型　患者七情内伤，气机不畅，升降失常，血行瘀滞，痰、气、血瘀滞而发肺积。朱丹溪在《丹溪心法》中说："善治痰者，不治痰而治气，气顺则一身之津液亦随气而顺矣。"赵献可在《医贯》中谓："七情内伤，郁而生痰。"此类患者多见咳嗽，咯痰不爽，痰中带血，胸痛气促，胸胁胀满或刺痛，痛有定处，大便秘结，唇甲紫暗，舌质有瘀斑或紫暗，苔薄黄，脉弦或涩。治疗以行气化滞，活血散瘀为主，方用柴胡疏肝散合桃红四物汤加减。若肝郁化火者，酌加栀子、川楝子以清热泻火，伴见胁肋胀痛者加当归、郁金、乌药等以增强行气活血之力。

3. 脾虚痰湿型　肺癌患者，邪气居于中焦，多见咳嗽痰多而黏，胸闷，胸痛，纳呆，神疲乏力，面色苍白，大便溏薄，舌质淡体胖，苔白腻，脉濡缓或濡滑。治疗上当采用中满

第二章 肺　癌

分消法，治以补气健脾，燥湿化痰，方用二陈汤化裁，并酌加白术、竹茹、厚朴、莱菔子、木香、枳壳等理气健脾之药。若寒痰较重，痰黏白如泡沫，怯寒背冷者，加干姜、细辛以温肺化痰；神疲乏力、纳呆等脾虚证候明显者，加党参、白术、鸡内金以健脾助运；痰郁化热，痰黄稠黏难咯出者，加黄芩、胆南星、海蛤壳、鱼腥草等以清化热痰。

4. 气阴两虚型　久咳肝肾亏虚的患者，多见气阴两虚的症状，多表现为干咳少痰，咳声低微，或痰少带血，倦怠乏力，动则汗出，心悸怔忡，形瘦恶风，自汗或盗汗，口干少饮，舌质淡红或体胖，脉细弱。治以益气养阴，方用生脉散合一贯煎加减。

5. 阴虚痰热型　邪毒蕴结于肺，久咳伤阴者，多表现为咳嗽痰少，干咳无痰，或痰中带血丝，咳血，胸闷气急，潮热盗汗，头晕目眩耳鸣，心烦口干，尿赤便结，舌质红绛，苔薄黄或花剥或光剥无苔，脉细数无力。治疗上多滋阴清热，化痰止咳，方用百合固金汤加减。

(二) 临床用药经验

在临床治疗过程中，贾氏用药善于灵活变通，认为肺癌患者的辨证分型不是一成不变的，在不同的阶段可以有相同的辨证分型，在同一阶段也可兼见多种辨证分型，所以在治疗过程中决不可机械地套用辨证分型，要根据辨病辨证相结合的原则，灵活加减用药，以提高疗效。

对于肺癌伴咯血的患者，方中酌加仙鹤草、白茅根、三七粉、云南白药、小蓟炭、地榆炭、茜草等止血凉血之品；胸闷刺痛明显者，加郁金、延胡索、虎杖、苏木、乳香、没药等活血散瘀理气之品；伴胸腔积液者，可予三子养亲汤合枳壳、葶苈子、紫苏子、猪苓、茯苓、泽泻等以泻肺利水；偏于阳虚者，多加肉苁蓉、补骨脂等；阴虚较甚者，酌加生地、黄精、龟板、玄参等滋阴潜阳之品；伴吞咽困难、呼吸失畅者，多合用启膈散加减；对于脑转移者，伴头痛、神昏、视力障碍，甚则呕吐、抽搐，为毒邪上逆、扰乱清阳，可加天麻、钩藤、石决明、菊花等平肝熄风、清热解毒之品；对于腋下淋巴结转移伴见结块者，多加猫爪草、山慈姑、浙贝母等软坚散结之品；伴骨转移者，多加全蝎、僵蚕、鸡血藤、山慈姑等活血祛瘀之品。

对于肺癌而言，放疗、化疗可以有效地杀伤癌细胞，但其毒副反应严重影响患者的生活质量。贾氏认为对于放疗、化疗后常见的骨髓抑制，中药可选用阿胶、枸杞子、补骨脂、骨碎补、肉苁蓉等健脾益气、养血补髓之品；出现胃肠道反应之恶心、呕吐等症状者，药用陈皮、半夏、玫瑰花、玳玳花、砂仁、竹茹、佩兰等健脾和胃之品；若湿热并重，舌苔黄腻者，可予蒿芩清胆汤为主加减；出现肝肾功能损害者，酌加虎杖、郁金、白花蛇舌草、半边莲、半枝莲等扶正解毒祛瘀之品；出现心肌损害而有心慌、心悸、胸闷气短者，药用黄芪、党参、麦冬、五味子、黄精等益气活血养心之品；放疗、化疗后出现放射性肺炎、肺纤维化者，可予滋阴润肺、止咳化痰之沙参麦冬汤加减；出现末梢神经毒性反应者，药用川芎、桃仁、红花、郁金、姜黄、桑枝等益气温经、和血通痹之品；出现脱发者，药用四物汤加何首乌、山萸肉、补骨脂、枸杞子等益肾养肝之品。

贾氏认为，对于肺癌的治疗，除了必要的药物干预外，还须调畅情志，涵养性情，做到"恬淡虚无，精神内守"，保持乐观积极健康的心理状态，从而使正邪长期和平共处，达到带瘤生存，延长患者的生命并提高其生活质量。

〔张欣.贾英杰教授治疗肺癌经验.中国中医急症，2007，16（11）：1366.〕

第二章 肺 癌

六、周维顺辨治肺癌经验

周维顺辨治肺癌，强调辨证要结合患者肺癌病理类型和临床分期、治疗经过，根据主症，重视望、闻、问、切四诊合参，确立相应的理法方药。周氏根据肺癌发病机制和临床表现的不同，在手术治疗、放射治疗、化学药物治疗的基础上，将肺癌分为阴虚热毒、气阴两虚、痰湿蕴肺以及气滞血瘀四种证型进行辨证治疗。

（一）阴虚热毒型

阴虚热毒型尤其多见，常见于肺癌中晚期，临床表现为咳嗽少痰或痰少而黏，痰中带血，胸痛，心烦眠差，低热盗汗，口干咽燥，大便干结，舌质红或暗红，苔薄黄或黄白相兼，脉细数。治以养阴清热解毒，软坚散结。药用南北沙参、天冬、炙鳖甲、山海螺、干蟾皮、浙贝、川贝、半枝莲、白花蛇舌草、杏仁、仙鹤草、白英、黛蛤散等加减。

（二）气阴两虚型

气阴两虚型也较多见，常见于肺癌中晚期或放化疗后，临床表现为咳嗽痰少，或痰稀而黏，气短喘促，神疲乏力，自汗或盗汗，口干，舌质红或淡，脉细弱。治以益气养阴，抑瘤散结。药用南北沙参、山药、大枣、太子参、麦冬、猫爪草、生玉竹、鲜石斛、百合等加减。

（三）痰湿蕴肺型

痰湿蕴肺型多因原有呼吸道疾患，脾虚痰湿、痰热犯肺所致，症见咳嗽，痰多而白黏，胸痛而闷，气急，有胸水，纳呆便溏，神疲乏力，舌暗淡，苔白腻或黄厚腻，脉弦滑或滑数。治以健脾化痰，清肺散结。药用茯苓、陈皮、半夏、生薏苡仁、苍术、白术、生黄芪、浙贝、猫爪草、半枝莲、白花蛇舌草、山药、大枣等加减。

（四）气滞血瘀型

气滞血瘀型多因邪毒犯肺，气机不畅，气滞血瘀，痰瘀互结而成，症见咳嗽，气急胸痛，痛如锥刺，口干便秘，时有痰血，舌红或绛见瘀斑瘀点，苔薄黄，脉弦或细涩。治以理气化滞，活血解毒。药用鱼腥草、蜈蚣、葶苈子、枳壳、杏仁、瓜蒌皮、铁树叶、桔梗、远志、炙甘草、茜草根、全蝎等加减。

〔刘振东，吴林生．周维顺治疗肺癌经验．浙江中医学院学报，2004，28（2）：39．〕

第二节 经典验案点评分析

一、何任治疗肺癌案

导读：肺癌属中医之肺积病，患者胸痛气急，咳嗽咳痰，胃纳欠佳，时做噩梦，语声沉闷，舌质淡红，苔中厚腻，脉弦而虚者，治当养阴清肺，化痰排脓，用自拟肺痿肺痈汤加减。

案体：王某，男，51岁，2006年4月10日就诊。患者去年10月开始感到右侧胸部隐痛，今年1月开始明显感到体力下降，消瘦，右侧胸痛逐渐加重，入院检查诊断为右上肺癌及胸膜转移，伴胸腔积液、纵隔淋巴结肿大，不能手术，故采取化疗4次。现患者胸痛气急，偶有咳嗽咳痰，胃纳欠佳，时做噩梦，语声沉闷，查舌质淡红，苔中厚腻，脉弦而虚。病属肺积病，辨证为正虚邪实，治拟养阴清肺，化痰排脓，以自拟肺痿肺痈汤加减治疗。处方：玄参10g，麦冬10g，浙贝母10g，忍冬藤20g，桔梗10g，炙百部20g，连翘15g，冬瓜子30g，生甘草10g，蒲公英30g，北沙参20g，蚤休15g，薏苡仁15g，黄芩10g，野荞麦根30g，鱼腥草20g。取14剂，日1剂，水

第二章 肺 癌

煎服。药后症状未见明显好转，精神困惫，气急、胸痛、胸闷，舌质淡红，苔白腻，脉弦滑，辨证仍属正虚邪实，但痰浊深重，难以即时取效，原方再加化痰降气之药。又服 14 剂后，气急转平，精神好转，胸痛胸闷减轻，食欲改善，继以自拟参芪苓蛇汤加味治疗。一直服药，病情稳定。

〔贺兴东，翁维良，姚乃礼．当代名老中医典型医案集·内科分册．北京：人民卫生出版社，2009．〕

评析：肺癌胸痛气急，属中医肺积痰瘀壅肺兼气阴虚损证，治宜以养阴清肺、化痰排脓为法。本例患者初诊虽辨证准确，方药对症，然疾病深重，未能即时见效，可见临证之难。经复诊加减用药后，病情渐见好转，终有成效。自拟肺痿肺痈汤中，以玄参、麦冬、北沙参滋养肺阴，浙贝母、桔梗、炙百部宣肺化痰，连翘、黄芩、蒲公英清热解毒，冬瓜子、薏苡仁化痰排脓，生甘草调和诸药。全方药物配合恰当，疗效显著，为治疗肺痿、肺痈、肺积病出现胸闷胸痛、咳嗽气急等的有效方剂。

二、沈敏南治疗肺癌案

导读：治肺癌宜辨病与辨证相结合，对于中医辨证属癌毒血瘀互结、肺失肃降的患者，其治疗宜以清热解毒，肃肺和络止血为法，同时注意兼顾其正气，做到祛邪与扶正相结合。

案体：曹某，男，60 岁，1999 年 7 月 10 日就诊。患者平时每天吸烟 20 支，并有嗜酒史，喜欢吃辛辣之物，曾工作于收购生活、工业废品店 20 年，经常接触有毒灰尘。因咯血胸痛 1 个月，经市级医院 CT 检查为左肺上叶癌及纵隔内淋巴结转移，右胸腔有少量积液，省肿瘤医院病理科检查为分化性鳞癌。诊时患者咯血 1 月未止，色红时夹紫血，咳时胸痛，精神不佳，形体消瘦，胃纳尚可，大便日 1 次，舌质红偏绛，苔黄糙，脉小滑。病属肺癌，证属癌毒血瘀互结，肺失肃降，治以清热解毒，肃肺和络止血。处方：鱼腥草 20g，荞麦根 20g，藤梨根 20g，白及 20g，花蕊石 20g，仙鹤草 20g，边血竭 12g，赤芍炭 12g，北沙参 12g，炒藕节 12g，百部 10g，丹皮炭 10g，川贝 6g。嘱戒除烟酒及辛辣发热之物，注意休息，适寒温防感冒。服药半月后，咯血已无，胸痛好转，上方减白及、仙鹤草、赤芍炭、炒藕节、丹皮炭，加半枝莲 20g，石见穿 20g，白花蛇舌草 15g，龙葵 15g，西洋参（另煎代茶）6g，继续服用。上方加减服半年，CT 检查病灶缩小，症状消失，舌质红绛好转，舌苔黄糙已退，已存活 5 年。

〔沈敏南，赵亦工，潘锋.17 常见疑难病治验思路解析.北京：人民卫生出版社，2006.〕

评析：治肺癌宜辨病与辨证相结合，处方用药从清热解毒、止血和络、润肺肃肺和扶正四个方面入手。患者嗜好烟酒，又在有毒灰尘环境中工作 20 年，以致热毒内蕴，时值花甲之年，全身免疫功能下降，而成癌毒积肺。从病程分析，热毒经久积成毒瘤，可谓时长蕴深；从病情分析，显示的症状不多，仅咯血、胸痛；内蕴的隐患凶险，有癌肿、积液、淋巴结转移。鉴于此，应用辨病、辨证相结合的兼备方，组方侧重于辨病。处方由四个组成部分：一为清热解毒，用鱼腥草、野荞麦根、藤梨根、仙鹤草清肺火，解癌毒，凉血热，肺癌为热毒，清热解毒治其本；二为止血和络，用白及、花蕊石、边血竭、赤芍炭、炒藕节、丹皮炭止咯血，散瘀血，清血热，患者咯血乃为标，急则治其标，咯血又是肺癌后期的主症，止血和络有截断病势必之用；三为润肺肃肺，用川贝、百部润肺津，肃肺气，恢复肺脏之功能，有助于癌肿之吸收；四为扶正，用北沙参益肺气，滋肺阴，增强肺脏之免疫功能。用药丝丝入扣，半月血止，病情缓解，减止血和络药，加半枝莲、石见穿、白花蛇舌草、龙葵清热解毒以抑癌肿,加西洋参益气养阴、泻火清热。药物与病证相符,未用手术、化疗,亦取得较好效果。

三、钱伯文治疗肺癌案

导读: 肺癌多发性转移,出现咳嗽痰多、胸闷气短、疲乏懒言等症状,中医辨证属脾气亏虚,痰湿内生所致者,治疗宜以益气健脾,化痰软坚为法,方拟参苓白术散合二陈汤加减。

案体: 陈某,男,45岁,2004年8月9日就诊。患者肺癌多发性转移,咳嗽痰多,胸闷气短,疲乏懒言,胃纳不佳,体虚乏力,查舌质淡,苔薄腻,脉滑细。此乃脾气亏虚,痰湿内生所致,治宜益气健脾,化痰软坚,方拟参苓白术散合二陈汤加减。处方:党参15g,茯苓20g,白术15g,陈皮12g,半夏12g,象贝母30g,土茯苓30g,生黄芪30g,生薏苡仁20g,瓜蒌皮15g,煅牡蛎30g,白花蛇舌草20g,仙鹤草20g。服药14剂,咳嗽胸闷好转,但时觉口渴,效不更方,原方加北沙参30g,天花粉20g,天冬12g,麦冬12g,蒸百部15g,炙紫菀15g。继续服用14剂,诸症状进一步好转。此后以前方加减治之,观察至2006年月6日,病情稳定。

〔贺兴东,翁维良,姚乃礼. 当代名老中医典型医案集·内科分册. 北京:人民卫生出版社,2009.〕

评析: 肺癌多发性转移,咳嗽痰多,胸闷气短,宜从痰湿壅肺论治。肺癌属于中医学"肺积""息贲""咳嗽""咯血""胸痛""喘证"等的范畴。本案患者肺癌多发性转移,脾气亏虚,痰湿壅肺,故出现咳嗽痰多、胃纳不佳、体虚乏力等症状,治宜益气健脾,化痰软坚,方拟参苓白术散合二陈汤加减。方中党参、白术、生薏苡仁、生黄芪健脾益气,陈皮、半夏、象贝母、瓜蒌皮化痰,象贝母、煅牡蛎软坚,土茯苓、白花蛇舌草、仙鹤草有一定的抑瘤作用。诸药合用，既可健脾益气，化痰软坚，又可抑瘤，故能收较好的效果。肺病从脾论治，土能够生金之理。

四、周仲瑛治疗肺癌案

导读：肺癌放疗容易损伤肺之气阴，呈现热毒痰瘀阻肺、气阴两伤之证候，对于此类患者宜以益气养阴，扶助正气，化痰祛瘀，解毒抗癌为治法，并注意随病情变化灵活加减用药。

案体：计某，男，73岁，2005年6月16日就诊。患者有长期吸烟史，高血压、糖尿病、高脂血症病史，2003年检查发现右上肺空洞，按肺结核治疗。2005年3月痰中夹血，去省人民医院检查，诊断为肺鳞癌，6月10日行伽玛刀治疗，之后CT检查显示右上肺肿块放疗后与2005年3月29日比稍小，内部坏死明显，两肺感染，局灶性纤维化，局部支气管扩张，左下肺大泡。现患者稍有咳嗽，胸无闷痛，痰不多，偶有痰中带血，疲劳乏力，口干，纳食知味，睡眠尚可，二便正常，查舌质暗紫，苔中、后部黄腻，脉细滑。临床诊断为肺癌，病属热毒痰瘀证。此为长期吸烟，烟毒袭肺，肺气膹郁，酿生癌毒，癌毒阻肺，耗伤气血津液，加之放射治疗，进一步损伤肺之气阴，故见咳嗽，痰中带血，疲劳乏力，口干等热毒痰瘀阻肺、气阴两伤之证候。治以益气养阴，扶助正气，化痰祛瘀，解毒抗癌。因患者食纳知味，二便正常，知脾胃运化功能尚正常，故把解毒攻邪作为重点，方用自拟扶正消癌汤加减。处方：南沙参12g，北沙参12g，太子参10g，麦冬10g，天花粉10g，生薏苡仁15g，山慈姑12g，泽漆15g，猫爪草20g，肿节风20g，漏芦15g，仙鹤草15g，炙僵蚕10g，露蜂房10g，鱼腥草20g，白花蛇舌草20g，狗舌草20g，地骨皮15g。取7剂，日1剂，水煎服。2005年6月23日二诊时，患者咳

第二章 肺　癌

减,痰少,未见出血,口干不显,无胸闷胸痛,纳食尚可,二便正常,查舌质暗红,苔中部黄腻,脉小滑,守6月16日方加炙桑白皮12g,羊乳15g,平地木20g,继续服用。2005年7月14日三诊,患者近况平稳,咳痰不多,呈白色泡沫状,无胸闷痛,纳食可,大便稍干,舌质暗,苔薄黄,有裂痕,脉小滑,守6月16日方去白花蛇舌草,加生黄芪12g,羊乳12g,平地木20g,桑白皮10g,坚持服用。2005年7月28日四诊,近日在军区总医院复查CT显示原右上肺病灶较前缩小,自觉症状不多,稍有痰,精神良好,大小便正常,舌质暗紫,苔中后部黄腻,脉细滑,中药守6月16日方去地骨皮、猫爪草,加桑白皮12g,羊乳15g,生黄芪15g,平地木20g,龙葵20g,继续服用。2005年8月11日五诊时,患者自述症状不多,不咳,痰少,胸不痛,纳食知味,查舌苔黄薄腻,脉细滑,肝肾功能正常,血糖9.6mmol/L,癌胚抗原19.9。证属热毒痰瘀互结,气阴两伤,改用下方继续治疗。处方:炙鳖甲12g,南沙参12g,北沙参12g,天冬10g,麦冬10g,太子参12g,生黄芪15g,仙鹤草15g,生薏苡仁15g,泽漆15g,山慈姑15g,白花蛇舌草20g,龙葵20g,半枝莲20g,炙僵蚕10g,漏芦15g,猫爪草20g,羊乳15g,鬼馒头15g,露蜂房10g,肿节风20g。

〔贺兴东,翁维良,姚乃礼.当代名老中医典型医案集·内科分册.北京:人民卫生出版社,2009.〕

评析:治肺癌应做到扶正与祛邪相结合。本例患者长期吸烟,烟毒袭肺,肺热气燥,酿生癌毒,癌毒阻肺,耗伤气血津液,加之放射治疗,进一步损伤肺之气阴,结合舌脉,辨证为热毒痰瘀阻肺、气阴两伤证。其病证特点属虚实夹杂,实者热毒痰浊瘀结,虚者气阴两亏,故治疗宜益气养阴,扶助正气,化痰祛瘀,解毒抗癌。因脾胃运化功能尚正常,故拟解毒攻邪作为重点。药用南沙参、北沙参、太子参、麦冬、天花粉、生薏苡仁、仙鹤草、地骨皮清肺益气养阴,山慈姑、泽漆、猫爪草、肿节风、漏芦、炙僵蚕、露蜂房、鱼腥草、白花蛇舌草、狗舌草清热解毒,化痰祛瘀,散结消癌。诸药合用,共奏扶正消癌之功效。此后几诊,均在此方的基础上加减运用,并在诊治过程中随时根据病情的变化调整扶正与抗癌的比重。至第五诊患者正气渐复,遂进一步加大消癌的力度,加用炙鳖甲、龙葵、鬼馒头等解毒抗癌,软坚散结,体现了"祛邪即是扶正"、"邪不祛,正更伤"的学术观点。药后患者自觉症状基本缓解,复查 CT 显示原右上肺病灶较前缩小。

五、李辅仁治疗肺癌案

导读:老年肿瘤(包括肺癌)患者属虚者多,尤其在接受西医抗肿瘤治疗后,虚象更为加重,治疗当以扶助正气,调养脾胃为主,切不可一味解毒抗癌,否则徒伤正气,适得其反。

案体:刘某,男,76 岁,2005 年 10 月 24 日初诊。患者既往患有阻塞性肺气肿、两下肺间质纤维化、慢性胃炎、甲状腺双叶炎性结节,4 个月前因患肺癌,行肺部肿瘤手术。目前正在服用金水宝、西维尔、贞芪扶正胶囊,现患者气短声怯,行动迟缓,自觉乏力,咳嗽,咯少量白痰,胸闷,纳少,胃脘不适,大便调,舌质红,苔白腻少津,脉沉细。临床诊断为肺癌,中医辨证属气阴两虚,治以益气养阴,方拟玉屏风散合沙参麦冬汤加减。处方:黄芪 20g,炒白术 15g,防风 10g,炒薏苡仁 15g,南沙参 15g,橘红 10g,款冬花 10g,贝母 10g,茯苓 30g,木香 15g,菖蒲 10g,甘草 3g,天冬 15g,麦冬 15g。取 7 剂,每日 1 剂,水煎服。再诊时患者气短减轻,但食纳仍少,胃脘不适,舌质偏红,苔薄白腻,脉细数,在原方基础上加重益气健脾之力。连服20余剂,药后症情平稳,气短、乏力较前明显好转,舌质偏红,苔薄腻,脉细滑,继以健脾补气、养阴润肺之剂调养之。

〔贺兴东,翁维良,姚乃礼. 当代名老中医典型医案集·内科分册. 北京:人民卫生出版社,2009.〕

评析:老年肺癌当以扶正调养为主。本例患者年事已高,体弱多病,又值肺癌术后,致使元气大伤,气阴两亏,肺失宣降,故见气短乏力、咳嗽、咳痰、胸闷、纳少等症状。老年肿瘤(包括肺癌)患者,正气亏乏明显,尤其在手术、放疗和化疗之后更甚,中医治疗应以补益正气、调养脾胃为主,不可大肆攻伐,劫夺正气,恐适得其反。参照西医治疗也可知,老年肿瘤发展较缓,治疗以免疫、支持疗法为主,若积极抗肿瘤,反增痛苦,缩短寿命。本例患者中医辨证属气阴两虚证,以益气养阴扶正为主,方拟玉屏风散合沙参麦冬汤加减的治疗,疗效尚可。

六、梁剑波治疗肺癌案

导读:肺癌无论起因如何,最后气阴两虚,化火伤肺阴,是其必然趋势,益气养阴为必用之治法。对于手术后出现肺阴虚损,邪毒痰浊内扰病理机制者,治宜益气养阴,解毒化痰。

案体:梁某,男,56岁,1991年11月15日初诊。患者1年前因咳痰中带血,左锁骨上淋巴结肿大,经某医院胸部X线摄片、CT检查等诊断为肺癌,手术后情况良好。半年前出现咳嗽、气喘,痰中带血,经多方治疗效果欠佳,遂延梁氏诊治。现患者面色㿠白,咳嗽,气喘,痰中带血,胸闷,疲乏无力,烦热,查舌质红,苔少,脉细数。临床诊断为右肺癌,中医之肺岩,辨证属肺阴虚损,邪毒痰浊内扰,治宜益气养阴,解毒化痰。处方:紫菀15g,川贝母15g,党参15g,茯苓

15g，阿胶 15g，生地 15g，熟地 15g，玄参 15g，麦冬 15g，百合 15g，白芍 15g，知母 12g，桔梗 12g，五味子 10g，当归 10g，白及 10g，青天葵 10g，白茅根花各 10g，冬葵子 30g，花蕊石 30g，甘草 5g。每日 1 剂，水煎服。另用花旗参 15g，麦冬 15g，五味子 3g，加清水 1 碗，炖 4 小时，睡前服。服上药 1 周后，咳嗽、气喘减轻，痰中带血消失。继用上方长期服用，病情稳定，能步行来院复诊。

〔周瑞珍．梁剑波治疗肿瘤经验举隅．浙江中医杂志，1886，（5）：194.〕

评析：肺癌肺阴虚损、邪毒蕴痰证，治宜益气养阴、化痰解毒。肺癌的形成，中医认为属正气先伤，邪毒犯肺，以致肺气郁闭，宣降失司，进一步导致脉络阻塞，气滞血瘀，日久形成积块。正如《杂病源流犀烛》中所说："邪积胸中，阻塞气道，气不通为痰……为血，皆邪正相搏，邪既胜，正不得制之，遂结成形而有块。"肺癌早期病人可无症状，中期症状比较明显，因邪毒反复犯肺，久则化火伤阴，肺阴受损，则肺气随之而虚，或经化疗、放疗之后，出现气阴两虚。梁氏认为肺癌一病，无论起因如何，最后气阴两虚，化火伤肺阴，是其必然趋势，故益气养阴为必用之治法，他常喜用紫菀汤合百合固金汤以清金固母，或以生脉散加味培土生金以治本。根据《素问·平人气象论》所提出的"人无胃气曰逆，逆者死"，"人绝水谷则死，脉无胃气亦死"的古训，强调有一分胃气便有一分生机，故又常运用花旗参、麦冬、五味子、党参等以补土养阴扶正，增强机体免疫功能，通过益气养阴、培土生金等方法的治疗，使一些较为危重的肺癌患者带病延年。本例肺癌患者病属肺阴虚损，邪毒蕴痰困肺，故用益气养阴、解毒化痰消积之法治之。

第二章 肺 癌

七、顾振东治疗肺癌案

导读：中晚期肺癌患者失去手术治疗机会，又无法承受放疗和化疗时，多采用中医疗法，中医治疗应抓住本虚之枢要，从气、阴着手，气阴双补，扶正固本，祛邪消积，而求长效。

案体：李某，男，52岁。患者1个月前外感后出现阵发性咳嗽，少痰，乏力，并逐渐加重，伴纳呆、体重下降。1周前咳嗽加重，咳痰带少量血丝，并感胸闷憋气，咳嗽活动时尤甚，偶有胸痛，乏力，口干，纳少，自汗，时有夜间盗汗，消瘦，神疲，烦躁，CT检查显示右肺下叶周围型肺癌，纤维支气管镜活检病理诊断为腺癌（中—低分化型），舌体瘦小，舌质暗红，边有瘀斑，苔少而干，脉细数。西医诊断为右肺下叶周围型肺癌，中医诊断为肺岩，辨证属气阴两虚，治以气阴双补，通经活络，方选肺癌汤加减。处方：党参12g，白术20g，麦冬20g，生地20g，丹皮15g，黄芩12g，山茱萸15g，枸杞子15g，细辛3g，小蓟30g，白花蛇舌草40g，半枝莲30g，蜈蚣（研冲）2条，甘草6g。取6剂，水煎服。药后乏力减轻，纳食增加，咳嗽轻，未再咳血，仍口干，时胸闷胸痛，上方细辛改为6g，生地改为30g，加沙参16g，继续服用。又进6剂，诸症大减，后一直随症加减服用，一般情况尚可，已存活3个月。

〔周晓园，陶凯．顾振东治疗肿瘤的经验．山东中医杂志，1996，18（4）：186．〕

评析：中医治疗中晚期肺癌应抓住本虚之枢要。临床发现，中晚期肺癌患者失去手术机会，又无法、承受放疗和化疗时，此时中药治疗仅以肺癌4大主症咳嗽、憋气、胸痛、咳血为主时，往往收效甚微，病情多迅速恶化，生存期较短。顾氏根据其病机特点，抓住本虚之枢要，从气、阴着手，气阴双补，扶正固本以祛邪消积，而求长效，疗效尚可。所用处方中，多用黄芪、党参、白术、茯苓补脾肺之气，虚甚者加用西洋参、人参；以生地、麦冬、山茱萸、枸杞子滋补肺肾之阴，久病则加鳖甲、龟板，以血肉有情之品养其精血；攻伐消积常用白花蛇舌草（最大量用至90g）、半枝莲，配合全蝎、蜈蚣助其消积之力，并能活血通络以止痛。顾氏对正气已虚、制邪无力者必以扶正之药缓缓补之，方能见效。临床观察，大部分患者服药10余剂后，渐感体力增加，一般情况好转，症状减轻，生活质量明显提高，有些患者已带瘤生存2～3年。本例辨证准确，治法用药得当，药物疗效尚满意。

八、沈敏南治疗肺癌案

导读：肺癌属难治之病，至今中西医均无较为满意的治疗手段，对于不能手术以及不宜放疗、化疗的患者，宜采用中医方法治疗，只要辨证准确，治法用药得当，照样可带瘤生存。

案体：张某，男，77岁，2001年2月3日就诊。患者平时每天20支吸烟史已30年，慢性咳嗽20年，因消瘦咳嗽2个月，在省肿瘤医院诊断为右下肺癌（3.0cm×2.5cm），经西医治疗3个月，病情未好转。现患者形体消瘦，精神疲惫，咳嗽咳痰，痰薄且韧，咳时胸痛，喉鸣，入暮拘寒发热，略汗出，行动气逆，胃纳差，大便易秘，舌质扁紫，苔薄腻，脉浮而无力，血常规正常。病属肺癌，证属癌毒内蕴，肺脾气虚，邪客肌表，治以解表肃肺，清热抗癌，补益肺脾。处方：荆芥10g，防风10g，浙贝母10g，杏仁10g，枳壳10g，生黄芪15g，金银花15g，冬瓜子15g，石见穿15g，藤梨根15g，野荞麦根15g，鱼腥草15g，炙瓜蒌20g。嘱戒除吸烟饮酒，忌食发热食物，温服中药后盖被取汗。服4剂后，寒热已退，咳嗽痰厚，胃纳稍增，前方减荆芥、防风、炙瓜蒌，加瓜蒌皮10g，百部 10g，半枝莲 20g，生薏苡仁 30g，西洋参（吞服）4g。以此方加减 1 年，咳嗽好转，精神亦振，胃纳可，带瘤生存已 3 年多。

〔沈敏南，赵亦工，潘锋．17 常见疑难病治验思路解析．北京：人民卫生出版社，2006．〕

评析：肺癌癌毒内蕴、肺脾气虚证，以清热抗癌，补益肺脾为基本原则进行治疗，辨证准确，治法用药得当，照样可带瘤生存。患者有慢性咳嗽史，呼吸系统免疫功能低下，并有长期吸烟史，以致内蕴成癌。该病辨证的关键在于拘寒发热，是癌毒内蕴，还是外邪客表？癌毒内蕴临床见发热，舌质红绛，脉有力，血常规检查白细胞总数、中性粒细胞增高，该患者虽有发热，但舌质偏紫，脉浮无力，检查血常规正常，此乃肺脾气虚，邪客肌表之表现，咳嗽痰薄、喉鸣气逆乃痰湿蕴肺，肺失清肃之征，故用荆芥、防风、生黄芪、金银花扶正托邪，解表退热；浙贝母、冬瓜子、杏仁、枳壳、炙瓜蒌肃肺化痰，理气通腑；石见穿、藤梨根、野荞麦根、鱼腥草清热解毒，抗癌止痛。辨证准确，服药 4 剂后，寒热已退，加瓜蒌皮、百部增肃肺化痰之力，加半枝莲、生薏苡仁增抗癌消瘤之力，加西洋参益气养阴、增抗癌之能力。服药 1 年，古稀老人，未用手术化疗，亦带瘤生存 3 年余。

九、刘志明治疗肺癌案

导读：中医辨证治疗肺癌应从气阴两虚、痰瘀互结着眼，对气阴两虚、虚实夹杂、肺失肃降之患者，其治疗宜以益气养阴，清肺化痰为原则，扶正祛邪，坚持守法守方，缓图以功。

案体：徐某，女，69 岁，1989 年 3 月就诊。患者于 1988 年因咳嗽、咯血，经某医院做痰脱落细胞和胸部 X 线片等检查，确诊为慢性支气管炎、肺气肿、右上肺肺癌，当时做右上肺肺癌切除术，术后病理诊断为肺泡癌。因患者年高体弱及大手术创伤，不能耐受放疗、化学，住院中经各种治疗，病情无明显好转，于1989年3月请中医治疗。诊时症见形体消瘦，精神萎靡，面部晦暗，语声低微，咳嗽，咳痰，胸痛，食欲减退，睡眠不佳，卧床不起，舌质淡，苔白微黄，脉沉细无力。临床诊断为咳嗽（肺癌），辨证属气阴两虚，虚实夹杂，肺失肃降，治以益气养阴，清肺化痰为法。处方：生黄芪18g，当归9g，太子参12g，北沙参21g，白芍9g，芦根24g，半夏9g，枳壳9g，黄芩9g，柴胡9g，全瓜蒌15g，白花蛇舌草21g，云茯苓15g，川贝母6g，甘草6g。每日1剂，水煎服。另用乳香粉、没药粉各30克，每日2g，分2次服用。服药30剂后，患者咳嗽、咳痰、胸痛明显好转，食欲转佳，精神好转，能下地行走。连续服药90剂，咳嗽、咳痰、胸痛等症状完全消失，生活能自理，能自己来门诊看病，声音洪亮，精神、食欲正常，体重增加。同年7月复查胸部X线片及CT等，无转移病灶，追踪观察4年，健康状况良好。

〔高荣林. 中国中医研究院广安门医院专家医案精选. 北京：金盾出版社，2005.〕

评析：气阴两虚、痰瘀互结是肺癌发病的主要病理机制。肺癌主要是因为正气虚损，阴阳失调，六淫之邪气乘虚入肺，导致肺气郁闭，宣降失司，气机不利，聚津为痰，痰凝气滞，日久形成肺部积块。辨证治疗肺癌应从气阴两虚、痰瘀互结着眼，本病案在治疗中，选方用药以黄芩、半夏、川贝母、白芍、北沙参宣肺祛痰，滋阴止咳；全瓜蒌、白花蛇舌草软坚活络，清肺止咳；柴胡、枳壳、白芍、云茯苓透邪解郁，疏肝理脾；太子参、生黄芪、当归、甘草补气活血，扶正祛邪；乳香、没药活血止痛，去腐生肌。全方相合，有清热解毒，祛痰止咳,软坚散瘀,活血止痛,补虚扶正之功效。由于方药对证,能守法守方,所以取得了较好的疗效。

十、张学文治疗肺癌案

导读:痰瘀毒邪交结是肺癌发病的主要病理机制,对于痰瘀交结、浊毒滞络之患者,治疗宜以宽胸理气、活血利水为法,方选葶苈大枣泻肺汤加减,同时注意祛除毒邪,扶助正气。

案体:赵某,男,48岁,2006年2月18日初诊。患者20天前自觉胸闷、气短,在某县医院查胸部X线片发现大量胸水,先后抽取胸水3次,共约为600~800毫升,胸水化验显示蛋白阳性,无咳嗽、发热现象,遂转至某省肿瘤医院诊治。诊断为右肺癌及纵隔、双腋窝淋巴结转移、右肺下叶肺不张,住院治疗半月,胸闷、气短减轻,出院前1周出现双上肢肿胀。此次就诊时患者胸闷、气短明显,不能平卧,双上肢肿胀,无咳嗽、咳痰及发热,神志清,精神较差,活动自如,面色较晦暗,口唇紫暗,纳食差,夜寐差,大小便正常,舌质暗红,苔白厚腻,舌下布满瘀点,脉沉弱。临床诊断为肺癌,属痰瘀交结,浊毒滞络证,治以宽胸理气,活血利水,方选葶苈大枣泻肺汤加减。处方:葶苈子20g、大枣10枚、茯苓12g、白花蛇舌草15g、乌梢蛇10g、瓜蒌15g、白芥子10g、地龙10g、薤白10g、焦三仙各15g、桃仁10g、黄芪15g、白茅根15g、川牛膝15g、白术12g。取7剂,每日1剂,水煎服。服药后患者诸症均明显减轻,时觉右肩关节针刺样疼痛,疼痛时伴有汗出,纳食、夜寐可,大小便正常,守上方加三七(冲服)3g、薏苡仁30g、姜黄10g,再取10剂,水煎服。再诊时患者双上肢肿胀减轻,偶有气喘,肩关节仍稍感疼痛,在前方基础上加延胡索15g、甘草6g、蛤蚧1对,取15剂,水煎服。

随访病情好转。

〔贺兴东,翁维良,姚乃礼.当代名老中医典型医案集·内科分册.北京:人民卫生出版社,2009.〕

评析:肺癌应从痰、瘀、毒论治。此案为痰浊瘀毒交结致癌为患,痰瘀交阻,阻遏胸阳,胸中阳气不振,津液不得输布,凝聚为痰,痰阻气机,故见胸闷、不能平卧;痰浊内阻,肺失宣降,而见气短;气机受阻,则血行不畅,"血不利则为水",故见胸水、双上肢肿胀不适;舌质暗红,舌下布满瘀点,苔白厚腻乃为痰瘀交结之象。本病病在胸中,病性属实,方选葶苈大枣泻肺汤配合理气活血利水之品,在祛除毒邪的同时补益正气,做到扶正与祛邪相结合,取得了较好的疗效,张氏采用此法治疗肺癌临床多可收效。

十一、何任治疗肺癌案

导读:肺癌出现咯血者在临床中较为多见,此类患者有一部分不愿接受西医之手术、化疗等,而要求用中药进行调治,采用中药治疗宜以扶正祛邪、止血为原则,随证灵活加减。

案体:王某,女,67岁,1991年5月27日初诊。患者去年因突然咯血不止而到医院诊治,被区人民医院和省医院确诊为肺癌,建议手术治疗,患者不愿手术治疗和化疗,求治于中医。诊时患者阵阵咳嗽,咯血,伴下肢膝关节肿痛,口唇色红,舌质略暗,舌苔厚腻,脉滑数。病久正虚,拟扶正祛邪为治。处方:冬瓜子30g,冬瓜皮30g,北沙参15g,藕节12g,七叶一枝花18g,旋覆花(包)12g,代赭石12g,海浮石12g,仙鹤草30g,炙百部20g,茜草炭12g,蒲公英20g,蛤粉炒阿胶20g。取7剂,水煎服。6月17日复诊,患者服上药3剂后,咯血明显减少,仅见痰中带血丝,下肢关节仍有肿痛,查血沉60毫米/小时,舌苔薄腻,脉滑数。治宗原旨出入,上方去茜草炭，加金银花9g，大青叶9g，白茅根30g，取7剂，继续服用。

〔何若苹．中国百年百名中医临床家丛书·何任．北京：中国中医药出版社，2001．〕

评析：治疗肺癌咯血应扶正祛邪、止血，随证灵活加减用药。本例患者系肺癌之咯血，由于病人不愿接受手术和化疗，求治于中医。治疗以扶正祛邪、止血为原则，服药3剂后，咯血明显减少，仅见痰中带血丝，此后一直以该方为基础加减出入，病情稳定，痰中带血也仅偶尔出现，究其原因，与所用治疗原则之对证，选择药物之精确，乃针对肺中痰热及下肢湿热而设。临证之时，病人体质不一，证情有异，所用方药也应有所变化，切不可胶柱鼓瑟，一成不变。

十二、周仲瑛治疗肺癌案

导读：肺癌是一种全身属虚、局部属实的疾病，对辨证属气阴两虚、痰热壅肺者，治当清肺化痰，益气养阴，兼以祛邪抑癌，同时需注意保护胃气，缓图以功，切不可急于求成。

案体：谢某，男，63岁，1999年10月9日初诊。患者1999年4月胸部CT检查发现右肺下叶有一圆形软组织影，边界清楚，周围有短毛刺，后经气管镜检查诊断为右肺鳞癌，于1999年4月14日行右中下肺叶切除术，术后病理报告为右肺下叶腺癌，右肺中叶鳞癌，无淋巴结转移，术后切口愈合良好。同年8月11日开始行EP方案化疗6个周期，同时给予止吐、升白药及免疫调节剂，为提高治疗效果今请周氏会诊以配合中药治疗。诊见患者咽干口燥，五心烦热，夜间盗汗，干咳少痰，胸闷气短，疲乏无力，舌质淡，苔黄腻，脉弦细。证属气阴两虚，痰热壅肺，治以清肺化痰，益气养阴，兼祛邪抑癌。处方：炙鳖甲10g，知母10g，炙僵蚕10g，生蒲黄（包）

10g，泽漆 10g，半枝莲 10g，天冬 12g，麦冬 12g，南沙参 12g，北沙参 12g，女贞子 12g，山慈姑 12g，枸杞子 12g，苦参 12g，太子参 15g，仙鹤草 15g，旱莲草 15g，金荞麦根 20g，炙蜈蚣 2 条。每日 1 剂，水煎服。同时配合西黄丸，每次 3g，每日 2 次口服。服上方 14 剂后，胸闷缓解，体力渐增，但仍咯少量黄痰，无血丝及胸痛，舌质淡红，苔薄稍腻，脉弦细，原方加天花粉、鱼腥草各 15g，泽泻 20g，继续服用。服上方 1 月余，患者自感痰量明显减少，痰色转白，体重增加约 3 千克，继服原方加丹参 10g，白茅根 30g。之后随症稍做加减，坚持服用中药至今，一般情况尚可，生活自理，定期来院检查，未发现远处转移灶，局部未见复发。

〔宋长城，鞠敏，周仲瑛．周仲瑛教授治疗恶性肿瘤验案 3 则．新中医，2002，34（12）：56．〕

评析：肺癌是因虚而病，因虚致实，是一种全身属虚、局部属实的疾病。肺癌的虚以阴虚、气阴两虚为主，实不外乎气滞、血瘀、痰凝、毒聚等病理变化。治疗当以扶正为主，佐以抑癌，攻不宜过，补不宜滞，用药不可过于滋腻苦寒，要处处注意保护胃气，另外肺癌治疗不可求速效，一方有效，就应守方继进。本例患者所用处方中，天麦、麦冬、南沙参、北沙参、太子参、知母、炙鳖甲、女贞子、旱莲草、枸杞子益气养阴，润肺生津，以顾护肺胃；泽漆、山慈姑、金荞麦根、苦参、半枝莲等苦寒药物清热解毒，软坚散结；炙僵蚕、生蒲黄、仙鹤草等咸寒药物祛瘀止痛，凉血通络以抑癌。全方共达扶正固本，抑毒抗癌之功效。由于药证相符，坚持治疗，缓图以功，所以取得了较好的疗效。

第三章　乳腺癌

乳腺癌是指发生于乳腺小叶和导管上皮的恶性肿瘤,以女性为多,男性仅占1%。乳腺癌是女性最常见的恶性肿瘤之一,据资料统计,其发病率在我国占全身各种恶性肿瘤的7%~10%,在妇女仅次于子宫癌而居第二位。乳腺癌的发病原因至今尚未完全明了,通常认为与遗传因素、内分泌失调、慢性刺激、不育、生育次数少、第一胎足月产年龄晚、初潮年龄早、良性乳腺疾病史、口服避孕药、放射线暴露以及长期的结构、生活习惯不良等因素有关。乳腺癌的发病年龄以40~60岁者居多,其中又以45~49岁绝经期前后的妇女发病率较高,是一种严重影响妇女身心健康甚至危及生命的最常见恶性肿瘤。

乳腺癌以乳房肿块、乳头改变、乳房皮肤及轮廓改变以及淋巴结肿大等为主要临床表现,同时可伴有乳头溢液或溢血,属中医学"乳岩""乳石痈""奶岩"等的范畴。中医认为乳腺癌多由于情志不畅,肝脾两伤,或冲任失调,气血运行不畅,以致经络受阻,气滞血瘀,痰火交凝,结毒聚于乳中不散而成。乳腺癌多属本虚标实之证,临证当辨明虚实,分清标本,辨别邪正之盛衰,同时还应注意整体与局部的辨证关系,把辨病与辨证有机结合起来。乳腺癌的基本病机为肝郁脾虚、瘀毒内结,其中以肝脾肾亏虚、冲任失调为本,气血痰瘀阻滞为标,常常是在正虚的基础上夹有气滞、痰阻、血瘀等标实之证,并且随着病情的变化,其发病机制是不断演变的。

乳腺癌的现代医学治疗手段包括手术、放疗、化疗、内分泌治疗和分子靶向治疗等，其中根治的关键在于对本病的早期诊断，手术切除治疗是首选方法。中医治疗乳腺癌不仅可与手术、放疗、化疗、内分泌治疗和分子靶向治疗配合应用以减少不良反应和副作用，提高疗效，同时也是晚期乳腺癌患者常用的治疗方法，可延长生存期和提高生活质量。中医治疗乳腺癌应从整体出发，全面考虑，把扶正祛邪作为根本大法，权衡标本虚实，依辨证结果之不同，选用与之相适应的治疗方法，做到"治症"与"治癌"相结合，以尽力减轻患者的痛苦，阻止或延缓病情进展。

第一节 中医名家辨治经验

一、陆德铭辨治乳腺癌经验

陆德铭对乳腺癌及其术后的治疗积累有丰富的经验，他认为乳腺癌发病之本在于正虚毒滞，其治疗当以扶正祛邪为大法，临证采用病证结合、辨证用药，同时配合清心静养、生活调摄的方法治疗乳腺癌，取得了较好的疗效。

(一) 发病之本正虚毒滞

陆氏认为乳腺癌的发生与正气不足，邪毒留滞有关。肝肾不足，或肾气不充，天癸涸竭，气虚血弱，冲任二脉空虚，故气血运行失常，气滞血瘀，久则聚痰酿毒，相互抟结于乳房，而发生癌瘤。也有部分患者因饮食不调，情志不畅，肝郁气滞，冲任失调，气血痰瘀凝滞于乳络而为乳癖，日久瘤化而癌变。乳腺癌患者经手术治疗后，气阴、气血亏虚，复因化疗、放疗，更加耗竭阴液。故乳腺癌的发生，是因虚致实，因实更虚，虚实夹杂的过程，其病本虚而标实，其中冲任失调、痰毒瘀结又是其常见的基本病机。在临床中，术前患者多见肝郁气滞，而术后患者多伴气阴两虚。

对于乳腺癌转移、复发的认识，陆氏也有独到的见解。他认为影响癌瘤复发走窜的因素有很多，与病灶局部或全身状况密切相关。其基本因素是残存癌毒，残存癌毒即中医之谓"伏邪""余毒"。如《瘟疫论》中说："若无故自发者，以伏邪未尽。"乳腺癌患者虽经手术治疗，癌毒祛之八九，但体内仍有残留之"余毒"。由于癌毒具有性质隐缓、毒性猛烈、易于扩散、易耗正气、易致痰瘀凝滞等特点，所以其易于沿络脉、经脉或随气血旁窜他处发生转移，而"余毒"强弱又是其能否旁窜他处的决定性因素。余毒之性，有轻有重，余毒轻，则正能胜邪，余毒不外窜，余毒盛，则正不胜邪，余毒旁窜于脏腑经络而成转移病灶。

此外，手术后的多种因素，如七情内伤、过劳（包括劳神、体劳、房劳过度）以及治疗时攻伐太过等，可以进一步导致患者脏腑功能减退，阴阳气血失调，正气亏虚，外抗和内固癌毒的能力下降，也会引起癌毒的走窜扩散，在机体某部最虚之处或适宜生长部位发生转移。正如《医宗必读》中所说："正气与邪气，势不两立。若低昂然，一胜则一负，邪气日昌，正气日削，不攻去之丧亡从及矣。"由此可见，余毒未尽是乳腺癌术后复发、转移发生的关键因素，而正气内虚是其内有在根本原因。

（二）治疗大法扶正祛邪

对于乳腺癌的治疗，陆氏尤其重视早期诊断及早期的综合治疗。他认为有手术指征的患者应以手术为先，术后选择放疗、化疗，再配合中药，不仅能够增强患者的体质，对放疗、化疗也起到减毒增效的作用，同时还能一定程度减少乳腺癌的复发转移。而对于晚期乳腺癌患者来说，中药治疗也能延缓甚至阻止病程进展，提高生存质量，延长生命。

陆氏临证，主张治病求本，审证求因，采用辨病与辨证相结合、扶正与祛邪相结合的原则，同时又以扶正培本为主，祛邪抗癌为辅。他认为在乳腺癌的治疗过程中，应重视扶正，只有调整脏腑、气血、阴阳平衡，使内环境达到稳定，才能做到所谓"正气存内"。同时，更应认识到患者"余毒"尚在，结合现代临床实践，特别是对于那些具有病理组织学分化较差、腋淋巴结转移较多等不良预后指征的患者，主张"祛邪务尽"，务求剿清余毒，以达"祛邪以扶正"之目的。

所以，扶正与祛邪相结合的原则应贯穿治疗乳腺癌的始终。对于乳腺癌术后患者，由于大病、久病、手术而致气血、气阴亏虚，临证应侧重扶正培本，以增强机体的抗癌能力，同时又为祛邪抗癌创造必要的条件，"益气养阴，调摄冲任，散结解毒"正是在这样的原则指导下制定的针对乳腺癌术后患者的治疗大法。根据陆氏经验，晚期乳腺癌及术后 3 年内的患者，其治疗原则应扶正与祛邪并重，乳腺癌术后 3~5 年的患者以扶正为主，佐以祛邪，而术后超过 5 年者应加强扶正培本。

（三）病证结合辨证用药

陆氏常言"冲任不能独行经"，受盛于肝、肾、脾胃之经。肾主先天之精，受五脏六腑之精而藏之，注于冲任而主乎天癸；脾为后天之本，气血生化之源，阳明气血皆注于冲任。故其用药，扶正主在健脾补肾，祛邪重在散结、化痰、活血，扶正须顾及气血、阴阳、脾肾二脏，祛邪又不可伤及正气。

临证每以下列几组药物相互配伍，组成治疗本病的基本方剂：生黄芪、党参、白术、茯苓等益气健脾，顾护后天；南沙参、枸杞子、川石斛、生地、天冬、麦冬等滋阴生津；当归、川芎、白芍、制何首乌等养血生血；淫羊藿、肉苁蓉、鹿角

第三章 乳腺癌

片、巴戟肉、补骨脂等温阳益肾，调摄冲任；半枝莲、龙葵、七叶一枝花、蜀羊泉、苦参片、薏苡仁、石见穿等清热解毒；莪术、三棱、山慈姑、海藻、蛇六谷、蜂房、制南星等活血化瘀，化痰散结。在此基础上，根据临床症状加减，患肢水肿加王不留行子、三棱、泽兰，口干咽燥加川石斛、天冬、麦冬，潮热汗出加知母、当归、黄柏，对侧乳腺小叶增生加海藻、桃仁、鹿角片，药物性肝损伤加垂盆草、平地木、片姜黄、田基黄，子宫内膜增厚者加益母草、当归、水蛭，放射性肺炎咳嗽者加黄芩、象贝母、玄参、川石斛，处于放疗、化疗中呕恶不止者加姜半夏、姜竹茹、陈皮。

此外，对于乳腺癌转移者，由于转移部位的不同及体质等诸多因素的影响，患者常有许多兼证、变证。陆氏在上述辨病用药基础上，重用祛邪药物，特别重用蛇六谷至60g，取其散结化痰，以毒攻毒，临床应用，只要先煎半小时，不服药渣，一般对患者无明显副作用。转移入肺及胸膜，有咳嗽、气急、胸闷、伴积液者，加葶苈子、莱菔子、苏子、白芥子以肃肺降气平喘；转移入骨，疼痛彻夜难眠者，加炙乳香、徐长卿以活血止痛，并加重补骨脂、蛇床子等补骨之品，以壮骨通阳；转移入肝，黄疸、呕恶、纳谷不馨者，加茵陈、垂盆草、虎杖以利湿退黄；局部淋巴结转移者，则加用山慈姑、夏枯草、牡蛎等软坚散结。

（四）清心静养生活调摄

《外科正宗》指出乳腺癌的发生是由于"忧郁伤肝，思虑伤脾，积想在心，所虑不得"所致，并认为患者应"清心静养，无挂无碍，服药调理"。陆氏也认为不良情绪常造成忧思伤脾，食纳不馨，后天失养；惊恐伤肾，精元不固，失天失衡。肾为人体阴、阳之根本，阴阳失衡，则气血逆乱，脏腑功能失调；脾为后天之本，脾失健运，生化乏源，气亏血弱。因此,不良情绪导致脾肾虚弱失调,机体免疫功能低下,不能抵御手术后遗留癌细胞的侵袭,往往发生转移,曾言"情志致病,亦可愈病"。强调应通过细察患者病情,记忆其姓名,及时有效地处理其最关注的病痛等手段,以建立良好的医患关系。对严重转移病例,主张采取适当的保护性隐瞒措施,并向患者介绍成功病例,以增强其抗病的信心。对于焦虑、抑郁导致的失眠患者,陆氏认为可以仿效《金匮要略》脏躁、百合病的治疗,药用百合、知母、甘草、小麦、大枣等,配合健脾、益肾之品,常可取得良好的疗效。

临床中,陆氏还十分注重忌口,常常告诫病人应当饮食清淡,营养合理,对鸡、黄鳝、甲鱼等高粱厚味要忌口,对西洋参、蛋白粉、天花粉、蜂王浆、胎盘制剂、燕窝等保健食品也要忌口,因为这些可能含有雌激素样的作用。鼓励患者适当运动,注意劳逸结合。建议术后半年恢复较好的患者可从事轻体力劳动,不主张过分静养。患者可在体力允许的条件下,每天有半小时的运动量,既可以控制体重,又可增强体质,减少复发转移的机会。

〔孙霓平,刘胜.陆德铭治疗乳腺癌经验撷英.辽宁中医杂志,2009,36(7):1084.〕

二、吴良村辨治乳腺癌经验

吴良村长期从事中医临床工作,他融众医家之长,遵古而不泥古,在调治乳腺癌尤其是乳腺癌术后方面积累了丰富的经验,其疗效卓著,现将其经验简要介绍如下。

(一)病因病机沿古至今

乳腺癌中医将之称为"乳岩",尚有"石榴翻花发""石奶""乳石痈""奶岩"之称。吴氏指出乳腺癌的病因如同他病,不外乎内外因共主之。外因指六淫外邪停留经络而成瘤

第三章 乳腺癌

病,此疾多因肝经脉络不通,致气血运行不畅,瘀血内停,痰浊内生,乳癌乃成。如《黄帝内经·九针论篇》中说:"四时八风之客于经络之中,为瘤病也。"《诸病源候论》中说:"有下于乳者,其经虚,为风寒气客之,则血涩结……结核如石。"内因则可由七情内伤,导致脏腑失和、气滞血瘀、痰凝毒结为病,再则可因脏腑虚损,功能失调,阴阳不和,易致痰瘀内生为积,又易招致外邪,正所谓"邪之所凑,其气必虚"。吴氏认为无论乳腺癌的发生发展如何,观其病程发展,其病在肝、胆、胃经,是因虚而致实,因实而更虚,致虚实夹杂,本虚而标实。

(二)乳腺癌术后之临证治疗

正虚邪积乃肿瘤之根本,吴氏认为乳腺癌病程日久暗耗气血津液,加之术后气血亏虚或放疗、化疗,热毒之邪损伤,致阴虚火旺伤津,故阴虚之证常存,"留得一分津液,便有一分生机",但凡舌苔清爽无厚腻腐者均可采用养阴之法。而吴氏在用养阴生津之药时多选甘凉清补之品,如太子参、北沙参、麦冬、五味子、石斛、山药、生玉竹等。吴氏认为术后或放疗、化疗后正气受损,脾胃功能欠佳,宜平补,平补之品既能维持人体阴阳平衡,又可常用久用,既不滋腻又不留寇,可有细水长流之效。

(三)乳腺癌术后之辨证分型治疗

1. 肝气郁结型　朱丹溪云:"乳房阳明所经,乳头厥阴所属。"即乳房的经络分属肝胃,乳房的疾病与肝、脾功能相关,但主要与肝关系密切。主要症见肝郁气滞致两胁胀痛,情绪忧郁,喜怒无常,偶有口干口苦不适,舌苔薄黄或薄白,舌红偶见舌下脉络瘀阻,脉弦有力。吴氏临证常以柴胡疏肝散为基础,贯以疏肝健脾之法,佐以绿梅花、玫瑰花、八月札、金钱草、郁金等疏泻肝胆之气。脾失健运者,以薏苡仁、茯苓、阳春砂等健脾利湿；中脘胀闷、食滞中焦者，予炒谷芽、炒麦芽、鸡内金、六神曲、萝卜籽、炒山楂等消食导滞；夜寐欠安，精神倦怠，偶伴心悸不适者，常予炒枣仁、益元散、夜交藤、合欢皮、龙齿、远志、龙骨、牡蛎等以宁心安神。

2. 冲任失调型　主要症见女子月事不调，腰膝酸软，五心烦热，舌淡少苔，或有龟裂，脉细弱以右侧尺部为甚。因"八脉隶乎肝肾"，"肾为冲任之本"，故吴氏临证多通过滋水涵木之法来调补冲任。方中常重用熟地、枸杞子、山茱萸以滋肾养肝，加以狗脊、牛膝、桑寄生、杜仲等补肝肾，强腰膝。偶见五心烦热伴有盗汗症状，吴氏常用银柴胡、炒青蒿退虚热，再配绿豆衣、糯稻根、麻黄根、五味子等起收敛止汗之功。肝肾阴虚明显，症见腰膝酸软、烦躁升火者，予二至丸以补肾养肝治疗。

3. 毒热蕴结型　主要症见患者自觉发热或伴有体温升高，口渴欲饮，咽喉肿痛，口舌溃疡，舌红苔燥，脉数。该证为邪毒未清，加之放疗、化疗热毒炽盛所致。吴氏临证以三叶青、七叶一枝花、白花蛇舌草、白英、猫爪草、山豆根、山慈姑、半枝莲、金银花等清热解毒、消痈散结。口渴欲饮者为热毒伤津之征象，故予干芦根、知母、生石膏、天花粉、生玉竹等清热养阴，生津止渴。口舌生疮破溃者加人中白咸寒泻火，水牛角片、紫珠草清热凉血解毒。

（四）气血亏虚型

主要症见形体消瘦，面色㿠白，神疲乏力，头晕目眩，夜寐不安，舌淡苔薄白或薄黄，脉细弱，沉取无力。此证多为疾病日久或刀圭之后耗气伤血所致，吴氏认为脾胃居中如枢，为后天之本，气血生化之源，临证常以调理脾胃为主，脾主升，胃主降，升降有序气机条畅，则气血生化有源，故用黄芪、党参、白术以健脾补气，黄连、半夏调达脾胃升降，再用柴胡推陈致新，并加大枣、当归、熟地、阿胶珠等养血补血。反酸欲呕者常加煅瓦楞子、海螵蛸、竹茹、苏醒等制酸和胃降逆止呕。

〔郑丽萍，沈敏鹤，阮善明．吴良村临证治疗乳腺癌经验．四川中医，2011，29（8）：12.〕

三、唐汉钧辨治乳腺癌经验

唐汉钧认为乳腺癌之病因病机属正虚邪实，提出"扶正祛邪"是乳腺癌术后的治疗大法，同时强调防治结合，药疗心疗并重，他以此为指导乳腺癌术后患者，其疗效显著。

（一）病因病机属正虚邪实

唐氏认为乳岩发病内因是正气不足，七情内伤，外因为六淫不正之气入侵，导致机体阴阳失衡，脏腑功能障碍，气血运行失常，痰浊瘀血交结而成，是整体属虚，局部属实。乳腺癌古人多归属于积聚范畴，认为虚人多患此病。如《景岳全书》中说："凡脾胃不足及虚弱失调之人，多有积聚之病。"《外科枢要》中说："乳岩属肝脾两脏郁怒，气血亏损。"由于正气不足，机体抗病能力降低，导致内环境失衡，阴阳、气血失调，病从内生。情志因素在乳腺癌致病中也起重要作用，《外科正宗》中指出"忧虑伤肝，思虑伤脾，积想在心，所愿不得者，致经络痞涩，聚结成核"。情志不畅，导致气滞血瘀，痰瘀内生，阻滞乳络而发病。内因是发病关键，邪毒侵袭是致病的重要条件。在正气亏虚情况下，癌毒迅速生长扩散，导致乳腺肿瘤的发生。《诸病源候论》强调毒邪蕴结在本病中的作用，指出"恶核者，内里忽有核累累如梅李，小如豆状……此风邪挟毒所致"。

（二）治疗原则为扶正祛邪

乳腺癌的发病是由于正气亏虚，邪毒炽盛。乳腺癌术后机体表现为正气亏虚，邪毒未尽的正虚邪恋的证候。正气亏虚主要表现为气血亏虚，冲任失调，阴阳失衡，唐氏认为通过益气健脾、调摄冲任、补益气血、平衡阴阳的扶正方法，可以达到恢复脏腑经络功能平衡，调动机体抗病能力，调整机体免疫功能以抗病。临床上常用黄芪、太子参、茯苓、白术、淫羊藿、肉苁蓉、当归、黄精、灵芝等益气健脾，调摄冲任。有的乳腺癌患者虽然癌肿已切除，但是机体内仍残留已转移或未完全清除的癌细胞，即"邪毒未尽"。根据"邪祛正自安"的原则，仍需祛邪以安正。乳腺癌术后未转移者的治疗，在扶正的基础上用一些植物类抗癌解毒药，如白花蛇舌草、龙葵、半枝莲、石见穿、山慈姑、绿萼梅、八月札、薏苡仁、莪术、蜂房等化痰降浊，祛瘀解毒。如发现有临床转移者，在植物类抗癌解毒药基础上加用虫类药，如蜈蚣、壁虎、全蝎等，加强解毒功效。乳腺癌术后的治疗，单纯扶正有留邪之弊，单纯祛邪有伤正之虑，故扶正祛邪合用是乳腺癌术后治疗的总原则。

（三）临床用药特点

1. 主方和用药　唐氏在乳腺癌的治疗中，以扶正祛邪的乳安方为基本方。主要药物由生黄芪30g，太子参30g，白术12g，茯苓12g，鹿角9g，肉苁蓉12g，灵芝12g，薏苡仁15g，龙葵15g，蜂房9g，白花蛇舌草15g等组成，在基本方的基础上，根据临床症状辨证论治。临床中常分为以下五种证型。

（1）肝郁气滞型：乳腺癌术后表现为精神忧郁，烦躁易怒，胸闷不舒，两胁作胀，时有窜痛，纳谷不馨，失眠。治疗在基本方的基础上加柴胡9g，郁金9g，香附9g，八月札12g，当归12g，白芍12g等。肝火旺盛者加栀子9g，丹皮9g等。

（2）肝肾亏虚，冲任不调型：表现为形体消瘦，五心烦热，午后潮热，腰膝酸软，月经不调或闭经。治疗在基本方的基础上加女贞子15g，旱莲草15g，生地18g，枸杞子12g，淫

第三章 乳腺癌

羊藿 15g,何首乌 15g,当归 12g,鸡血藤 30g 等。

(3) 脾失健运,气血亏虚型:表现为纳差,恶心、呕吐,头晕目眩,心悸气短,面色㿠白,神疲乏力,失眠盗汗。治疗在基本方的基础上加陈皮 9g,姜半夏 9g,紫苏梗 12g,谷芽 15g,麦芽 15g,熟地 15g,当归 12g,白芍 12g,酸枣仁 9g,远志 9g 等。

(4) 肺肾亏虚,气阴不足型:表现为神疲乏力,自汗,干咳少痰,或痰中带血,口燥咽干,腰膝酸软,潮热盗汗。治疗在基本方的基础上加生地 18g,沙参 15g,麦冬 12g,五味子 15g,女贞子 15g,旱莲草 15g 等。

(5) 毒邪蕴结型:晚期乳腺癌不能手术或术后出现复发,表现为皮色紫暗,腋下、胸锁乳突肌下肿块累累,手臂肿胀,皮肤结节、破溃、流水或流血,疼痛剧烈。治疗在基本方的基础上加重楼 30g,蛇六谷 30g,鹿衔草 30g,凤尾草 15g,土茯苓 30g,石见穿 15g,乳香 9g,延胡索 9g 等。

2. 并发症的治疗 对于乳腺癌术后出现并发症者,应辨证辨病相结合,诊断要辨病,治疗应辨证。

(1) 乳腺癌术后出现皮瓣坏死,辨证为瘀血内阻。在基本方的基础上加当归 9g,红花 6g,丹参 30g,桃仁 9g,赤芍 9g,白芍 9g。伴肩臂牵制受限者,加桑枝 15g,鸡血藤 15g;疮面感染加蒲公英 30g,鹿衔草 15g。

(2) 乳腺癌术后伴上肢水肿,辨证为痰湿血瘀,阻滞脉络。在基本方的基础上加桑枝 15g,鸡血藤 15g,丹参 15g,桃仁 9g,红花 9g,川芎 9g,茯苓皮 15g。

(3) 放化疗所致骨髓抑制,血细胞下降,辨证为肝肾不足,气血亏虚。在基本方的基础上加熟地 18g,当归 15g,白芍 15g,黄精 12g,阿胶(烊冲)9g,龟甲 12g,何首乌 12g。

(4) 肺及胸膜转移,咳嗽、痰中带血或咯血,胸膜渗液或胸痛，辨证为毒邪犯肺，阴虚肺燥。在基本方的基础上加生地18g，沙参15g，麦冬12g，百合12g，猫爪草30g，山慈姑15g，藕节15g，仙鹤草30g，鱼腥草30g。

（5）肝转移，面目俱黄，胁痛腹胀，纳少呕恶，小便黄赤，大便秘结，伴见腹水及恶病质，辨证为湿热内蕴。在基本方的基础上加茵陈12g，炒栀子9g，垂盆草15g，重楼30g，蜀羊泉30g，夏枯草15g等。

（6）骨转移，受累骨骼持续疼痛，骨肿坚硬疼痛难忍，如针扎锥刺，活动困难，辨证为毒邪内攻，肾精亏虚。在基本方的基础上加独活12g，续断15g，杜仲15g，补骨脂15g，怀牛膝15g，肿节风15g，延胡索12g。痛入骨髓者加蜈蚣6g，壁虎6g，土茯苓30g。

3. 根据天人相应因时而治　根据中医"天人相应"的理论，随着四季气候的变化，人体内环境也随之变化，故治疗也应因时而变，根据四季气候特点加减用药。

（1）春季阳气上升，万物复苏，病毒流行，患者容易感冒、病毒感染。在基本方的基础上加清热解毒之品，如金银花12g，连翘12g，菊花9g，板蓝根15g，黄芩9g，苦丁茶12g等。

（2）夏季气候炎热，暑湿较重，湿邪困脾。在基本方的基础上应适当加芳香化湿醒脾之品，如藿香12g，佩兰12g，苍术9g，厚朴9g，绿萼梅12g，姜半夏9g，荷叶9g等。

（3）秋季气候干燥，燥邪易伤肺阴，口鼻干燥。在基本方的基础上应加养阴润肺之品，如生地18g，玄参12g，沙参12g，天冬12g，百合15g，枸杞子12g，天花粉18g等。

（4）冬季气候寒冷，寒主凝滞，畏寒肢冷。在基本方的基础上应加温补肝肾、补养气血之品，以增强机体抵抗力，药如菟丝子15g，淫羊藿15g，蚕茧12g，杜仲15g，熟地18g，何首乌 12g，阿胶（烊冲）12g，龟甲 12g 等。

（四）防治结合，药疗心疗并重

"未病先防，既病防变"是中医理论的重要组成部分，唐氏认为"防贵于治"。预防主要包括三方面：一是重视乳腺癌术后患者的调治，根据不同阶段、不同季节进行辨证治疗，定期进行术后检查，预防乳腺癌的复发与转移；二是若一侧乳腺癌手术后，对侧乳房、乳腺增生症伴有内分泌失调者，要定期检查，配合服用疏肝理气、健脾和胃、调摄冲任等中药，扶助正气，提高机体抗病能力，防止细胞恶变，常用逍遥散、四君子汤、二仙汤等加减；三是除药物治疗外，还要注意心理治疗，乃因为情志因素是乳腺癌发病和复发、转移的重要因素之一。大量临床实践表明，乳腺癌术后患者，通过扶正祛邪的中药调理及配合心理治疗，提高了患者生活质量，延长了患者生存时间。

〔贾喜花，高尚璞，郑勇．唐汉钧治疗乳腺癌经验．中医杂志，2003，44（2）：96．〕

四、焦中华辨治乳腺癌经验

焦中华长期从事恶性肿瘤的临床和科研工作，在治疗乳腺癌方面积累有丰富的经验，他认为肝郁脾虚、冲任失调是乳腺癌发病之根本，痰毒瘀结在乳腺癌病程中贯穿始终，临证遣方用药注意疏肝健脾、随证加减，同时善用药对，其疗效较好。

（一）肝郁脾虚、冲任失调是乳腺癌发病之根本

乳腺癌是女性最常见的恶性肿瘤，因其病变多位于肌肤表面，常可自己扪及，因而常参早期发现而行手术治疗，预后较其他肿瘤好。焦氏认为乳腺癌好发于忧郁积忿的中年女性，故肝郁伤脾是乳腺癌发病的重要内因。《外科正宗》中说："乳岩由于忧思郁结，所愿不遂，肝脾气逆，以致经络阻塞，结积

成核。"薛己亦云："乳岩乃七情所伤，肝经血气枯槁之证，宜补气血解郁结药治之。"在经络归属上，乳头属足厥阴肝经，乳房属足阳明胃经。临床常见乳房无痛性肿块，质硬、活动度差，此多为肝郁气结，经脉阻滞不通，结而成块所致；若伴有乳头溢液、乳房皮肤呈橘皮样改变、乳头回缩、凹陷、固定等，此多为肝失疏泄，脾失健运，肌肤失养；晚期因皮肤侵润，可出现卫星结节，溃烂、疼痛及贫血、消瘦、纳差等恶病质表现，此多为毒热瘀结，胃腑受累，脏腑功能衰竭所致。又因冲任乃气血之海，血随气行，若冲任失调，气血运行不畅，气血瘀滞，阻于乳络，亦可变生癌肿。由此可见，乳腺癌虽病位在乳腺，但与肝、脾、胃、冲任等脏腑经络失调密切相关。

（二）痰毒瘀结在乳腺癌病程中贯穿始终

在乳腺癌形成过程中，因肝郁脾虚、冲任失调，常可产生痰浊、血瘀、毒热等诸多病理产物。初期肿块尚小，机体正气尚存，病机以肝气郁结不畅为主，兼夹痰毒，此期患者多能及时行手术治疗；若失去手术机会，或术后复发、转移，常见乳腺癌肿渐增，皮核相亲，推之不移，正气消耗，冲任失调，痰毒血瘀互结，正邪相争剧烈；后期癌块破溃，乳头内陷，时有渗液，伴有气短、乏力、面黄、消瘦等消耗症状，病机以正气亏虚为主，正不胜邪而毒邪内盛；即使早期乳腺癌术后，虽已除，患者可无明显热毒、痰、瘀表现，但患者此时常需接受化疗、放疗，中医认为放射线、药毒亦可作为毒邪留于体内，灼津为痰，炼血为瘀，或内陷骨髓，致髓枯血竭，出现骨髓造血功能低下的一系列症状。故就病机而论，乳腺癌多有肝郁脾虚、冲任失调、瘀毒痰热互结之分，只不过在病程的不同阶段，三者相兼为病的轻重缓急程度不同而已，痰毒血瘀贯穿于病程的始终。

第三章 乳腺癌

（三）遣方用药注重疏肝健脾、随证加减

焦氏认为乳腺癌患者多因情志不舒、抑郁恼怒，或忧思伤脾，而致肝气郁结不畅，肝失疏泄，横逆犯脾，脾虚失于健运，而内生痰浊，阻滞经络，聚结成块，故选药时善用疏肝健脾和胃之剂以补益扶正。喜用党参、炒白术、茯苓、陈皮、生黄芪，药力平衡缓和，随证酌情运用，补养而不碍脾胃，加柴胡以疏肝木条达之性，酌加益肾之枸杞子、补骨脂、菟丝子平补肝肾，则补而不腻，温而不燥。对于肿瘤术后，或接受放疗、化疗的病人，扶正培本以提高免疫，减轻放疗、化疗反应，促进机体功能恢复，保证治疗过程的顺利进行，防止肿瘤的复发和转移显得尤为重要。在补正扶本、调和冲任的前提下，常配伍清热解毒、化痰散结、活血化瘀之品。自拟乳岩方之药物组成为生黄芪、炒白术、茯苓、甘草、党参、柴胡、漏芦、蒲公英、清半夏、浙贝母、炮山甲、山慈姑、白花蛇舌草、土贝母、白芷、蜈蚣、补骨脂、陈皮、皂角刺等。此方攻补兼施，标本同治，共奏健脾理气，解毒化痰散结之效。

（四）善用药对

乳腺癌发展过程中，常因肝气郁结，气机阻滞，痰浊、瘀血内生，经络瘀塞，郁久化热成毒，或冲任失调，气血亏损，痰浊内生，阻滞气机及血行，导致久而成积。尽管涉及肝、脾、胃等经络及脏器，病机也错综复杂，但是痰浊、血瘀、热毒仍为其主要病机。故治疗时焦氏常配伍清热解毒、化痰散结、活血消积之品，尤其善用药对以防治乳腺癌。

1. 漏芦配蒲公英　焦氏治疗乳腺癌必用漏芦，以其味苦而能下泄，咸能软坚，寒能除热，为清热解毒、消痈散结、通经下乳之要药，且不仅能消散乳痈、瘰疬之病，尚有"补血、续筋骨、止血长肉、通经脉"的作用，故为一味攻补兼具之品。药理研究亦表明，漏芦具有促进淋巴细胞转化，提高机体免疫力的作用，并能诱导肿瘤细胞凋亡，逆转肿瘤多药耐药。而蒲公英专于清热解毒，利尿散结，味甘平而入肝入胃，药性轻灵流通，既能泻胃火，又不损脾土，可以长服久服而无碍，两药合用，则解毒散结通乳之功倍增。

2. 土贝母配白芷　土贝母味苦，性平微寒，能散痈毒，化脓行滞，除风湿，利痰。白芷性温气厚，通窍达表，入肺、脾、胃三经，走于气血之间，升多于降，性善祛风，又能燥湿消肿而止痛，且其色白入肺，其质滑润，能和利血脉，而不枯耗，用之有利而无害。白芷与土贝母配伍治疗乳腺癌之痰毒互结证，二者一寒一热，一辛一苦，寒热并投，辛开苦泄，颇有应验。

3. 牡蛎配皂角刺　牡蛎味咸平，气微寒，入肝、胆、肾经，生用能滋阴清热，兼能化痰软坚散结，可消瘰疬结核、老血癥瘕之证。皂角刺辛温，有小毒，《本草汇言》谓其"凡痈疽未成者，能引之以消散，将破者能引之以出头，已溃者能引之以行脓，又泄血中风热风毒，故历风药中亦推此药为开导前锋也"。其药性锐利，直达病所，具有搜风，拔毒，消肿，排脓之功。二者相伍，对于乳腺癌证属痰毒凝聚者，疗效明显。

4. 穿山甲配王不留行　穿山甲味咸，性凉，气腥而窜，能宣通脏腑，贯彻经络，透达关窍，治一切血凝血聚之病。王不留行味苦平，能行血通经，催生下乳，消肿敛疮，走而不守，乃阳明冲任之药。俗有"穿山甲，王不留，妇人服了乳长流"之语，临证用于乳腺癌证见痰瘀毒聚，胶着难消者，则活血通经，化积消痈之力大增，且穿山甲可引导诸药直达病所，唯二药药性急速，性专行散，久服易耗气伤阳，应中病即止，不可过服。

(五) 乳腺癌并发症的治疗

晚期乳腺癌因肿瘤扩散，常见肺、肝、骨、脑、胸膜等多

第三章 乳腺癌

脏器转移,出现相应的临床症状,焦氏常在乳岩方的基础上,随证加减治疗。

1. 胸水 多因晚期乳腺癌侵犯胸膜所致,症见憋喘、气急、咳嗽,胸水多为血性,辨证属肺气郁闭,脉络受阻,饮停胸胁。常酌加泻肺平喘,涤饮开结之品,如炒葶苈子、桑白皮、苏子、杏仁、猪苓、泽泻、冬瓜皮等。

2. 咳嗽、咳痰带血、胸闷 常见于晚期出现肺转移者,多为痰毒壅盛,灼伤脉络所致,酌加清肺化痰,凉血止血之品,如黄芩、浙贝母、全瓜蒌、白茅根、三七粉、鱼腥草等。

3. 胸痛、四肢关节疼痛 癌肿侵犯胸膜或骨转移后,最易出现周身疼痛,剧烈难忍,多为瘀毒阻络,不通则痛所致。酌加解毒通络,活血止痛,温经散寒之品,如全蝎、桂枝、延胡索、白芍、威灵仙、炒地龙等。

4. 乳房溃烂、渗液、出血不止 常见于肿瘤复发或放疗后严重皮肤损害,多为湿热毒邪浸淫肌肤所致。酌加清热燥湿,养血生肌之品,如白鲜皮、黄柏、苦参、防风、当归、丹皮、连翘、仙鹤草等。

5. 术后出现上肢肿胀 多因手术损伤,造成淋巴液回流受阻所致,可酌加桑枝、益母草、泽兰、虎杖等活血通经、利水消肿之品。

肿瘤乃深疴痼疾,非旦夕可取其效,病来之则安之,欲速则不达,不可急于求成,要坚定不移地从整体出发,辨证施治,方可获效。

〔刘朝霞,李秀荣,周延峰.焦中华治疗乳腺癌经验.辽宁中医杂志,2010,37(12):2295.〕

五、刘胜辨治乳腺癌经验

刘胜临床经验丰富,他辨治乳腺癌,强调辨病分期结合辨证，治疗以扶正为主祛邪为辅，临证重视调摄冲任、益肾温阳，同时不忘兼顾变证、注意灵活化裁，其疗效较好。

（一）辨病分期，结合辨证

对于乳腺癌术后患者，刘氏强调应遵循辨病与辨证相结合的原则，根据患者所处的不同治疗阶段，一般分为三期，即手术放化疗期、内分泌治疗期、相对稳定期。然后根据临床分期，结合患者接受的西医治疗手段，分清虚实主次，辨明邪正盛衰，综合论治。刘氏认为，乳腺癌术后患者，虽然临床分期不同，但根据中医辨证，很多为气阴两虚型，并且大部分伴有冲任失调型。故临床施治，无论何期，均应以益气养阴、调和冲任为基本治法，并贯穿整个治疗过程，改善患者术后不适症状，稳定病情，提高生存期。

手术放化疗期因西医治疗手段有伤精劫阴之弊，治宜益气养血，以达扶正固本之功。若见舌红无苔或少苔，或中剥有裂纹者，为阴虚，可加用龟板、鳖甲等血内有情之品；若舌质淡体胖，边有齿痕，为阳虚，可加用补骨脂、黄精等。对于一些年龄较轻、病理类型不佳、淋巴结转移较多的患者，在术后两年之内，尤其是接近两年时，应加用抗癌类中药，刘氏临床习用白花蛇舌草、龙葵、苦参、半枝莲、鱼腥草、蒲公英等清热解毒，天南星、露蜂房、蛇六谷等散结消肿。

（二）扶正为主，祛邪为辅

刘氏认为，乳腺癌复发转移的形成，和机体与癌毒之间的消长有密切关系，它不仅与手术、放疗、化疗的彻底性、肿瘤的生物学特性有关，更与人体正气虚衰更为相关。金·窦汉卿在《疮疡经验全书》中说："乳岩乃阴极阳衰，血无阳安能散，致血渗于心经，即生此疾。"明·薛己在《女科摄要》中也提出"乳岩属肝脾二脏郁怒，气血亏损"。现代研究表明，中医的正气包含了机体免疫功能，机体免疫功能可能有调控癌

第三章 乳腺癌

肿复发转移的作用，乳腺癌的复发转移与机体免疫抑制状态有关。故正气内虚为复发转移的根本原因。

因此治疗乳腺癌临床上应以扶正为主，扶正选用补益气血、滋养肝肾的补益药，扶助正气，调整阴阳，增强体质，提高机体免疫力，防止复发、转移。补益气血药常选用黄芪、太子参、白术、茯苓、山药、薏苡仁、熟地、白芍、阿胶等；滋养肝肾药有生地、何首乌、黄精、山萸肉、玄参、枸杞子、天冬、肉苁蓉、菟丝子、补骨脂、淫羊藿等。但扶正的同时不能忽视邪实的一面，主张驱邪务尽，使邪去正安。祛邪选用清热解毒、活血化瘀、化痰软坚等峻猛类中药，抑制或杀灭残留癌细胞，防止死灰复燃。如此，扶正为主，祛邪为辅，扶正祛邪并顾，扶正以祛邪，祛邪不伤正，两者相辅相成，标本同治。

(三) 调摄冲任，益肾温阳

中医认为乳腺癌与肾的关系密切。足少阴肾经，上贯肝膈而与乳联，同时肾为先天之本，天癸源于先天，当肾气盛，天癸蓄极而泌，冲任二脉经天癸激动而由此通盛，乳房的生理病理接受冲任二脉经气盈亏的调节，而"冲任之本在肾"。故余听鸿云："乳中结核，虽云肝病，其本在肾。"因此肾阳不足、冲任失调是乳腺癌发生发展的重要因素。刘氏认为在乳腺癌的治疗过程中，应重视调摄冲任、益肾温阳，临床善用二仙汤加减，尤喜用蛇床子、补骨脂及桑寄生、桑枝等温肾药对，使其温补结合、相互为用、冲任得调。

(四) 兼顾变证，临证化裁

对乳腺癌术后患者，由于手术创伤、放疗、化疗、内分泌治疗等产生的众多不良反应，以及发生复发、转移等，临床上往往变证百出，所以必须灵活加减用药。放疗期间，发生放射性肺炎见胸闷气短、咳嗽痰少者，加北沙参、天冬、麦冬等；胃肠功能紊乱，食欲不振者，加砂仁、陈皮、炒谷芽、神曲等；化疗致腹泻者，可加生薏苡仁、怀山药、焦山楂、芡实等；恶心呕吐者，常用陈皮、半夏、刺猬皮、九香虫等和胃降逆；骨髓功能抑制，白细胞下降者，加鹿角片、补骨脂、苦参片、黄精等益肾填精，促进骨髓造血功能。此外，乳腺癌术后出现夜寐不安者，加柏子仁、灵芝、酸枣仁养心安神；出现烘热汗出、心烦易怒等更年期症状者，加仙茅、当归、知母、黄柏等；月经不调者，加当归、益母草、水蛭经、红花等；对侧乳房小时增生者，加鹿角片、仙茅、丹参等。

发生局部皮肤、胸壁等局部转移者，常重用活血解毒之品，并加皂角刺、海藻、大贝母、夏枯草等化痰软坚消肿。肺及胸膜转移，常用三子养亲汤、葶苈大枣泻肺汤。肝转移者，加垂盆草、茵陈、蛇六谷、虎杖等清肝利温解毒之品。骨转移出现持续性剧痛者，常重用淫羊藿、巴戟肉、补骨脂、骨碎补等以补肾壮骨止痛，并可引经报使，助药直达病所；或选用蒲黄、五灵脂、水蛭、土鳖虫等理气活血止痛，或半枝莲、蚤休等清热解毒止痛，或白芍、甘草缓急止痛。

〔程旭锋，刘玲琳，吴春宇．刘胜治疗乳腺癌的辨治特点与遣方规律．辽宁中医杂志，2010，37（5）：793.〕

六、林毅辨治乳腺癌经验

林毅临床经验丰富，治疗乳腺癌有其独到之处，她认为乳腺癌之病机首推脏腑亏损、本虚标实，遣方选药应做到病证兼顾，提倡分期论治，强调医食同源并治，重视心药并举，以此指导临床实践，每获良效。

（一）病机首推脏腑亏虚，本虚标实

乳腺癌是妇女常见肿瘤，故籍称之为"乳岩"，多归于积聚之范畴，认为虚人多患此病。《景岳全书》中说："凡脾胃不足及虚弱失调之人，多有积聚之病。"《疮疡经验全书》中

第三章 乳腺癌

则有"乳岩乃阴极阳衰,血无阳安能散,致血渗入心经,即生此疾"的论述。认为肝肾不足,冲任失调,气血运行不畅,经络阻塞而发病。陈实功《外科正宗》认为"忧郁伤肝,思虑伤脾,积虑在心,所愿不得者,致经络痞涩,聚结成核",指出情志内伤、忧思郁怒是发病的重要因素。今人多认为乳房为阳明经所司,乳头为厥阴肝经所属,情志不畅,肝失条达,郁久而气血瘀滞;脾伤则运化失常,痰浊内生;肝脾两伤,经络阻塞,痰瘀互结于乳;六淫外侵,邪毒留滞也是发病的重要因素。林氏参诸论而有己见,认为乳腺癌的病因及发病机制包括内因和外因两个方面,二者合而为病。《诸病源候论》中说:"有下于乳者,其经虚,为风寒气客之,则血涩结……结核如石。"明确指出乳腺癌外界因素邪气致病的病理机制。《诸病源候论》还说:"积聚者,由阴阳不和,脏腑虚弱,受于风邪,抟于脏腑之气所为也。"指出脏腑亏虚,功能失调,气血运行失常,或者先天不足,脏腑虚损,是导致积聚发生的重要病理机制。林氏依据目前乳腺癌中医临床实际,提出乳腺癌一分为二的病因病机,一方面正气虚衰,即气血、阴阳俱虚,外邪乘虚入内,结聚于乳络,阻塞经络,产生因虚致实,因实而虚,虚实夹杂的复杂病理过程,以致气滞、痰凝、血瘀、邪毒内蕴,结滞于乳络而成乳岩。另一方面,乳腺癌术后患者病机以气血亏损、热毒伤津为主要矛盾,术后局部结聚之邪实消除,但创伤耗血,气随血泄,正气更是受挫。而放疗、化疗又造成热毒过盛、津液受损、气血不和、肝脾失调、气血损伤、肝肾阴虚,表现为消化道反应、骨髓抑制、机体衰弱等症候群。就整体而言,脏腑亏损、气血不足是乳腺癌的重要病因病机,这与现代医学认为乳腺癌自发病起即是一种全身性疾病,是全身疾病的局部表现的研究观点颇为一致。

(二) 遣方选药病证兼顾，分期论治

临床实践中林氏十分重视跟踪、借助现代医学的发展，提高中医学对乳腺癌的认识水平，指导临床实践。她认为中西医综合治疗是提高乳腺癌临床疗效的主要方向。根据乳腺癌的临床分期，组织学分类，证候类型及个体情况，可制订合理的中西医结合治疗方案，特别是在中、晚期乳腺癌患者不宜直接手术或乳腺癌术后复发和转移者，更显示出中西医结合治疗的优势。临证时，每必详问患者病史、肿块大小、所处象限、手术方式、病理分期、淋巴结转移以及雌、孕激素受体和放疗、化疗方案等情况，以判断预后，选择应对用药。她认为中医药治疗可贯穿于乳腺癌整个病程的各个环节，在乳腺癌的中医辨证治疗中，林氏重视辨病，重视以病限证、从病辨证，辨病与辨证相结合的整体治疗。她根据多年的临床经验，在大量文献研究的基础上，提出了乳腺癌分期治疗的初步理论，确立了乳腺癌分围手术期、围化疗期、围放疗期及巩固期的分期治疗体系，认为围手术期术前证型多为肝郁痰凝证、痰瘀互结证、冲任失调证、正虚毒炽证和有病无证型，术后多为脾胃不和证、气血（阴）两虚证、气虚血瘀证、气虚血瘀水停证。围化疗期多为脾胃不和证、气血（阴）两虚证、肝肾亏虚证、脾肾两虚证。围放疗期多为气阴两虚证、阴津亏虚证、阴虚火毒证，巩固期多为气血（阴）两虚证、脾肾两虚证、冲任失调证及有病无证型等。

林氏在40余年的临床探索中，积累了宝贵的经验，形成了独特的用药经验。如术后气血两虚证，常选用当归补血汤加鸡血藤、黄精、紫河车，或归脾汤加黄芪以益气养血。又如化疗后脾胃不和证，常选用香砂六君子汤加柿蒂以健脾行气和胃。化疗后出现骨髓抑制，辨证为气阴两虚证，常选用大补阴丸合四君子汤以益气养阴，其疗效满意。临证之中，临床证候

第三章 乳腺癌

常可相互交叉,其善于灵活变通,并不拘泥于以上辨证分型,认为在不同的阶段可以有相应的辨证分型,出现几种辨证分型兼夹也是常见的。盖因"乳以通达为平",《外科医案汇编》指出"治乳症,不出一气字定之矣"。而行气之要在于疏肝,"若治乳从一气字着笔,无论虚实新久,温凉攻补,各方之中,夹理气疏络之品,使其乳络舒通"。气为血之帅,气行则血行,林氏认为无论何种证型,疏肝理气可酌情一以贯之。乳腺癌的治疗过程符合慢性病的治疗规律,应该注意守方、慎药,持之以恒,缓图功效。

(三) 倡导医食同源并治,重视心药并举

从《神农本草经》以来的中医药基础理论,一直把"药食同源,药食同用"作为预防与治疗疾病的重要观点。林氏倡导古贤"医食同源"之说,非常注重癌症治疗中的饮食调养,认为对于乳腺癌等恶性肿瘤,合理适宜的饮食能增加人体的营养,提高抗癌药物的效果,具有"悦神爽志,以资气血"的功效。乳腺癌形成之后,大量消耗人体的营养物质,加之忧思伤脾,消化吸收功能障碍,特别是经手术或放疗、化疗后元气大伤,气阴两亏,宜清淡且易消化的补益食物。属清补的食物主要有山药、莲子、百合、甲鱼、鸭蛋、牛乳、薏苡仁等,属温补的食品主要有羊肉、牛肉、狗肉、鸡、鸽、鳝鱼、海参、桂圆、荔枝、糯米等。食用真菌猴头菇、香菇、银耳等营养丰富,特别是蘑菇中含有丰富的多糖类物质以及人体必需的许多氨基酸、维生素、矿物质和微量元素,均宜于乳腺癌患者食用。

《素问·上古天真论》中说:"精神内守,病安从来。"就是强调精神在抗病方面所起的重要作用。林氏亦很重视乳腺癌患者的心理调护,经常召开乳腺癌病友会,鼓励患者互相交流接受治疗的心得体会,指导患者保持乐观的心态,排除不良的刺激与干扰，正确面对疾病的变化，树立生活的信心。并提倡从事力所能及的体育锻炼，保持适当的运动量，因运动能减少妇女体内的雌激素，而雌激素能刺激乳腺细胞增长，并增加乳房组织癌变的可能。另外，还经常告诫患者家属注意保持家庭和睦、关爱，适度夫妻生活亦不必忌讳。主张顺应自然，指出对化疗及内分泌治疗后的月经来潮与闭经现象，不必刻意干扰。这些必要的指导，帮助患者增强了治疗的信心，完善了心身整体治疗。

〔朱华宇，心司徒红林．林毅辨治乳腺癌经验撷菁．辽宁中医杂志，2007，34（4）：395.〕

第二节　经典验案点评分析

一、吴良村治疗乳腺癌案

导读：乳腺癌手术、化疗后辨证属气血亏虚证者，其治疗当以益气养血，健脾和胃，佐以养阴生津为法，并注意灵活变通，根据病情变化及时调整治法用药，方能取得较好疗效。

案体：蒋某，女，62岁，2010年10月11日初诊。患者因体检发现左乳有一大小约2cm×1.5cm的肿块，于2010年8月3日在当地医院行左乳肿块切除术，术后病理显示（左）乳腺浸润性导管癌，之后行左乳腺癌改良根治术，术后行CEF方案化疗4次，化疗期间曾出现Ⅱ度血液毒性，末次化疗时间为2010年10月2日。诊时患者神疲乏力明显，面色萎黄，语声低微，不欲饮食，大便偏干，舌质红，苔薄燥，脉沉细。诊断为乳岩刀圭后，气血亏虚证，治以益气养血，健脾和胃，佐以养阴生津。处方：北沙参9g，石斛12g，白术15g，怀山药15g，茯苓15g，薏苡仁30g，枸杞子15g，生地15g，炒谷芽

15g，炒麦芽15g，制何首乌15g，大枣15g，姜竹茹12g，陈皮12g，益元散15g。取14剂，每日1剂，水煎服。2010年11月3日二诊，患者自述服药后乏力症状较前明显改善，胃纳渐佳，余症如前，上方减炒谷芽，加当归10g，菟丝子12g，再取14剂，每日1剂，水煎服。2010年11月24日三诊，患者服上方后大便始调，便质可，但偶感食后胃脘胀满，食滞不消，故予减当归、菟丝子，加广木香12g，阳春砂10g，续服14剂。2010年12月18日再诊，患者偶有大便次数多，日行3次，便质偏稀，故守方加炒黄连6g，半夏10g，再服半月。诸症改善，显效。

〔郑丽萍，沈敏鹤，阮善明．吴良村临证治疗乳腺癌经验．四川中医，2011，29（8）：12．〕

评析：本例患者乳岩刀圭术后，损伤气血，加之癌毒久居，易耗气伤阴，而化疗毒邪又易伤及脾胃。故治疗以益气养阴为主，还应健脾和胃，以充后天生化之源。首诊治以北沙参、石斛、山药滋养肺胃阴虚，薏苡仁、白术健脾利湿，炒谷芽、炒麦芽健脾消食，姜竹茹、陈皮条畅中焦气机，制何首乌、生地、大枣养阴生血，益元散养心安神。二诊辨证以血虚为主，故加当归养血，菟丝子扶正。三诊时则辨中焦气机壅滞，升降失司，故暂缓补益之菟丝子、当归，予广木香、阳春砂理气调畅中焦助之。四诊辨为湿热下注，加炒黄连、半夏燥湿止泻。本例患者的治疗，辨证准确，治法用药恰当，并能随病情的变化及时调整治法用药，故而取得了较好的疗效。

二、唐汉钧治疗乳腺癌案

导读：乳腺癌术后骨转移者，当重视补肾壮骨，对中医辨证属脾肾两虚，脾运失健，气血不足，痰瘀结滞于经络骨骼者，治疗当以健脾益气，补肾壮骨，解毒化浊，祛瘀生新为法。

案体：吴某，女，40岁，2001年12月5日初诊。患者于1998年10月在南通医院行右乳腺癌根治术，肿块大小3cm×3cm，术后病理显示浸润性导管癌，腋下淋巴结5/5，锁骨下淋巴结1/5，雌激素、孕激素受体ER（+）、PR（-）。术后行CAP方案化疗6个周期，放疗30次，服用三苯氧胺。2001年5月发现骨转移，ECT显示右第五肋骨异常浓聚，当地医院给予博宁针剂12次，慕名到沪找唐氏治疗。初诊时患者神疲乏力，面色虚白，骨骼疼痛，头晕目眩，易汗出，口干，失眠，便秘，舌质淡，苔白腻，脉濡细，血常规检查白细胞3.2×10^9/L。证属脾肾两虚，脾运失健，气血不足，心失所养，痰瘀结滞于经络骨骼，治宜健脾益气，补肾壮骨，养心安神，解毒化浊，祛瘀生新。处方：生黄芪30g，太子参30g，白术15g，茯苓15g，黄精18g，鹿角片9g，龟板9g，灵芝12g，仙灵脾15g，补骨脂15g，骨碎补15g，杜仲15g，肉苁蓉15g，薏苡仁15g，白花蛇舌草15g，龙葵10g，猫爪草30g，露蜂房9g，莪术15g，五味子10g，酸枣仁10g，延胡索10g，枳实10g，陈皮10g，姜半夏10g，苏梗12g，大枣20g，生甘草6g。每日1剂，水煎服。治疗期间按症状、四时加减用药，病情稳定，无骨痛、病理性骨折、高钙血症，外周白细胞恢复正常，体质增强，至今病情稳定两年半，未发现新的转移和复发。

〔贾纲，楼映，毛旭明．唐汉钧教授治疗乳腺癌术后的经验．四川中医，2005，23（4）：1.〕

评析：骨转移是最常见的乳腺癌术后复发转移并发症，主要症状包括骨骼疼痛、病理性骨折、高钙血症。西医治疗主要方法是放疗、同位素内照射治疗、手术、双磷酸盐药物治疗等。唐氏认为骨痛无非"不荣则痛、不通则痛"，一为虚，一为实，整体为虚，局部属实。肾主骨生髓，肾虚则骨弱，痰瘀易乘虚而入，胶着于经络骨骼之上，致疼痛缠绵。因此，常用仙灵脾、补骨脂、骨碎补、杜仲、延胡索补肾壮骨止痛，治其标本，疗效满意。

三、章永红治疗乳腺癌案

导读：乳腺癌患者手术、化疗后，出现气血亏虚，土虚木郁，余毒内结病理机制者，应权衡轻重，标本兼顾，扶正与祛邪并施，采取益气养血，健脾和胃疏肝，解毒散结之法治之。

案体：叶某，女，56岁，2008年8月20日初诊。患者于2007年8月10日在外院行"右乳癌根治术"，病理报告为浸润性导管癌，腋下淋巴结1/12（+），ER（+），PR（+），术后予以TAC方案化疗3次及三苯氧胺等治疗，用量不详，后患者拒绝再次化疗，要求中医治疗。诊时患者形体消瘦，面色欠华，神疲懒言，肢体倦怠，头晕，口唇干燥，牙龈肿胀，心悸失眠，自汗、盗汗皆作，时而胸闷易烦，食欲不振，大便不畅，舌质淡红，苔白微腻，脉细弦。证属气血亏虚，土虚木郁，余毒内结，治宜益气养血，健脾和胃疏肝，解毒散结。药用：党参30g，白术15g，茯苓20g，百合20g，生薏苡仁30g，知母12g，天冬12g，枸杞子10g，黄芪40g，当归6g，白芍15g，夜交藤30g，浮小麦30g，绿梅花10g，佛手10g，山慈姑15g，白花蛇舌草30g，石榴皮5g，神曲10g，麦芽10g，并嘱患者间歇性以虎眼万年青（5~20g/日）水煎代茶饮以吞服灵芝孢子粉（3~5g/日）配合汤药服用。服药14剂后，患者全身症状明显改善，纳食转增，大便渐通畅。后以此方随症加减，血小板低加用花生衣、阿胶、仙鹤草养血止血，白细胞低加用黄精、鹿角胶、补骨脂等补肾生髓，胃胀、嗳气加用陈皮、九香虫、枳壳理气和胃，眠差加用合欢皮、酸枣仁、夜交藤养血宁心安神，上肢肿胀疼痛加用鸡血藤、地龙、全蝎等行气活血，舒筋通络止痛。在门诊坚持用中药调理至今，定期复查，未见复发和转移。

〔刘旭，章永红．章永红治疗乳腺癌术后经验探要．辽宁中医杂志，2011，38（6）：1063.〕

评析：本例患者中年女性，原本正气不足，术后加化疗，气血更损，症见形体消瘦，面色欠华，神疲懒言，肢体倦怠，头晕，自汗，盗汗，舌淡等；化疗脾胃受损，功能紊乱，可见食欲不振，大便不畅；清窍失于气血濡养，而心悸失眠；情志不舒，气机郁结，而胸闷易烦；舌苔白微腻为余毒内结之征象。治疗所用方中，以党参、白术、茯苓、百合、枸杞子、黄芪、当归、神曲、麦芽等健脾养血和胃，配以绿梅花、佛手疏肝理气通络；乳腺癌的发生、发展往往呈正气不足，邪毒留滞的态势，治疗应权衡轻重，扶正祛邪并施，考虑患者余毒未尽，予以山慈姑、白花蛇舌草、石榴皮、虎眼万年青抗癌解毒散结。全方共奏益气养血、理气通络、解毒散结之功效，标本兼顾，使患者气血渐复，免疫功能逐步恢复，病情稳定向愈。

四、焦中华治疗乳腺癌案

导读：本例患者为乳腺癌术后并发骨转移，以疼痛为突出表现，以温阳补肾，通络止痛，解毒散结为治法，在辨证的基础上配用蜈蚣、全蝎等虫类通络药镇痛，取得了较好的疗效。

案体：某患者，女，64岁，1997年4月5日初诊。患者乳腺癌术后4年，病情一直相对稳定，1个月前开始出现腰及后背疼痛，呈隐痛状，不影响正常生活，未行治疗。1个月来病情日渐加重，现其疼痛影响睡眠及站立，痛处拒按，其痛遇热稍减，需服止痛药尚能得以缓解（现每日服美施康定5片），做CT检查发现第四腰椎及第七、第八后肋骨转移癌，今由家属抬来就诊。患者为老年女性，形体略瘦，痛苦面容，

第三章 乳腺癌

被动体位,第四腰椎及第七、第八后肋骨处压痛明显,局部无红肿,舌质暗,苔白,脉弦细。综合四诊,治宜温阳补肾,通络止痛,解毒散结。处方:桑寄生 30g,川续断 15g,生黄芪 30g,桂枝 10g,淫羊藿 15g,蜈蚣 2 条,全蝎 2 条,半枝莲 30g,土贝母 20g,䗪虫 15g,延胡索 15g,茯苓 20g,炒白术 15g,甘草 6g。每日 1 剂,水煎服。服药 7 剂,疼痛减轻,嘱美施康定每周减 1 片。继续服上方 20 剂后,已能下地短时间活动,睡眠有所改善,上方加当归 20g 以养血活血。续服 2 个月,疼痛基本消失,可下楼活动,止痛药已全部停用。上方配成丸剂服用 3 个月,至今未再出现疼痛。

〔张娟. 焦中华治恶性肿瘤蜈蚣配伍经验. 山东中医杂志,1999,18(9):419.〕

评析:凡恶性肿瘤伴有疼痛者,皆可在辨证的基础上配用虫类药物镇痛。恶性肿瘤所致疼痛常因邪毒入络、瘀血凝滞、脉络闭阻所致,故疼痛剧烈,停着不移,拒按,入夜尤甚。此类顽固性疼痛若采用一般草木之药祛邪宣痹,很难获得疗效,而蜈蚣、全蝎等虫类通络药,搜剔穿透,方能使毒去凝开,经行络畅,邪祛正复。蜈蚣的功用《医学衷中参西录》中概括详尽,称"蜈蚣,走窜之力最速,内而脏腑,外而经络,凡气血凝聚之处皆能开之"。全蝎《本草纲目》谓其"穿筋透骨"。两药合用,相得益彰,外通经络,内走筋骨,止痛之效最好。现代药理研究表明,蜈蚣、全蝎对癌细胞有直接的细胞毒作用,另有实验发现全蝎、蜈蚣类虫类药能增加红细胞间的排斥力,使红细胞不容易聚积,循环的改善有利于致痛介质的降低。临证所见,癌症所致的疼痛,治疗较为棘手,有时连阿片类镇痛剂亦难奏效,然许多患者经焦氏治疗后疼痛渐轻,一般情况好转,镇痛药剂量渐减或停用。

五、吴圣农治疗乳腺癌案

导读：乳腺癌术后出现骨盆、胸膜广泛转移，辨证属久病伤正，脾胃升降不利，寒湿郁滞，邪毒内结，气血痹阻，筋脉失养者，治宜益气养血，温经通络，活血化瘀，软坚散结。

案体：胡某，女，41岁，1982年4月7日初诊。患者于1979年5月11日因右乳腺癌做广泛根治术，标本病理检查显示在原肿块未见癌灶残留，在乳腺组织中见一癌灶，为导管内癌。1981年初自觉左侧髋关节疼痛，行走不便，尤在上楼抬腿时更觉困难。近3月来胃纳明显减退，经常呕吐白色黏稠液体或胃内容物，且右下肢足趾常间歇性发作抽搐，两下肢外展及下蹲极难。检体右胸有一手术瘢痕，胸骨右缘第二肋软骨处可见一枚 3×4×2cm 的肿块，压痛明显，左腋下扪及 1.5cm 的淋巴结 1 枚，质硬，有触痛。1982年4月12日上海龙华医院胸部后前位 X 线摄片显示右第二前肋下有一片致密阴影，同侧肋膈角消失，心影推向健侧，意见为右胸腔大量积液，考虑为转移性病变可能，骨盆 X 线片显示左侧髋关节各骨及右侧骶髂部、右趾骨、坐骨均有化冰样骨质破坏病变，意见为骨盆转移性骨瘤，最后诊断为右乳腺癌手术后，胸膜、骨盆转移。患者近1个半月来，两下肢踡曲，不能伸缩，稍一伸展，右下肢足趾即发生拘挛引及阴股，甚则抽搐，左下肢自足趾至阴股亦有挛急之感两腿不能分开，妨碍大小便，其形体消瘦，面色萎黄，饮食减少，时有泛恶，查舌质淡，苔苄，脉弦滑。辨证属久病伤正，脾胃升降不利，寒湿郁滞，邪毒内结，气血痹阻，筋脉失养。治以益气养血，温经通络，活血化瘀，软坚散结。方药：桂枝 6g，陈皮 6g，炙黄芪 15g，当归 12g，赤芍 12g，酒地龙 9g，鸡血藤 30g，制川乌（先煎）4.5g，制草乌（先煎）4.5g。每日 1 剂，水煎服，同时给予蜈蚣片 10 片，分

第三章 乳腺癌

2次服。外用方为当归12g,赤芍12g,红花4.5g,生香附15g,制乳香6g,川芎6g,白芥子9g,用法为共研细末,加蜂蜜及适量面粉调成糊状敷于左髋部,用纱布固定,一昼夜换药1次。病人经过内服、外敷药治疗,半月后恶心呕吐已止,左侧髋骨疼痛明显缓解,两腿能分开,转动已自如,唯右胸骨连及肩背微微作痛,稍有咳嗽、痰白,查舌质淡,苔薄白,脉弦滑,内服药上方去制川乌、制草乌、陈皮、蝎蜈片,加桃仁12g,杏仁12g,白花蛇舌草30g,每日1剂,继续服用,外敷药同前。继续治疗月余,不仅髋骨疼痛明显好转,且能下床在室内缓缓行走,足趾及小腿亦未再发生抽搐现象。5月29日出院继续在门诊调治,髋骨及小腿病情稳定,唯胸骨右侧肿块未消,报告本病例时病人已存活两年,病情稳定。

〔谢文伟.中医成功治疗肿瘤100例.北京:科学普及出版社,1996.〕

评析:本例患者为乳腺癌术后出现骨盆、胸膜广泛转移,这样的病例在现代医学中已很难治疗,死期屈指可数,但病人在吴氏的治疗下,通过内治外治结合,竟使病情得到控制。吴氏采用内外合治之法,内治用黄芪桂枝五物汤合乌头汤去麻黄,加当归、鸡血藤、地龙等药益气养血,温经通络,蠲痹止痛、陈皮、半夏健脾和胃,白花蛇舌草、全蝎、蜈蚣解毒抗癌。本例患者治疗颇有特点的是应用了外敷药,所用药物并无毒性,而是较为平和的活血化瘀、理气散结之药,不仅具有良好的止痛作用,而且使骨盆转移病灶缩小。由于病人出现下肢拘挛、抽搐的症状,故吴氏选用了具有熄风解痉、通络止痛,同时又有解毒散结抗癌作用的蝎蜈片。在中药中,全蝎、蜈蚣同为平肝熄风要药,均有较强的解痉作用。全蝎熄风力强,对于抽搐频作、手足颤抖、舌强言謇、头摇不止等症状疗效较好;蜈蚣搜风力胜,对于四肢痉挛、颈项强直、角弓反张等症状疗效较好,二者相须配对,同入肝经,可起协同作用,增强息风止痉之药力,是临床常用的息风止痉药对。

六、王晞星治疗乳腺癌案

导读:乳腺癌患者手术、化疗后,呈现正气虚弱,脾胃受损,脾虚清阳不升,浊阴上扰发病机制者,治宜扶正祛邪兼施,以升阳益胃为主,方用升阳益胃汤化裁,可取得较好疗效。

案体:刘某,女,60岁,2005年5月30日就诊。患者乳腺癌术后行化疗,近2个月常感冒,伴肩背困痛,大便稀,每日2~3次,查舌体胖大,边有齿痕,苔黄厚,脉弦滑。治宜升阳益胃,方用升阳益胃汤化裁。药用:生黄芪30g,党参10g,白术15g,茯苓15g,半夏10g,陈皮10g,泽泻10g,黄连10g,柴胡10g,白芍18g,羌活10g,防风10g,独活15g,甘草6g。每日1剂,水煎服。7剂后肩背困痛缓解,坚持服用上方1个月,肩背困痛消失,自述无明显感冒症状。随访半年,未复发。

〔郝淑兰,王惠源,杨丽芳.王晞星教授应用升阳益胃汤治疗肿瘤经验.河北中医,2007,29(5):2.〕

评析:乳腺癌属中医学乳岩之范畴,《外科正宗》中说:"乳岩由于忧思郁结,所愿不遂,肝脾气逆,以致经络阻塞,结积成核。"因妇女乳头属肝经,乳房属胃经,脾胃互为表里,忧思郁怒则肝脾两伤。肝失疏泄,气郁化火,脾失健运,痰浊内生,以致痰热抟结,经络痞塞,阻滞日久,结滞乳中,或气机郁久化火成毒,以致热毒壅盛,瘀毒内结而成本病。"邪之所凑,其气必虚",加之患者系术后、化疗后,正气虚弱,脾胃受损,脾虚清阳不升,浊阴上扰。治用升阳益胃汤,方以生黄芪、党参、白术、甘草甘温补益中气;佐以羌活、独活、柴胡、防风等升散之品，举清阳之气，而搜百节之湿，既辛散升阳，又祛湿止痛；半夏、陈皮、泽泻降泄浊阴，浊阴降则清阳自升；茯苓淡渗健脾；白芍酸收，制风药辛散之性，防其伤及阴津，且白芍能和营血，散肝舒脾，于土中泻木；又用黄连之苦寒，泻火燥湿，以除温郁之热。全方补中有散，发中有收，健脾益胃，升清降浊，补气固表，祛湿镇痛，切中其发病机制，所以药后疗效较好。

七、王玉章治疗乳腺癌案

导读：乳腺癌中医称之为"乳岩"，属阴毒之证，治疗要抓住早期以消为贵的原则，对中医辨证属肝郁脾虚，血瘀痰凝之患者，治疗当以舒肝健脾，化痰散瘀为法，随症灵活变通。

案体：栾某，女，48岁，1964年4月初诊。患者左乳房发现肿块1年，时有轻微疼痛，1964年初肿块明显增大，伴有疼痛，于同年2月去某医院就诊，并将肿物切取组织1块做病理检查，病理报告为乳腺癌，建议行乳腺癌根治手术，患者未做手术，于1964年4月来医院就诊于中医。诊时患者形体消瘦，面色晦暗，倦怠乏力，纳食无味，失眠多梦，查左乳头内陷，可扪及1约3cm×4cm的肿块，质硬如石，边缘不清，与皮肤及皮下组织粘连，呈橘皮样改变，双腋下可扪及多个蚕豆大小的淋巴结，质硬，推之不移，舌苔薄白，脉沉细。辨证为肝郁脾虚，血瘀痰凝，治宜舒肝健脾，化痰散瘀。方药：柴胡10g，杭白芍10g，丝瓜络10g，香附10g，郁金10g，青皮15g，陈皮15g，首乌藤30g。每日1剂，水煎服。在治疗过程中，曾加减应用过女贞子、旱莲草、玄参、党参、川贝母、全瓜蒌、白芥子、莪术等药，并配合服用西黄丸。间断服药两年余，患者病情平稳，精神良好，纳食正常，乳房肿块亦明显变软缩小，约为2cm×1.5cm，腋下淋巴结亦明显缩小，约黄豆大小，且推之可移动。后患者中断服药治疗，1974年复发，且再药未效，于1974年11月死亡。此患者单纯服中药治疗，生存10年。

〔王玉章．乳岩（乳腺癌）．北京中医药，1993，12（3）：59.〕

评析：本病属阴毒之证，乳房属阳明胃经，乳头属厥阴肝经，肝胃二经失调，郁久化热，有形之痰与无形之气相互交织，积久成核，兼以肝肾不足，冲任又失其调节，气运失常，气滞血瘀，阻于乳络，毒与热结相抟，成为至阴之毒，致晚期溃破、翻花、出血，虽血水淋漓，但不为脓，故称之谓阴毒也。中医称乳腺癌为"乳岩"，《丹溪心法》论乳岩时说："若于始生之际，便能消释病根，使心清神安，然后施之治法，亦有可安之理。"指明早期治疗乳岩是有治愈可能的。根据本病早期治疗较好的特点，王氏认为临证要抓住早期以消为贵的原则，在发现乳房肿块，坚硬如石，推之不移，虽无明显全身症状时，也应积极治疗，切勿错过良好的治疗时机。本案所用方中，玄参、白芍、党参调补气血，柴胡、郁金、香附、青皮、陈皮疏肝理气，丝瓜络温经通络，女贞子、首乌藤温肾壮阳，莪术、全瓜蒌破血化痰。诸药配合，具有舒肝健脾、化痰散瘀、扶正祛邪之功效，切中其发病机制，取得了较好的疗效。

八、李佩文治疗乳腺癌案

导读：乳腺癌患者化疗期间及化疗后肝功能异常，出现纳呆、腹胀、乏力等症状者十分常见，此类患者辨证多为肝经湿热，脾失健运，以清肝利湿，健脾助运之法治之，疗效较好。

案体：某患者，女，62岁。2005年12月经手术病理诊断为右乳浸润性导管癌，术后应用紫杉醇加阿霉素方案化疗6周期，化疗结束后肝功能持续异常，2006年5月14日来诊。诊时患者乏力，纳呆，恶心，咽干不欲饮水，查谷丙转氨酶98U/L，谷草转氨酶129U/L。李氏辨证为肝经湿热，脾失健运，治拟清肝利湿，健脾助运。处方：大生地20g，醋柴胡10g，五味子10g，玫瑰花10g，青皮10g，陈皮10g，木香10g，鸡内金20g，焦三仙各10g，菊花10g，白花蛇舌草20g，生薏苡仁20g。每日1剂，水煎服。两周后二诊，复查谷丙转氨酶50U/L，谷草转氨酶94U/L，自觉症状明显改善，上方去玫瑰花，加诃子10g，荷叶10g，继续服用。三诊时复查肝功能，谷丙转氨酶32U/L，谷草转氨酶24U/L，继续用调肝补肾之中药治疗，至今未见肿瘤复发。

〔朱世杰．李佩文治疗乳腺癌经验撷英．北京中医药，2008，27（3）：173.〕

评析：乳腺癌患者肝功能异常多见于化疗后或服用三苯氧胺期间，停药后虽然肝功能可以逐渐恢复，但停药会增加肿瘤复发的风险。也有少部分患者肝功能持续异常，出现纳呆、腹胀、乏力等症状，严重影响生活质量。李氏认为此时辨证运用中药，可以帮助病人坚持完成西医治疗。临床病人多表现为面色晦暗，口苦咽干，倦怠乏力，纳呆食少，头胀头痛，心烦失眠，李氏在健脾和胃的同时，给予清肝火、利湿热之中药，多数病人可以完成西医治疗，最大限度地减少复发转移的风险。常用药物有生地、醋柴胡、五味子、野菊花、玫瑰花、土茯苓、木瓜、青皮、鸡内金、焦三仙、诃子、薏苡仁、蒲公英、虎杖等。本例患者化疗后出现肝功能持续异常，辨证为肝经湿热，脾失健运，治拟清肝利湿，健脾助运，方药对证，疗效满意。

九、李斯文治疗乳腺癌案

导读：乳腺癌肺转移中医辨证属邪毒积聚者，以扶正祛邪为大法，以解毒消积佐以健脾益肺为治则，方用三龙方合六君子汤加味，注意随症加减，守方坚持治疗，可获较好疗效。

案例：陶某，女，65岁，2003年7月7日初诊。患者于2002年5月经云南省某医院诊断为左乳乳腺癌，行左乳切除术后，于翌年6月24日至某医学院附属医院行CT检查，发现肺转移癌。诊时患者胸部闷痛，昼有微咳，夜间加剧，咯少量白色黏痰，纳食、睡眠可，二便调，查体左乳缺如，左胸部可见长约10cm的手术瘢痕，愈合佳，舌质淡，苔灰白，脉沉滑。西医诊断为乳腺癌肺转移，中医诊断为乳岩术后肺积，证属邪毒积聚，治以解毒消积，佐以健脾益肺，方用三龙方合六君子汤加味。处方：党参30g，北沙参30g，南沙参30g，炒谷芽30g，炒麦芽30g，守宫20g，地龙20g，龙葵20g，八月札15，石见穿15g，鬼针草15g，白术12g，苍术12g，法半夏12g，瓜蒌12g，枇杷叶12g，款冬花12g，炙鸡内金12g，陈皮10g，木香10g，砂仁（后下）10g，香附10g，甘草5g。取6剂，每日1剂，水煎取汁，分早晚服。二诊时患者胸部闷痛缓解，咳嗽咯痰已止，查舌质淡，苔白，脉沉滑，守原方加鱼腥草30g，白茅根30g，白花蛇舌草30g，继续服用。此后患者定期复诊，均守前方加减治疗，2007年9月21日复查CT显示肺部肿瘤消失。现仍观察患者，病情未有进展，生活质量良好。

〔韩尽斌，李斯文．李斯文教授治疗恶性肿瘤验案举隅．新中医，2008，40（4）：115.〕

评析：本例患者治疗所用处方中，守宫又名天龙，与地龙、龙葵合为君药，八月札、石见穿、鬼针草为佐使，此六味药李氏称之为"三龙方"，具有祛邪解毒、克癌抑瘤之功效。本例患者病初在乳络，后延及肺，且正气尚可，治以三龙方祛邪解毒消积，合六君子汤一可顾护脾胃正气，提高人体生命功能，二可促进攻邪药物的吸收，有效发挥抗癌作用。临证根据患者正气和邪毒力量的盛衰，灵活加减，并坚持长期治疗，终获佳效。

十、陆德铭治疗乳腺癌案

导读：治疗乳腺癌应辨别邪正盛衰，慎重权衡，立足于扶正祛邪并施。对乳腺癌术后复发转移，辨证为术后气阴两亏、毒邪旁窜者，以益气养阴，清热解毒为治法，可获较好疗效。

案体：谭某，女，45岁，1993年6月1日初诊。患者左乳癌术后已3年余，今年3月发现左腋下淋巴结肿大，行切除术，病理报告为癌转移。近日左腋下又出现肿块，外院经穿刺再次诊断为癌转移，给予局部放疗和化疗，肿块未见明显缩小，因不能耐受放疗、化疗之副作用，要求纯中医治疗。现患者食欲、精神一般，口干欲饮，大便干结，夜寐欠安，左腋下可触及1.5cm×1.8cm的肿块，质中等偏硬，不活动，左锁骨上触及1个绿豆大肿块，质地偏硬，不活动，舌边有齿痕，苔薄，脉濡细。辨证属术后气阴两亏，毒邪旁窜，治宜益气养阴，清热解毒。处方：生黄芪30g，党参12g，白术9g，茯苓12g，女贞子15g，玄参12g，南沙参15g，天冬12g，天花粉15g，枸杞子12g，仙灵脾30g，莪术30g，露蜂房12g，蛇莓30g，白花蛇舌草30g，蛇六谷（先下）60g，山慈姑15g，半枝莲30g，石上柏30g，五味子6g，合欢皮12g。每日1剂，水煎服。以上方为基础，逐渐加入象贝母、制天南星、海藻等软坚消结之品，配合丹参、桃仁、三棱等活血破瘀之品。服药3周，腋下肿块始见缩小，月余肿块缩小1半，坚持服药4月余，左腋下及锁骨上肿块消失，CT复查未发现异常，现仍坚持服药巩固治疗。

[刘胜.陆德铭治疗晚期转移性乳腺癌经验.中医杂志，

1996, 37 (1): 18.]

评析：陆氏治疗乳腺癌，临证以辨证与辨病、扶正与祛邪相结合的原则，分清虚实主次，辨别邪正盛衰，慎重权衡，立足于扶正祛邪并施、辨证与辨病用药的方法，以扶正培本为主，祛邪抗癌为辅，力争"扶正以祛邪、祛邪以扶正"，以提高机体抑制肿瘤因素，从而达到抗癌、抑癌的目的。本例患者病属乳腺癌术后复发转移，中医辨证为术后气阴两亏，毒邪旁窜，以扶正祛邪并施为原则，以益气养阴、清热解毒为治法。所用方药中，党参、生黄芪、白术、茯苓益气健脾，南沙参、天冬润肺滋阴，天花粉清热生津，枸杞子、女贞子、仙灵脾温肾壮阳，山慈姑、白花蛇舌草、蛇莓、蛇六谷、半枝莲、石上柏、合欢皮清热解毒，软坚通络，露蜂房祛邪抗癌。诸药配合，并根据病情的变化灵活变通，以达扶正祛邪、益气养阴、清热解毒、抗癌消瘤之功。由于治法用药得当，并能坚持服药，取得了较好疗效。

十一、刘胜治疗乳腺癌案

导读：乳腺癌术后以夜寐欠安，胃纳不佳，神疲乏力，燃热，舌苔薄，脉细为主要表现，中医辨证属正虚邪瘀者，其治疗当扶正与祛邪并施，以益气健脾，调摄冲任，活血解毒为法。

案体：郑某，女，53岁，2008年10月16日初诊。患者2008年6月行右乳癌改良根治术，病理显示黏液腺癌，分级Ⅱ级，肿瘤间质反应（+），腋下淋巴结0/16，ER+++，PR+++，CerbB-2（-），P53少量（-）。术后采用CMF方案化疗6次，未行放疗，常规服三苯氧胺。刻下患者夜寐欠安，胃纳不佳，神疲乏力，燃热，舌苔薄，脉细。西医诊断为右乳腺癌术后，中医诊断为乳岩术后，辨证属正虚邪瘀，治以益气

第三章 乳腺癌

健脾、调摄冲任、活血解毒。药用：生黄芪30g，太子参12g，白术15g，茯苓15g，熟地12g，南沙参12g，天冬9g，麦冬9g，枸杞子15g，黄精9g，灵芝9g，白花蛇舌草12g，龙葵15g，露蜂房5g，丹参15g，淫羊藿15g，肉苁蓉9g，补骨脂9g，谷芽15g，麦芽15g，蛇六谷12g，红枣20g，生甘草3g。两周后诸症状皆减，咽干有痰，大便次数增多，舌苔薄腻，脉细，前方去肉苁蓉、黄精，加怀山药15g，生薏苡仁12g，继续服用。1个月后，诸症状可，唯觉时有心悸、烦乱，夜寐差，查舌苔薄白，脉弦细，遂上方生黄芪减至15g，加柏子仁9g，酸枣仁9g，灵芝增至12g，继续服用。以后门诊随访，无特殊不适。

〔程旭锋，刘玲琳，吴春宇．刘胜治疗乳腺癌的辨治特点与遣方规律．辽宁中医杂志，2010，37（5）：793.〕

评析：乳腺癌中医称之为"乳岩"，刘氏认为其发生与冲任两脉关系最为密切。冲任二脉下起胞宫，上连乳房，胞宫和乳房的发育和正常生理活动有赖于冲任气血的维持。冲、任二脉无本脏，不能独行经，隶属于肝肾两脏之脉，肝肾不足，气血虚弱，冲任二脉空虚，气血运行失常，以致冲任失调，气滞血瘀，久则聚痰酿毒，相互抟结于乳络而成癌瘤。"正气存内，邪不可干"，乳腺癌的发生与正气不足、邪毒留滞有关，是一个因虚致实、因实更虚、虚实夹杂的过程，其病本虚而标实，所以在治疗上扶正与祛邪并施。对于乳腺癌术后的患者，由于大病、久病、手术、放化疗而致气血阴液亏虚，治疗上更应侧重扶正培本，以增强机体抗癌能力。乳腺癌术后的病人临床上多表现为气阴两虚，故治疗上以益气养阴、调摄冲任为主，佐以解毒。方中生黄芪、太子参、白术、茯苓、熟地、红枣益气养血，健脾和胃，南沙参、枸杞子、天冬、麦冬、谷芽、麦芽滋阴生津，淫羊藿、肉苁蓉、补骨脂、黄精、灵芝等加减以温补肾阳，调摄冲任，再佐以白花蛇舌草、龙葵、露蜂房、蛇六谷、丹参等清热解毒，活血散结，甘草调和调药。诸药配合，切中其发病机制，所以取得了较好的疗效。

十二、章永红治疗乳腺癌案

导读：乳腺癌患者手术复加化疗、放疗后，中医辨证属于肝肾亏虚，气阴两伤，癌毒痰瘀互结者，其治疗当扶正与祛邪共施，以补益肝肾，益气养阴，化痰消瘀，解毒散结为法。

案体：李某，女，48岁，2008年8月10日初诊。患者1年半前无意中发现右乳有1枣核大小的包块，质硬活动度差，无压痛，后包块渐增大，遂就诊于省内某三甲医院，病理显示右乳浸润性微乳头癌。后在该院行右侧乳腺癌改良根治术，术后病理显示为右乳腺浸润性微乳头状癌伴血管内癌栓，右腋窝淋巴结18/23个有癌转移，乳头基底部未见癌组织，周围乳腺呈增生性改变，免疫组化ER（+），PR（++），CerbB-2（+++）。术后行TEC方案化疗4周期，用量不详，后加用放疗，剂量不详，并给予三苯氧胺治疗，现为求中医治疗故来就诊。诊时患者右胸部阵发性牵掣疼痛，头晕，失眠，潮热盗汗，乏力，腰膝酸软，口干，眼睑浮肿，舌质暗红，舌苔黄微腻，中有剥苔，脉细滑。辨证属肝肾亏虚，气阴两伤，癌毒痰瘀互结，治拟补益肝肾，益气养阴，化痰消瘀，解毒散结。药用：黄芪30g，党参20g，女贞子15g，黄精15g，枸杞子20g，旱莲草30g，龙骨30g，牡蛎25g，夏枯草20g，山慈菇15g，浮小麦30g，浙贝母12g，薏苡仁20g，赤芍10g，桃仁10g，蜂房9g，夜交藤30g，合欢皮12g，郁金10g，淫羊藿10g。服药14剂后，患者睡眠明显好转，潮热盗汗、眼睑浮肿减轻，仍腰酸、右胸部阵发性疼痛、口干，原方去龙骨、牡蛎，加用天冬15g，沙参15g，蜈蚣2条，地龙10g，杜仲15g，继续服用。继服14剂,上述症状有所改善,后继续在原方的基础上根据病情加减调治至今。定期复查,未见复发与转移征象。

〔刘旭,章永红.章永红治疗乳腺癌术后经验探要.辽宁中医杂志,2011,38(6):1063.〕

评析:本例患者为中年女性,术后经化疗、放疗等治疗,津血受损,气阴两伤,肝肾亏虚,加之术后经脉损伤,脉络瘀滞,气机不调,故患者表现为右胸部阵发性牵掣疼痛,失眠,潮热盗汗,乏力,腰膝酸软,口干,舌质暗红,舌苔黄微腻,中有剥苔,脉细滑。治疗所用方中,黄芪、党参益气扶正,女贞子、黄精、枸杞子、旱莲草培补肝肾之阴、调理冲任,淫羊藿于方中阳中求阴,合补阴药以阴阳双补。扶正同时不忘祛邪,夏枯草、山慈姑解毒散结,浙贝母、薏苡仁化痰散结,赤芍、桃仁、合欢皮、蜂房、郁金活血行气通络,龙骨、牡蛎、夜交藤安神中寓固摄、潜阳之功效以治标证。全方扶正祛邪,扶正为主,尤重补益肝肾与脾胃,体现了中医"治未病"之既病防变的思想。由于辨证准确,治法用药得当,所以药后疗效较好。

第四章 食管癌

食管癌是原发于食管的恶性肿瘤，严重威胁着人民的健康和生命。我国是世界上食管癌的高发国家，也是食管癌高死亡率的国家之一，年平均死亡率为 14.59/10 万。在我国，食管癌的发病率北方高于南方，河南林县是公认的高发区。食管癌的确切病因目前尚不清楚，通常认为食管癌的发生与该地区的生活条件、饮食习惯、存在强致癌物、缺乏一些抗癌因素及有遗传易感性等有关。食管癌常见于 40 岁以上的男性，50~69 岁最为多见，男女之比为 1.3~3:1。按组织学分类，可将食管癌分为鳞状细胞癌、腺癌以及未分化癌等，其中鳞状细胞癌约占 90% 以上。根据临床病理分期，则可将食管癌分为早期、中期、晚期三期。

食管癌以进行性吞咽困难为其最典型的症状，属于中医学"噎膈"的范畴。中医认为多由于七情内伤、饮食不当、年老脏腑功能失调诸因素相互影响，气、痰、血交结食管，致使食管狭窄、干涩而成。食管癌的辨证，当辨明虚实，分清标本。因忧思恼怒，饮食所伤，寒温失宜，而致气滞血瘀，痰浊内阻者为实；因热饮伤津，房劳伤肾，年老肾虚，而致津枯血燥，气虚阳微者属虚。通常新病多实，或实多虚少；久病多虚，或虚中夹实。吞咽困难，梗塞不顺，胸膈胀痛者多实；食管干涩，饮食不下，或食入即吐者多虚。然而临证之时多为虚实夹杂之候，尤当详辨，常常是以正虚为本，夹有气滞、痰阻、血瘀等标实之证。

第四章 食管癌

食管癌的根治关键在于对本病的早期诊断,手术切除治疗是首选方法。中医治疗食管癌不仅是手术治疗或放疗、化疗的辅助手段,也是晚期食管癌患者常用的治疗方法,可延长生存期和提高生活质量。中医治疗食管癌应权衡标本虚实,辨证论治,初起以标实为主,重在治标,以理气、化痰、消瘀为法,并可少佐滋阴养血润燥之品;后期以正虚为主,重在扶正,以滋养阴血、益气温阳为法,也可少佐理气、化痰、消瘀之药。但治标当顾护津液,不可过用辛散香燥之药;治本应保护胃气,不宜多用甘酸滋腻之品,同时需要特别强调的是存得一分津液,留得一分胃气,在食管癌的辨证论治过程中有着特别重要的意义。

第一节 中医名家辨治经验

一、郑玉玲辨治食管癌经验

郑玉玲学验俱丰,对恶性肿瘤的治疗尤有心得,"邪郁蕴毒致瘤"和"痰瘀互结致瘤"是其肿瘤学术思想的两大特色,她治疗重视局部抗癌与整体调整相结合,善用经方治疗肿瘤,现将其治疗中晚期食管癌的经验简述如下。

食管癌的病位在食管,属胃气所主,与肝脾肾三脏皆有经络联系。在功能上脾为胃行其津液,肝之疏泄有助于胃之和降,肾之阴阳,一则温煦胃气,一则濡润咽喉,它们对于维持食管的正常功能有协同作用。食管癌患者多年老肾虚,又因情志、饮食劳倦等因素,损伤肝脾肾,使脏腑功能失调,气滞痰凝血瘀内生。一方面痰气相抟酿生癌毒,另一方面这些病理产物又进一步影响脏腑气化,助邪伤正,形成恶性循环,使病情呈进行性加重。因此,本病乃因虚致病,因病致虚,证属本虚标实。历代医家对本病病机的认识多从津血亏虚、痰气瘀结立论,《内经》中有"三阳结谓之膈"的论述,《医宗金鉴》中说:"结者,结热也……灼伤津液也。"说明其基本病机以津血亏虚为本,痰气瘀结为标。

(一)痰瘀噎膈,涤痰化瘀为大法

痰和瘀均为疾病过程中形成的病理产物,同时作为一种新的致病因素作用于机体,导致脏腑功能失调,引起各种复杂的病理变化。郑氏认为瘀为血滞所成,痰为津液所化,津血同源则瘀痰同源,皆同源于脾胃运化的水欲精微,而与五脏六腑的生理功能密切相关,无论外感六淫,内伤七情,或饮食劳倦,跌仆损伤,均可导致脏腑功能失调而产生气血津液的变化,津停为痰,血滞为瘀,痰瘀同病或痰瘀互结。如痰滞脉中而致局部血滞为瘀,或痰滞脉外而致气血运行障碍而为瘀,或瘀阻络道而致津液出入受阻停而为痰,或瘀阻日久亦可化生痰浊等,二者互为因果,相互转化,胶固粘滞,而成癌肿,故而涤痰化瘀解毒应贯穿于食管癌治疗的始终。

根据"邪郁蕴毒,痰瘀相关"的思想,以涤痰化瘀、攻逐癌毒为基本治法,并结合现代药理研究,在临床中总结出了治疗食管癌的经验方——豆根管食通口服液,该方由山豆根、沉香、急性子、黄药子、姜半夏、三七、制天南星、郁金8味药物组成。其中山豆根散结消肿为主君,性寒,属清热解毒、利咽和具有细胞毒作用的抗癌中草药,山豆根所含多种生物碱为其抗肿瘤的有效成分,尚具有升高白细胞、平喘、解痉、镇痛、镇静、抗菌、抗炎、保肝等多种药理作用。制天南星温化顽痰,体外实验证明有抗肿瘤作用,同时还有祛痰、抗惊厥、镇静、镇痛作用等,急性子软坚消瘀,黄药子解毒散结消瘀,姜半夏化痰散结降逆,沉香行气降逆,郁金活血止痛,共为臣药,郁金对化学致癌物具有抑制和抗突变作用。三七化瘀止

第四章 食管癌

血,活血定痛,为佐使药,含有的三七总皂苷有一定清除超氧阴离子自由基的作用,对肿瘤预防有一定意义。全方以祛邪为主,方简意赅,适用于中医辨证为痰气交阻,瘀血内结,或痰瘀互结等证型的食管癌患者。

(二) 重视心身,疏肝解郁和胃为法

随着社会的发展,医学模式已转变为"生物—心理—社会医学模式",提倡"以人为中心",认为健康不仅包含生理的健康,而且包含心理健康两个方面。因此,临床工作者在治疗患者生理疾病的同时,更要重视患者的心理疾患。从临床上看,食管癌病人既承受着生理上恶性病痛的折磨,又要承受着巨大的心理压力。所以,郑氏采用语言疏导的心理治疗,结合服用疏肝解郁、解毒散结之中药,心身同治,从而达到减轻病人病痛、改善其生活质量、延长其生存期的目的,临床获得较好的效果。

1. 重视情导因素在食管癌的发病治疗及预后中的作用 中医学十分重视情志因素在疾病发生过程中所起的作用,认为强烈或长久的不良精神刺激均可以导致疾病的发生。《素问·通评虚实论》中说:"膈塞闭绝,上下不通,则暴忧之病也。"说明食管癌进食梗阻一类病证与情绪剧烈变化有关。心理因素尤其是情结状态与食管癌的关系十分密切,消极心理状态直接或间接影响生理活动状态,造成人体免疫机制的失衡,引起生理疾患,诱发或加速癌细胞的产生和扩散。患病之后,又进一步加剧恶劣情绪反应,造成更剧烈的情绪波动,病人治疗的依从性差,往往表现为由最初的忌讳、否认到愤怒,再到绝望、接受现实,陷入"心理—生理—病理"严重失衡的恶性循环中,导致癌症的恶性蔓延和发展。郑氏认为,从免疫学角度讲,人在过度悲伤、忧郁中,其免疫机能会因某些免疫因子的分泌减少而降低,或因某些毒素的分泌增加、灭活减少等,从而加速病情的进展。从治疗和预后看，如果病人心情开朗，置生死于度外，积极配合治疗，效果往往较好，反之，效果一般很差。

通过临床观察发现，大多数食管癌患者，精神上或多或少存在着难以解脱的忧愁与痛苦，这些心理疾患在临床上的具体表现主要有：①对癌症的病程发展忧虑，大多数病人认为癌症是绝症，担心恶化、扩散、转移、死亡，这是最主要的焦虑和恐惧；②对患癌以后需要做的各种治疗担心害怕，惧怕手术、放疗、化疗的毒副作用，惧怕癌症所致的疼痛及其他并发症；③担心自身的前途；④为家庭经济困难焦虑，癌症治疗费用较高，家庭经济困难的病人除了治病还要还债，思想负担过重；⑤为家庭忧虑忡忡，担心爱人、孩子能否承受意外打击，为孩子的前途担心，为爱人的生活担忧；⑥有些病人情感脆弱，动辄哭泣、激动、紧张，甚至过分依赖家人照顾，即使是力所能及的事情也不愿去做；⑦有的病人对周围环境十分敏感，尤其对医护人员的言行举止更是敏感、猜疑，总认为别人的小心议论、低声细语与自己的病情有关，感到自己的病情已无可挽回；⑧癌症病人脱离原先正常的生活工作环境，总是心事重重，盼望亲友前往看望，渴望能回到正常的生活、工作环境中，参加社交活动，孤独、失落情绪是病人客观上脱离原有群体而产生的疏离感、遗弃感、失落感的表露；⑨有的病人特别是农村的病人认为癌症是丢人的事情，"我并没有做什么亏心事，怎么会得癌症"，惧怕见人，不愿提起病情。总之，癌症病人常常感到自己对病情、处境缺乏控制力，甚至无法控制自己的情绪，从而产生无所适从的无助感，进而导致失望、抑郁情绪，抑郁最容易使病人产生轻生的念头，也是癌症病人的"催化剂"。

2. **强调心理疏导与药物治疗同等重要** 针对食管癌病人

第四章 食管癌

肝郁不舒的心理疾患，应采用语言疏导及心理干预。引用《灵枢·师传篇》告诫人们："人之情，莫不恶死而乐生，告之以其败，语之以其善，导之以其所便，开之以其所苦，虽有无道之人，恶又不停者乎！"注意倾听病的倾诉以表示关注和理解，给病人以安慰，帮病人认识病情，告诉他们食管癌是一种常见病，并非不治之症。郑氏提出三鼓励法，首先，鼓励他们要勇敢面对现实，信心百倍地和疾病作斗争，以自觉、冷静、自信、主动、理智、成熟的心态对待疾病，郑氏常说："当前的医疗技术使许多癌症成为可治之症，而且许多人已经成功治愈或延长了寿命，只要树立信心，配合治疗，治愈的机会是很多的。"其次，鼓励病人摆脱孤独、失落、抑郁情绪，多与别人交流、沟通，常云："既来之，则安之，担心、恐惧、焦燥、愤怒无助于病情的好转，反而会加重病情使病恶化。"经常向病人解释过度的心理矛盾和心理冲突能引起机体的紧张状态，进而引起自主神经—内分泌—免疫网络功能的失调，使机体内分泌、免疫功能受到抑制，抗体产生减少，同时阻碍机体淋巴细胞对癌细胞的识别和消除，使癌细胞突破机体防线而出现无限制的增生，进而使病情趋向恶化，而心情平和开朗能激活免疫系统而使病情好转。第三，鼓励病人做力所能及的事情，转移注意力，并获得自我成就感及别人的认同和支持。

3. *药物治疗不忘理气解郁* 郑氏认为，食管癌病人之心理疾患归属中医"郁证"的范畴，以疏肝理气解郁为治则，宜采用柴胡疏肝散为主方加减。方中以柴胡、香附、枳壳疏肝行气解郁，加郁金以助解郁之功，白芍、甘草活血化瘀、缓急止痛，加冬凌草、南星、黄药子清热解毒、化痰散结以抗癌。食滞胃脘不化，症见胃脘胀满者，加焦三仙以消食化滞；嗳气频频，胸脘不畅，加旋覆花、代赭石、陈皮以平肝降逆；肝郁化火,性情急躁易怒,胸闷胁胀,口苦,舌质红苔黄,脉弦数者,加丹皮、栀子以解郁清热;咽中不适,如有物梗阻,吐之不出、咽之不下等梅核气症状明显者,加"四七汤"化裁化痰理气解郁;数欠欲伸,悲伤欲哭者,合甘麦大枣汤。

(三)结合放疗,滋肾养阴防复发

放疗作为食管癌治疗的主要方法,旨在以毒解毒,郑氏认为各种放射源均属热毒,因其性偏激,作用于人体后,发挥治疗作用的同时,常常耗伤气血阴精,其副反应一定程度上影响了其疗效的发挥,导致余毒滞留,使脏腑功能失调出现一系列副反应。食管癌病人大部分有肝肾阴虚的表现,经过一段放疗后,阴津大伤,耗竭真阴,大多出现头晕耳鸣,腰膝酸软,五心烦热,口干舌燥,渴而饮少,纳呆食少,舌质红、暗红或青紫,苔薄少津或光剥,甚则为镜面舌,脉细弦或细数等肝肾阴虚之证。因此,食管癌放疗后的基本病机为阴液亏耗,毒热燥结,治当养阴清热,解毒散结。郑氏据此而立中药复方制剂——地黄管食通口服液用于食管癌放疗中及放疗后预防复发。地黄管食通口服液由熟地、山茱萸、山药、泽泻、丹皮、茯苓、冬凌草、山豆根等组成,本方由古方六味地黄丸化裁而来。方中熟地甘苦微温,补血气,生精血,滋肾水,益真阴,重用为君药。山茱萸酸微温,补益肝肾,强阴益精;山药甘平,滋精固肾,健脾补虚,与熟地同补三阴而以补肾为重,共为臣药;山豆根、冬凌草苦寒,清热解毒,消肿散结,亦为臣药。泽泻甘淡寒,泻热利水渗湿,配熟地泻肾降浊;丹皮苦辛微寒,清热凉血,治血中伏火,配山茱萸以泻肝火;茯苓甘淡平,健脾利水,配山药以渗脾湿,三药共为佐药。诸药相伍,共奏养阴清热、解毒散结之效,即《内经》"谨察阴阳所在而调之,以平为期","养正积自除","攻邪正自安",补泻并用,攻补兼施。现代药理研究证实,上述诸药均有抑制食管癌

第四章 食管癌

前病变,或杀伤抑制癌细胞作用。纵观全方,针对食管癌放疗后的病机,丝丝入扣,用药精当而科学,用于临床,取得了较好的疗效。

〔洪永贵.郑玉玲教授治疗中晚期食管癌心法.辽宁中医药大学学报,2010,12(10):113.〕

二、焦中华辨治食管癌经验

焦中华潜心血液病、肿瘤的临床研究 30 余年,积累了丰富的临床经验,特别是从整体出发,辨证与辨病相结合,用扶正祛邪法治疗食管癌,有其独到之处,现简要介绍如下。

(一) 从整体认识食管癌的病因病机

食管癌属中医学噎膈之范畴,对本病的病因病机,《医宗必读·反胃噎膈》中说:"大抵气血亏损,复因悲思忧恚,则脾胃受伤,血液渐耗,郁气生痰,痰则塞而不通,气则上而不下,妨碍道路,饮食难进,噎塞所由成也。"《景岳全书·噎膈》说此证"唯中衰耗伤者多有之",说明食管癌的发病是在全身正气虚弱的情况下,复因情志不遂,肝郁气滞,久而脾胃受伤,运化功能减弱,津液失于正常输布与转化,内聚成痰;肝郁气滞,失于宣畅,渐致血行不畅,终为"死血";痰瘀毒聚,互结为有形之邪,阻于食管,饮食下咽,而发为本病。饮食不节也是食管癌不可忽视的病因,《医学镜旨》论述本病时指出:"酒面炙炜,黏滑难化之物,滞于中宫,伤于脾胃,渐成痞满吞酸,甚则为噎膈反胃。"《医门法律》谓:"过饮滚酒,多成膈证,人皆知之。"这与现代医学食管癌的病因相一致。流行病学调查发现,食物粗糙,饮食过快,热食,饮酒,常食含亚硝胺的食品如酸菜等,与食管癌的发病有关。

焦氏对食管癌的认识注重从整体出发,即把本病看作为全身性疾病,而癌块仅是全身性疾病的一个局部表现。认为全身的正气虚弱是形成癌瘤的内在因素，由于正虚才使邪气乘虚而入并增殖发展。机体内部稳定及人体内外相对平衡状态被破坏，免疫功能低下时，不仅有利于肿瘤的形成，而且可促使肿瘤的复发和转移。故此认为，肿瘤患者的全身情况当属虚证，局部癌块则是正气虚衰所造成的"标证"结果，当属实证。标实主要表现为气滞、痰阻、血瘀、毒聚，正气虚弱有五脏六腑之虚，有阴阳气血之虚。而食管癌的病位在食管，属胃气所主，脾与胃互为表里，因此食管癌的正虚主要是脾胃的功能失调，以脾胃气虚为主。在治疗上应抓住这一重点，从健脾补气入手，以达补虚之目的。临床观察表明，只有脾胃功能旺盛，才能增进患者的食欲，并能将饮食和药物充分有效地消化吸收，提高患者的体质和抗癌能力，治标则应强调理气、化痰、软坚、解毒。

（二）扶正与祛邪兼顾，辨证与辨病相结合

找中医就诊的食管癌病人中，大多数为年老体弱，或病至晚期癌瘤转移，失去手术机会，或手术后正气大伤，余邪留恋。这些病人经常处于正气不足、邪气有余的状况，此时治疗上若忽视虚弱之躯，单纯祛邪，则正气更为损伤，反而易致癌瘤速增或转移，单纯扶正，又有留邪之弊，只有双管齐下，扶正祛邪兼施，才是两全之策，因此焦氏认为食管癌基本治疗大法应是扶正祛邪兼顾。

同是食管癌，由于不同的阶段病人的证候不同，机体反应性有异，疾病的表现也有不同，因此，要提高临床疗效，必须辨证论治。但"病"是证的基础，既要重视"证"的过程，又要重视"病"的过程，中医治疗食管癌仅仅依靠辨证论治，尚难解决食管癌治疗过程中的一切问题，所以要把中医的"辨证"与西医的"辨症"结合起来，既要看到病人不同证的症状表现，也要看到食管癌病人的共同病变性质，在辨证论治

第四章 食管癌

的基础上，有针对性地选择应用抗癌中药，才能提高临床疗效。

焦氏治疗食管癌，在"治病求本"的原则下，谨守病机，以降气化痰，活血化瘀，清热解毒，健脾益气为具体治疗方法，以祛邪抗癌为主，兼以扶正，组成了治疗食管癌的基本方。其药物组成为旋覆花、代赭石、清半夏、急性子、山豆根、蜂房、白花蛇舌草、蜈蚣、枳壳、砂仁、生黄芪、炒白术、茯苓、焦山楂、焦麦芽、焦神曲、鸡内金、生甘草。本方以旋覆代赭汤加主方，方中旋覆花、清半夏消痰散结，代赭石重镇降逆，枳壳、砂仁理气解郁，白花蛇舌草、山豆根、蜂房清热解毒抗癌（现代药理研究证明此类清热解毒药有一定程度的直接或间接的抗癌作用，有助于抑制肿瘤发展），急性子、蜈蚣活血化瘀，散结止痛（现代药理研究证实急性子、蜈蚣均有抗肿瘤作用，还有镇痛作用，可以减轻食管癌病人胸背疼痛），生黄芪、白术、茯苓、生甘草健脾益气（现代药理研究证明扶正中药生黄芪、白术、茯苓有较好的免疫调节作用和保护、改善骨髓的造血功能，能活化自然杀伤细胞，诱生干扰素、白介素、肿瘤坏死因子等，有明显的抗癌作用），焦山楂、焦麦芽、焦神曲、鸡内金开胃消食，增进食欲。全方诸药合用，使痰消气降，毒瘀得解，中气恢复，运化功能复常，并在辨病的基础上，有针对性地选用抗癌中药，祛邪不伤正，扶正不助邪。临床观察用此方为主加减，病人一般服药6剂，则吞咽哽噎症状明显改善，纳食量增加。长期服用，不仅能明显改善症状，而且可促进术后病人的恢复，延长患者的生存期，防止复发和转移，提高生存质量。

（三）辨证分型论治

焦氏根据食管癌的病因病机及多年的临床经验，将其分为痰气互结型、血瘀痰滞型以及气（阳）血（阴）两虚型三种证型进行辨证论治。

1. *痰气互结型* 主要表现为食入不畅,吞咽不顺,时有嗳气不舒,胸膈痞闷,或伴有胸骨区隐痛,舌质暗红,苔薄黄,脉弦细。治以抗癌祛邪,理气扶正,方选食管癌基本方加莱菔子、郁金、浙贝母、紫苏梗。

2. *血瘀痰滞型* 主要表现为吞咽困难,胸骨后疼痛,甚则饮水难下,食后即吐,吐多黏液,大便燥结,小便黄赤,形体消瘦,肌肤甲错,舌质暗红少津,或有瘀斑、瘀点,苔薄白,脉细涩。治以祛瘀散结,化痰解毒,方选食管癌基本方选加赤芍、三棱、莪术、水蛭、胆南星、威灵仙。大便干者选加大黄、火麻仁,吞咽困难、梗噎明显可加紫硇砂。

3. *气(阳)血(阴)两虚型* 为晚期食管癌,主要表现为饮食不下,泛吐清涎或泡沫,形体消瘦,口干咽燥,气短乏力,面色无华,形寒肢冷,面足浮肿,大便干结。治以益气养血,滋阴温阳,抗癌祛邪,方选食管癌基本方加人参或西洋参、当归、桂枝、女贞子、麦冬。偏阴虚者加生地、沙参、重用麦冬,偏阳虚者重用黄芪、人参,加淫羊藿、肉苁蓉。

〔李芮. 焦中华治疗食管癌经验. 山东中医药大学学报,1999,23(4):202.〕

三、陈光伟辨治食管癌经验

陈光伟治疗食管癌注重从整体出发,认为机体虚弱是形成癌瘤的内在因素,局部癌块是正虚后产生"标实"的结果,标实表现在气滞、痰阻、瘀血、毒蕴,正虚有五脏六腑、阴阳气血之虚,治疗应以培本扶正为主,兼以行气化痰、活血化瘀解毒,他以扶正驱邪为治疗原则,方用自拟消噎汤化裁,发挥中医药减毒增效的特点治疗食管癌,取得了较好的疗效,现简要介绍如下。

第四章 食管癌

（一）病因病机

食管癌是食管鳞状上皮或腺上皮的异常增生所形成的恶性肿瘤，属中医学"噎膈"的范畴，又称为"膈噎""噎塞"。中医认为食管癌的发生与饮食和情志有密切的关系，噎膈以内伤饮食、情志不遂为主因，且相互影响，互为因果，共同致病，使气滞、痰阻、瘀血三种邪气阻于食管致食管狭窄，日久伤津耗血，失于濡润，食管干涩，饮食难下。李氏对食管癌的认识注重从整体出发，认为癌块仅是全身疾病中的一个局部表现，机体正气虚弱是形成癌瘤的内在因素，由于正虚才使邪气乘虚而入并增殖发展。局部癌块则是正虚后产生的"标实"结果，属实证，标实主要表现在气滞、痰阻、瘀血、毒蕴，正虚则有五脏六腑、阴阳气血之虚，治疗则当以培本扶正为主，兼以行气化痰，活血化瘀解毒。

（二）治疗方法

鉴于食管癌早期症状和体征不明显，发生常与患者情绪波动有关，不经治疗可自行消失，因此早期易误诊。就诊时患者大多已出现明显吞咽障碍、咽下疼痛、声音嘶哑、出血等症状，病情发展至中晚期，失去手术机会。陈氏认为此时应尽可能争取积极治疗措施，减轻患者痛苦，提高生存质量，在辨病与辨证相结合的基础上采用中西医结合的方法，同时发挥中医药抗肿瘤的优势。陈氏根据多年的临床经验，总结出消噎汤化裁，对食管癌患者放化疗及手术后有良好疗效。药用黄芪15g，灵芝15g，山豆根15g，穿山甲15g，黄药子15g，蜈蚣（焙干研末冲服）2条，胆南星12g，生半夏12g。方中黄芪、灵芝益气健脾，扶正抗癌；山豆根属清热解毒药，不但有直接抗菌、抗病毒作用，同时还有明显的抗癌活性，亦能促进机体的免疫功能；穿山甲、黄药子活血化瘀，解毒软坚散结，消除食管之肿塞；蜈蚣攻毒散结，通络止痛；胆南星、生半夏清热化痰，降逆和胃。全方共奏扶正抗癌、活血解毒、化痰止痛之功效。陈氏在临床中灵活加减，如胸痛明显者加延胡索、川楝子、郁金、白芍，嗳气、呕吐呃逆明显者加旋覆花、代赭石、生姜、柿蒂、苏梗，纳差消瘦者加炒谷芽、炒麦芽、神曲、怀山药。

（三）病例介绍

某患者，男，62岁。4年前自觉咽部不适，进食有噎阻，进行性加剧。当地医院X线钡餐透视发现食管上段条索状肿物，约0.9cm×2.1cm，于2007年2月在西安某医院进一步检查，胃镜及病理检查确诊为食管上段鳞状上皮细胞癌。行放疗24次，2007年4月10日来诊。诊时患者吞咽不利，声音嘶哑，食少纳呆，形体消瘦，神疲乏力，舌质暗，苔白厚腻，脉弦滑。辨证属脾气虚弱，湿瘀互结，治宜健脾益气，化瘀消积，方用消噎汤化裁。药用黄芪15g，灵芝15g，山豆根15g，藤梨根30g，穿山甲15g，黄药子15g，胆南星12g，生半夏12g，党参30g，生薏苡仁30g，白术15g，陈皮9g，蜈蚣2条。取12剂，每日1剂，水煎服。服上药后平衡稳，纳食有所增加，神疲乏力稍有改善，仍有进食梗噎感，声音嘶哑，口干欲饮，二便调，舌质暗，苔白厚腻，脉弦滑，上方加麦冬12g，石斛12g，沙参12g，浙贝母15g，取24剂，每日1剂，水煎服。服药后声音嘶哑改善，进食哽噎感减轻，口干欲饮消失，夜间时有咳嗽，舌质暗，苔白厚腻，脉弦滑，宗上方去麦冬、石斛、沙参，加玄参15g，生地12g，龙葵15g，取24剂，每日1剂，水煎服。守上方依证加减，连服6个月，声音嘶哑及进食哽噎感消失，后行X线钡餐透视肿物消失。嘱期上述中药2日1剂，再服3个月，以巩固疗效。

陈氏在治疗食管癌上主张辨病与辨证相结合，考虑到肿瘤患者多因虚致病，又受到放化疗对身体的损害，因此治疗上以扶正祛邪为治则，用药上充分发挥中医药减毒增效的特点，根据临床表现灵活加减，收到了良好的疗效。

〔蔚丽娜．陈光伟教授治疗食管癌临床经验．实用中医内科杂志，2008，22（10）：5.〕

四、刘沈林辨治食管癌经验

刘沈林临床经验丰富，对肿瘤的诊治有着独到的经验和较好的疗效，他治疗食管癌善于从整体观念出发，以脏腑为中心辨证施治，采用甘凉濡润通降胃气，辨证应用复法大方抗肿瘤，强调整体配合局部用药，因人因地因时选择用药，现予以简要介绍。

（一）甘凉濡润，胃以和降为顺

食管与胃相连，为胃气所主，以生理功能而言，六腑传化物而不藏，当以通降为顺。食管癌患者因食管局部气滞痰凝血瘀交结成块，脘管窄隘不畅，食管不能下行，使胃气不得降而反上逆，患者症见吞咽不顺，心下痞硬，嗳气频频，恶心呕吐等。又胃为阳土，喜润而恶燥，食管癌患者常有食管干涩灼热不适感，伴见口干便干、身体消瘦、舌红少苔、脉象细数等，均为胃阴不足之征，故在治疗时不可一味化痰散瘀，只着眼于局部肿块的消散，而应依从中医学基本理论，治病求本，顾护脏腑功能正常为主。刘氏认为，中医药在食管癌综合疗法中具有重要作用，对于手术以后、放化疗后患者的调理尤其意义重大，但必须基于中医学理论辨证论治才能彰显疗效。刘氏总结临床上食管癌常见证型为胃阴受损、痰瘀交阻、胃气上逆证，故当采用甘凉濡润法滋养胃阴，和降胃气，配合化痰散瘀、消散癌肿，甘凉濡润法可宗前人沙参麦冬汤、麦门冬汤、益胃汤、百合汤等方意，和降胃气法可宗前人旋覆代赭汤、橘皮竹茹汤等方意，在临床中应根据患者具体病情灵活选用，适当加减。

麦门冬汤出自张仲景《金匮要略》,由麦门冬、半夏、人参、甘草、粳米、大枣组成,清养肺胃,降逆下气,用于肺胃津伤,虚火上炎,咳唾涎沫,气逆而喘,咽干口燥,舌干红少苔,脉虚数者。沙参麦冬汤、益胃汤均出于吴鞠通《温病条辨》,前者由沙参、玉竹、生甘草、冬桑叶、麦冬、生扁豆、天花粉组成,具有清养肺胃、生津润燥的功效,用于燥伤肺胃阴分,津液亏损,咽干口渴,干咳痰少而黏,或发热,脉细数,舌红少苔者;后者由沙参、麦冬、冰糖、细生地、玉竹组成,具有益胃生津、润肺止咳的功效,用于胃阴受损,不能食,口干咽燥,舌红少苔,脉细数者。百合汤出于陈修园《时方歌括》,由百合与乌药2味组成,重用百合养阴清热,佐以乌药行气止痛,用于心胃诸痛,服热药而不效者。在具体用药时,刘氏喜用北沙参,因为考证文献资料记载,古书所言沙参多指南沙参,而北沙参又称细条参、北条参,与南沙参相比,质地坚密,功效更佳,且专主于胃,滋养胃阴,生津止渴。百合为药食两用之品,味甘,性微寒,归肺、心经,具有养阴清热、滋补精血的功效,刘氏认为此药不仅能滋养阴津,且有安神解郁之功,对于患者情绪烦躁,胃脘嘈杂者,可起到双重功效。

食管癌患者常见泛吐痰涎,刘氏认为此由胃失和降,胃气上逆所致,常以张仲景的旋覆代赭汤和橘皮竹茹汤化裁,实际是旋覆花与代赭石、橘皮与竹茹两个药对的合并运用,代赭石重镇降逆,橘皮理气和胃,旋覆花与竹茹均有化痰止呕之功。旋覆花又名金钱花、金钱菊、夏菊、六月菊、滴滴金、金沸花等,药用花序部分,因有绒毛需要包煎,入肺、胃经,善于降气化痰,降逆止呕,有"诸花皆升,旋覆独降"之说,刘氏温习经典,在《伤寒杂病论》中用到旋覆花有3处:一方为

第四章 食管癌

旋覆代赭汤,治"心下痞硬,噫气不除"者,另一方为旋覆花汤,一处治"肝着,其人常欲蹈其胸上,先未苦时,但欲饮热",另一处治"妇人则半产漏下"。《神农本草经》载"旋覆花,味咸,性温,主治结气,胁下满,惊悸,除水,去五脏间寒热,补中下气",可见其性向下,又味咸能化痰散结。

(二)辨证论治,复法大方抗肿瘤

刘氏分析来求治于中医的食管癌患者病情,多数已行手术、放疗或化疗等治疗,正气受损,邪气留滞,病情较为复杂,单种疗法难以兼顾,因而主张基于中医辨证论治的基本原则,在辨清证型的前提下,采用复法治疗病情较长的食管癌患者。复法是指两种以上治法的联合应用,其学术思想源于《内经》,张仲景的《伤寒杂病论》中将复法组方配伍治疗病机错杂、证候兼夹的一类疾病,取得显著的临床疗效,后人继承沿用亦是屡试屡效。在临床上,手术、放疗后患者常见局部疼痛,进食疼痛加剧,痰涎较多,此为痰瘀交阻,气滞阴伤,当兼顾化痰散瘀,养阴和络,常选旋覆代赭汤、瓜蒌薤白半夏汤、麦门冬汤相配;有的患者胸膈疼痛,有烧灼感,牵及两胁不适,泛酸嘈杂,属气郁化火,肝胃郁热,常以旋覆代赭汤、黄连温胆汤、金铃子散、左金丸、沙参麦冬汤相配;还有患者嗳气,恶心,口干口苦,舌质光红无苔,此属胃阴受损,失于和降,常以益胃汤、百合汤、橘皮竹茹汤相配。癌毒本属热盛成毒,而化学药品、放射线亦有热毒之性,故用药中常配以善走消化道的清热解毒之品,如石见穿、半枝莲、蚤休、急性子、威灵仙、山慈姑、藤梨根等。

(三)整体观念,配合局部粉剂攻邪

刘氏认为,食管癌患者的病理性质特点为全身为虚,局部为实,一方面局部食管有肿瘤日渐增大,影响进食,另一方面，水谷不入，生化乏源，加之邪气伤正，全身气血津液耗伤，正气日虚。因此主张在治疗时，立法从整体着手，扶正以祛邪，辨证论治，而在用药上配合局部用药，加强攻邪的力度，常采用空腹给予粉剂温开水或藕粉调服的方法。方中药用天龙粉、参三七粉、莪术粉、生鸡内金粉各等分，根据个体特点每次1.0~2.0g，每日1~2次，并嘱患者让药粉尽量在食管停留较长时间，用药后相隔1小时以上再进食物。天龙即壁虎，或称守宫、蝎虎，性味咸寒，有小毒，《四川中药志》言其"驱风，破血积包块，治肿瘤"。刘氏广泛研读经典，总结古人用药在用法用量上非常研究，天龙为动物类药，入煎剂其有效成分易被破坏，且导致汤药口感较差，病人服用后容易引起胃肠道反应，而古人多采用粉剂、散剂，或入丸剂给药，粉状药可加藕粉调服，使药物能在食管停留较长时间，用量不必重而局部疗效好。三七性温，味甘、微苦，功善散瘀止血，消肿定痛，《本草纲目》云"三七止血，散血，定痛"，有医家赞三七与人参同为药中最为珍贵者，能破一切瘀血，又能止血养血。另所配的莪术可加强活血化瘀作用，鸡内金则可消食助运。刘氏还悉心指导病人掌握服粉剂药的时间段，常选上午9时与下午4时作为服药时间，与汤剂隔开时间，这样粉剂对局部黏膜的病灶能较长时间较近距离地发挥治疗效果，因而提高整体的治病疗效。

（四）三因制宜，选药用量细斟酌

刘氏用药讲究因人制宜，不同体形及身体素质者用药味数及用量亦有不同，对于形体壮实、脉实有力者，配伍中解毒抗癌药种类较多、用量亦较大，如将石见穿、半枝莲、白花蛇舌草等同用，且用量至30g，而对于体质虚弱、有正气不足表现者，攻邪药不过1~2味，且用量较轻，正如《素问·五常政大论》中所说："能毒者以厚药，不胜毒者以薄药。"刘氏

第四章 食管癌

还强调不同性别治疗亦有所区别,女性病人常常主诉较多,精神因素有一定,此时医者应抓住主要矛盾,治其根本,同时加以宽慰,排解其恐惧心理,为其树立战胜疾病的信心。同一患者,在病程的不同阶段,选方用药因时而变,在疾病的早期,常用方较大,攻邪之药较重,当患者病至后期,正虚明显时,常以扶正为主。如有一食管癌伴淋巴结转移患者,前医给予较大剂量清热解毒之抗癌中药后,患者腹泻每日数次,为稀水样,纳差疲乏,舌苔厚腻,脉细无力,转予香砂六君子汤健脾助运,先让患者恢复受纳运化,以使得正气得复,后再逐渐调理。刘氏强调对于肿瘤晚期患者不宜过度治疗,而应重在扶助正气,让患者恢复自身的阴阳平衡,以求带瘤生存,提高生活质量。

根据不同季节,在选药上亦有讲究,如冬季用药常注意在寒凉药中配以温运之品,如少佐吴茱萸、炮姜、肉桂之类温运中阳,此类药用量多为2~3g,在方中起到反佐作用,或用丁香、沉香、木香之类理气助运,用量多为5~6g。当外界寒凉较重时,从里推动脾阳之气,以使运化得健,气血生化有源,但用量又不宜重,因为胃喜濡润,要注意顾护胃阴。

〔彭海燕.刘沈林教授治疗食管癌经验.南京中医药大学学报,2011,27(2):178.〕

五、张代钊辨治食管癌经验

张代钊认为中医药对多数中晚期食管癌及贲门癌患者有减轻症状和延长生命的作用,在用药过程中尤注意病情轻重、病期早晚及患者的体质强弱。早期患者全身情况良好,应以祛邪为主,扶正为辅;中期患者病情较重,肿瘤较大者宜攻补兼施,扶正祛邪同时并举;晚期患者因身体虚弱,肿瘤广泛转移,多有气血双亏,应以扶正为主,祛邪为辅。同时需随时注意调理脾胃以增进食欲，增强体质。噎膈的发生与毒邪入侵有密切关系，一些晚期食管癌病人从食管里吐出癌块组织，即是毒邪侵入人体的表现，从而为抗癌解毒治则提供了理论依据。

张氏运用中西医结合的方法对食管癌有效地进行了治疗，减轻机体对肿瘤的负担，为手术及放化疗创造条件，增强疗效，并可使病人长期存活。在中西医结合治疗中，总结出手术加中药治疗法、放射治疗（或术后放疗）加中药治疗法、化疗加中药治疗法，其疗效较好。

（一）手术加中药治疗法

食管癌的治疗主要是手术，在可以手术的病例中这是唯一可能达到治愈目标的方法。术后配合中药治疗对于术后康复、减少合并症及为术后放化疗作用必要的准备是十分重要的，术后证属脾胃不和者，以疏肝健脾和胃为主，佐以解毒祛邪。常用药物有醋柴胡9g，黄芩9g，杭白芍9g，焦白术9g，茯苓9g，广木香3g，砂仁3g，青皮9g，陈皮9g，制香附9g，清半夏9g，焦薏苡仁30g，佛手9g，藤梨根15g，半枝莲30g等。证属气阴两虚者，以补气养阴为主，佐以祛邪解毒。常用药物有沙参15g，太子参15g，玄参9g，麦冬9g，石斛15g，玉竹9g，白术9g，茯苓9g，焦六曲15g，陈皮9g，佛手9g，山楂15g，半枝莲30g，白花蛇舌草30g等。

（二）放疗（或术后放疗）加中药治疗法

食管癌病人在放射治疗中常见之副反应主要有干咳、胸闷，胸背疼痛、吞咽不畅、发热、口干、咽干、舌燥、全身疲乏、纳差、喜冷饮、白细胞减少及血小板下降，甚至出现放射性食管炎、放射性肺炎及肺纤维化等，这些证候多因放射治疗后体内热毒过盛，津液受损，脾胃失调以及肝肾亏虚所致。食管癌放疗中常见副反应也应辨证治疗，对于热毒过盛、热毒伤阴、津液受损者，治宜清热解毒，生津润燥，养阴清肺；气血

第四章 食管癌

损伤，热毒内侵，脾胃失调者，治宜凉补气血，健脾和胃；肝肾亏损者，则当滋补肝肾。清热解毒常用的药物有金银花15g，连翘15g，山豆根9g，板蓝根15g，黄连3g，蒲公英15g，方剂可选用黄连汤、黄连解毒汤加减；生津润燥常用的药物有生地15g，玄参9g，麦冬9g，石斛15g，天花粉15g，芦根30g；养阴清肺常用的药物有沙参15g，枇杷叶15g，麦冬9g，桔梗9g，杏仁9g，阿胶9g，百合15g等，方剂可选用养阴清肺膏、二冬膏、秋梨膏、清肺汤及滋阴降火汤等加减；凉补气血常用的药物有生黄芪30g，沙参20g，西洋参（另包单煎）3g，生地15g，丹参15g等。

（三）化疗加中药治疗法

化疗加中药治疗化疗中常见的副反应主要有机体衰弱、消化障碍、骨髓抑制以及炎症反应等。机体虚弱者化疗1~2周后常有全身疲乏，四肢无力，精神不振，心慌气短，失眠及出虚汗等症；消化障碍者多数病人常在化疗1~2周后出现胃脘胀闷，纳呆食少，恶心呕吐，甚至腹痛、腹泻等；骨髓抑制者主要表现为白细胞下降，血小板减少及贫血等；炎症反应主要表现在有些病人出现口腔黏膜糜烂或口腔溃疡以及静脉炎等。

机体虚弱为化疗药物之毒邪损伤病人之气血所致，治宜益气养血为主。气血虚弱证偏热者，宜以凉补气血为主，常用药物有生黄芪15~30g，沙参15~30g，西洋参（另包单煎服）3~6g，生地15~30g，丹参15~30g；气血虚弱证偏寒者，宜以温补气血为主，常用药物有潞党参15~30g、太子参15~30g、红人参6g、白人参6g（以上诸参每次用药选用一味即可），全当归15~30g，熟地9~15g，鸡血藤15~30g，阿胶（烊化另服）9g，三七粉（每日1~2次另冲服）3g，黄精15~30g，紫河车6g，龙眼肉9g，大枣7枚。常用方剂可选用四君子汤、四物汤及十全大补汤加减。

消化障碍者证属邪毒内侵，损伤脾胃所致，治宜健脾和胃为主。①食欲不振：胃脘饱胀属脾胃虚寒、喜热饮者，以香砂六君子汤加减，常用党参15g，清半夏9g，茯苓9g，陈皮9g，广木香3g，白术9g，砂仁3g等；如胃脘饱胀，胸胁窜痛，兼冷饮等属肝胃不和者，以逍遥散加减或选用加味逍遥丸。②恶心呕吐：呕吐酸水、苦水者，多属胃热之证，宜以橘皮竹茹汤加减，常用炒陈皮9g，清半夏9g，茯苓9g，竹茹15g，黄连3g，麦冬9g，枇杷叶15g等；如呕吐清水、凉水者，多属胃寒呕吐，宜以丁香柿蒂散加减，常用丁香9g，柿蒂15g，炒陈皮9g，姜半夏9g，茯苓9g，炙甘草6g，党参15g，生姜3片，大枣7枚等。③腹泻：腹泻多属脾虚之证，治以健脾利湿，方用参苓白术散加减，常用党参15g，白术9g，茯苓9g，炒扁豆15g，山药15g，莲子肉9g，桔梗9g，薏苡仁30g，砂仁9g，炙甘草6g等。

骨髓抑制为毒邪损伤气血所致，日久肝肾亏虚，除补气养血外，尚需滋补肝肾，常用枸杞子15g，女贞子15g，何首乌15g，山萸肉9g，菟丝子9g，补骨脂15g，杜仲15g等，或口服六味地黄丸等。至于炎症反应，则宜在辨证治疗的基础上适当加入清热解毒之品。

〔张代钊．中西医结合治疗癌症．太原：山西人民出版社，1984．〕

六、高萍辨治食管癌经验

高萍长期从事肿瘤内科临床、教学和科研工作，在中医结合治疗恶性肿瘤方面有其独到的见解，积累了丰富的临床经验，现将其治疗食管癌的经验介绍如下。

（一）食管癌的病因病机

食管癌是食管鳞状上皮或腺上皮的异常增生所形成的恶性

第四章 食管癌

肿瘤,属中医学"噎膈"的范畴。对本病的病因病机,《景岳全书·噎膈》中说"惟中衰耗伤者多有之","正以命门无火,气不化精,所以凝结于下而治节不行……即噎膈之属是也。"徐灵胎评《临证指南医案·噎膈》说:"噎膈之证,必有瘀血、顽痰、逆气,阻膈胃气。"说明食管癌的发病是在全身正气虚弱的情况下,复因情志不遂、饮食不节而致痰凝、瘀血阻滞于食管而发。

(二)食管癌的治疗

1. **综合治疗方法** 根据目前食管癌的治疗现状,高氏主张中西医结合治疗,强调根据患者的不同临床分期及体质、年龄等因素综合考虑,个体化选择治疗方案。Ⅰ期患者应尽快手术切除,对于上段不易手术的食管癌患者尽快行放疗,无须化疗,术后给予中药调理及定期免疫治疗;Ⅱ期、Ⅲ期患者根据其实际情况选择立即手术,术后给予放化疗及中药、免疫治疗,或给予新辅助放疗、新辅助化疗后行手术治疗,再给予中药调理及免疫治疗;Ⅳ期患者以放化疗、中药调理及免疫治疗为主,部分体质好的患者可以考虑姑息手术以及镜下治疗。

2. **中医药治疗法** 高氏治疗食管癌从整体出发,强调辨证与辨病相结合,中医药治疗贯穿于整体治疗当中。综合病因病机,总结出健脾化湿、疏肝解郁、滋阴润燥、抗癌祛邪等治疗方法。

健脾化湿:食管癌病位在食管,属胃气所主,胃气一振,则化源充足,诸脏皆得其养,于是重病可以转轻,轻病可以转安,甚至侥幸而愈;胃气一绝,则诸药罔效,势必不救。高氏在食管癌的治疗过程中,承李杲的脾胃学说及本病的病机特点,以健脾化湿为要,常用药物有太子参、黄芪、茯苓、猪苓、苍术、白术、山药、生薏苡仁等。

疏肝解郁:食管癌不仅在发病过程中与情志因素密切相

关，并且患病后大多数患者精神上都或多或少存在着难以解脱的忧愁与痛苦，他们常常感到自己对病情、处境缺乏控制力，甚至无法控制自己的情绪，从而产生无助感，进而产生失望、抑郁情绪，此情绪又会反过来推动本病的发展。高氏在食管癌的治疗过程中，将疏肝解郁药物贯穿始终，常用药物有柴胡、香附、木香、佛手等，同时辅以心理治疗，帮助患者尽早摆脱痛苦。

滋阴润燥：放疗为"热毒"，易伤津耗液，致肺、胃、肝、肾精亏热结，使很多放疗后的食管癌患者存在阴亏热结之证。高氏对此类患者多采用滋阴润燥的方法，常用方药有生地、玄参、知母、玉竹、芦根、麦冬等。

抗癌祛邪：预防食管癌的复发和抑制转移是其治疗中极为重要的一环，对手术及放化疗结束巩固治疗期的患者，高氏多以抗癌祛邪的中药为主，对于年老体衰，不能耐受手术、放化疗的患者，高氏多在扶正为主的中药中加入适量的抗癌祛邪药物，以控制疾病的进展。此类常用药物有清热解毒的藤梨根、山豆根、山慈姑、菝葜、土茯苓等，活血化瘀、软坚散结的全蝎、蜈蚣、土元、僵蚕、皂刺、浙贝母、牡蛎、夏枯草等。

〔崔学梯. 高萍教授治疗食管癌经验. 现代中西医结合杂志，2010，19（15）：1892.〕

第二节　经典验案点评分析

一、周仲瑛治疗食管癌案

导读：应以病之轻重、病情之早晚、邪正之消长对食管癌给予相应治疗，辨证属气阴两虚、癌毒积聚者，当以益气养阴，清热解毒，通络抗癌为治法，并注意随病情变化加减

第四章 食管癌

用药。

案体：袁某，男，75岁，2000年2月15日初诊。患者1997年2月无明显诱因出现吞咽困难，食欲不振，消瘦明显，经食管镜检查诊断为"食管鳞癌"，于1997年5月行食管癌根治术，手术顺利。1999年4月发现右颈部有一肿大淋巴结，行手术切除，病理检查提示为"转移性鳞癌"，胸部CT检查提示纵膈淋巴结肿大，行化疗效果不显，右颈部淋巴结继续增大，于2000年2月15日再次行放疗，扩大放疗范围，其间请周氏会诊，配合中药治疗。诊时患者胸闷气急，纳食不香，夜寐不宁，形体消瘦，神疲乏力，舌质淡，苔薄白，脉沉细。证属气阴两虚，癌毒积聚，治以益气养阴，清热解毒，通络抗癌。处方：太子参10g，佩兰10g，白术10g，白芍10g，黄芪10g，白花蛇舌草20g，天花粉12g，苦参12g，僵蚕12g，半枝莲12g，土鳖虫6g，炙蜈蚣3条，薏苡仁30g，炒山楂18g，炒麦芽18g，炒谷芽18g，夜交藤20g。每日1剂，水煎服。服上方14剂后二诊，患者诸症减轻，纳食渐增，食之有味，夜能安卧，肌肉渐长，舌脉同前，原方加山慈菇12g，芦根12g，何首乌15g，仙鹤草7g，每日1剂，水煎服。服药20剂后三诊，患者病情好转，可下床活动，守方继进。四诊时患者咳嗽，痰黏色黄，舌苔灰黑，脉濡数，周氏认为证属肺胃不和，脾运不佳，湿热内蕴，原方去黄芪、白术、夜交藤、白芍，加用法半夏10g，炒枳实10g，瓜蒌20g，黄连4g，以祛痰利湿。服上方5剂后五诊，患者咳嗽渐止，痰色转白，舌质淡，苔薄白，脉濡缓，守方去法半夏、炒枳实、瓜蒌、黄连，加用黄芪、白术继续服用至今，患者病情稳定，未发现复发及转移。

〔宋长城，鞠敏．周仲瑛教授治疗恶性肿瘤验案3则．新中医，2002，34（12）：56.〕

评析：周氏认为食管癌早期以肝郁气滞、湿热内聚多见，中期则以瘀血阻滞、脾胃虚寒型为主，后期表现为气阴不足、癌毒积聚，故应以病之轻重、病情之早晚、邪正之消长给予相应的治疗，切不可无视病之变化而固守一法，亦不能不顾肿瘤既病渐久之特点而多变方药。另外，西医之手术、放疗和化疗都是抗癌的手段，但与此同时亦破坏人体正常防御机制，打破体内平衡，损伤人体正气。中医药在治癌的同时又可兼顾正气，达到攻补兼施的目的。因此，肿瘤的治疗必须将中西医有机结合，充分发挥二者之优势，最终达到抗癌而不伤正、扶正而不留邪之目的。本例患者的治疗方中太子参、黄芪、白术、白芍、天花粉益气养阴，扶正培本；白花蛇舌草、半枝莲、苦参苦寒，清热解毒，利湿消肿；土鳖虫、炙蜈蚣、僵蚕活血化瘀，散结消肿；佩兰、薏苡仁、炒山楂、炒麦芽、炒谷芽、夜交藤化湿消食，通络安神。诸药合用，共奏益气养阴、清热解毒、通络抗癌之功，切中其发病机制，所以疗效较好。

二、臧堃堂治疗食管癌案

导读：食管癌（噎膈）中医辨证属正虚邪实，痰瘀抟结交阻者，其治疗应扶正与祛邪并进，辨病与辨证相参，局部与整体相顾，采取扶正祛邪，开膈通道，化痰祛瘀抗癌之法治之。

案体：李某，男，78岁，1999年5月14日就诊。患者吞咽时有梗阻感，逐渐加重，病已月余，入住消化科，经胃镜检查及病理活检，确诊为食管中下段低分化癌。因患者年岁已大，拒绝手术及化疗，出院后来中医科诊治。现患者吞咽困难，仅能进水，胸痞而疼痛，食入即吐，毫无食欲，形体消瘦，疲乏少气，精神萎靡，查舌质暗，苔厚腻，脉细涩。证属痰瘀交阻之噎膈重症，病已垂危，勉以扶正抗癌，开膈通道。处方：吉林生晒人参（另煎代茶饮）5g，生黄芪30g，莪术

20g，白术 20g，云茯苓 30g，生薏苡仁 30g，代赭石（先煎）20g，旋覆花（包煎）10g，制南星 15g，法半夏 15g，白花蛇舌草 30g，藤梨根 15g，山慈姑 15g，七叶一枝花 15g，半枝莲 30g，丹参 20g，生甘草 10g。取 7 剂，每日 1 次，水煎 2 次，饭后分服，另用太乙紫金锭片，每次 2 片，每日 3 次，研末开水送服。二诊时患者吞咽梗阻感减轻，精神食欲转佳，能进流质饮食，唯自觉胸膈疼痛，前方小效，继续给药 7 剂。三诊患者吞咽梗阻感明显减轻，胸膈仅时有微痛，精神食欲佳，能进半流质饮食，二便正常，查苔薄腻，脉细涩，治宗前法，上方继续服用，紫金锭逐渐减量后停服，并嘱患者注意调畅情志及饮食调养，以提高生活质量，带病延年。

〔臧堃堂．臧堃堂治则精华．北京：军事医学科学出版社，2000．〕

评析：本例患者因痰瘀抟结，痰阻食管而发病，高年元气衰惫，饮食衰少，抗病能力下降，故以人参、黄芪、白术、薏苡仁、茯苓以扶正，提高机能免疫机能，况且人参、黄芪、白术、薏苡仁、茯苓有抗癌作用，以控制癌症发展；莪术、藤梨根、半枝莲、白花蛇舌草、山慈姑、七叶一枝花等能祛邪抗癌，以消除致病因素；丹参、制南星、法半夏等能化瘀除痰；旋覆花、代赭石降逆以开通道；紫金锭吞粉末，留于癌肿局部，使其坏死脱落，改善梗阻，利于进食。诸药合用，扶正与祛邪并进，辨病与辨证相参，局部与整体相顾，故效如桴鼓。

三、朱良春治疗食管癌案

导读：朱氏自制之"利膈消癌散"由全蝎、蜈蚣、蜂房、僵蚕、守宫组成，采取于饭前用中药煎汤送服此散剂的方法治疗食管癌，能扶正祛邪，延长患者生存时间，减轻其痛苦。

案体：孙某，男，67 岁，农民，1985 年 4 月 25 日初诊。

患者5个月前于进食时自觉有梗阻感，食欲正常，未予重视，近月来逐步加剧，进食时顿感噎塞不利，甚则呕吐，咽际时渗清涎，体重显著下降，乃去县医院诊治，经X线钡餐透视检查确诊为食管下段癌，肿块3cm×1.5cm，嘱其手术，患者因胆怯而拒绝手术，到处求医，未获疗效，因亲戚传告，乃来我处。由于证情已至晚期，恐难挽救，姑予"利膈消癌散"（全蝎、蜈蚣、蜂房、僵蚕、守宫各60g，共研为细末，制成散剂，每次5g，每日3次，饭前服，另用煅代赭石20g，太子参20g，姜半夏10g，阴虚舌红者再加石斛12g，麦冬12g，舌苔灰腻有痰浊者加陈胆星10g，化橘红6g，煎汤送服）一料消息之。药服5日，咽际痰涎减少，呕吐亦缓，梗塞感略见松释；继服之，又续见好转，进软饭已无所感，甚为愉快，要求续服。续予1料，进食顺利，体重亦有所增加，精神甚好，嘱做X线钡餐透视复查，肿块已较前缩小，仍予原方，每次服2g，每日2次，以巩固善后。1986年2月15日随访，一切正常，能参加农业劳动。

〔宋祖敬．当代名医证治汇粹．石家庄：河北科学技术出版社，1990.〕

评析：朱氏在治疗晚期食管癌、胃癌时，常用自制的"利膈消癌散"，可延长患者生存时间，减轻其痛苦。朱氏认为癌症早期多表现气滞、痰聚、血瘀、毒踞的实证，晚期则因病程缠延，进食困难，而致气阴两虚，虚实夹杂。"利膈消癌散"由全蝎、蜈蚣、蜂房、僵蚕、守宫各60g组成，其用法为将上药共研为细末，制成散剂，每次5g，每日3次，饭前用中药（煅代赭石20g，太子参20g，姜半夏10g，阴虚舌红者再加石斛12g，麦冬12g，舌苔灰腻有痰浊者加陈胆星10g，化橘红6g）煎汤送服，可达降逆止呕，益气养阴，抗癌消瘤之功效，对晚期食管癌及胃癌有一定疗效。"利膈消癌散"方中用

第四章 食管癌

全蝎、蜈蚣开瘀解毒，能清脏腑之癥积，且有镇痛之功；蜂房为一味抗癌药，僵蚕功擅化痰消坚，活络解毒，守宫能解毒消坚，擅长攻散气血凝结，常有人单用守宫治疗食管癌有效。用由代赭石、太子参、姜半夏等煎取的中药汤液送服"利膈消癌散"，能扶正祛邪，抗癌消瘤，益气养阴，降逆止呕，确实能达到延长晚期食管癌患者生存时间，减轻其痛苦的目的。

四、李修伍治疗食管癌案

导读：噎膈（食管癌）多为正虚邪实证，治疗应扶正祛邪兼施，不可妄用清热解毒、破坚攻伐之品，在辨证服中医汤剂的基础上配合冲服由壁虎、三七制成的虎七粉，其疗效较好。

案体：王某，男，71岁，1983年11月就诊。患者初起吞咽困难，胸骨后痛，曾呕血数次，色鲜或紫、量多，1次约50ml，均经止血、输液治疗而缓解。1983年10月23日胃镜检查显示食管下段浸润性癌（约5cm范围），临床诊断为食管癌。患者拒绝手术，惧于放疗、化疗，而要求服中药调治。查舌苔薄，脉弦滑，辨证为气滞血瘀痰凝，结于食管而成噎食，因气火有余，克脾犯肺，血随气升则呕血，治以理气平肝，润肺散结，活血化瘀，和胃降逆为法。给予虎七粉（由壁虎、三七二味药配制而成），每次4g，每日2次，开水冲服，同时配服中药汤剂。处方：党参10g，代赭石30g，夏枯草30g，白花蛇舌草30g，丹参30g，瓦楞子30g，仙鹤草30g，神曲30g，川贝母18g，姜半夏18g，茯苓18g，山慈姑15g，当归15g，牡蛎15g。服药6剂，症状得减，胃纳好转，精神渐佳，继续调治3月后能食软饭，胸骨后疼痛基本消失。又数月能进干饭，无梗阻感，在上方中加入三棱20g，蜀羊泉30g，黄芪25g，以加强散结解毒之功效，连服7个月后病情明显好转并稳定（服药期间有间断）。在治疗的3年中，先后两次感冒，均在原方的基础上加疏风清热药后得以缓解，目前患者饮食如常人，全身情况良好。治疗3年又7个月，复查胃镜显示病灶缩小。

〔单书健，陈子华．古今名医临证金鉴·肿瘤卷．北京：中国中医药出版社，1999．〕

评析：噎膈（食管癌）的病理变化可概括为正虚、血瘀、毒聚三类，就临床所见多为正虚邪实之证，其治疗不可妄用清热解毒、破坚攻伐之品，需紧紧抓住扶正调理为主，化瘀抗癌为辅之治疗大法进行调治。以旋覆代赭汤为基本方灵活加减，扶正祛邪，降逆化痰，化瘀散结解毒，同时针对食管癌偏重气郁津伤之实际不忘降逆润燥，结合服用虎七散功在解毒抗癌，切中食管癌的发病机制，故而可收到较好疗效。

五、王宏毅治疗食管癌案

导读：噎膈（食管癌）中医辨证属火热久灼，痰凝毒聚者，其治当以化痰散结、滋阴降火、解毒抗癌为法，切不可急于求成，应注意守法守方，坚持治疗，方能取得较好的疗效。

案体：洪某，男，69岁，1993年3月2日就诊。患者于4年前发现纳食咽之不畅，常有发呛作堵之感，还伴有嗳气、反酸，可自行缓解。近半年来吞咽困难加重，体重减轻明显，食硬物则呕吐，经某医院检查诊断为食管上1/3处鳞状细胞癌，建议手术治疗。患者畏惧手术，要求服中药调治。患者平素嗜烟酒及辛辣刺激之品，查其舌苔薄黄腻，脉细数。辨证为火热久灼，痰凝毒聚，治以化痰散结，滋阴降火。处方：炒白芍30g，全瓜蒌12g，法半夏6g，薤白6g，娑罗子12g，枳壳6g，急性子10g，干蟾皮12g，鸡内金12g，刀豆壳12g，苏子12g，黄连6g，山楂30g，蒲公英10g，沉香曲6g，莱菔子12g。取7

剂，水煎服。药后呕吐稍止，吞咽仍觉不畅，上方去辛温之苏子、沉香曲，加蒲黄6g，五灵脂9g，再取7剂。再诊时患者饮食较前顺利，慢嚼细咽已无呕吐现象发生，仍觉口干咽燥，查舌质红，苔薄黄，脉细，守方加玄参15g，麦冬12g，继续服用。调治半年，患者自觉症状消失，X线钡餐摄片显示食管上段光滑，钡剂通过顺利，无明显狭窄部分。

〔方琦．王宏毅临床经验拾萃．中医杂志，1998，39（10）：590.〕

评析：叶天士在《临证指南医案》中说："噎膈，多因情志过极，或纵情嗜饮，或恣意酒食，以致阳气内结，阴血内枯而成。"本例患者当属忧虑过度，饮食不洁，导致火热炎上，津液俱耗，脾胃升清降浊之机能失调，津液不布，积而成痰，日久为瘀。治用瓜蒌薤白半夏汤通阳散结，豁痰下气；重用白芍、玄参、麦冬滋阴降火，以生津液；刀豆壳、枳壳、苏子、娑罗子、沉香平气降逆；山楂化活血化瘀；鸡内金消铁石坚硬之品，莱菔子治痰凝有"推墙倒壁"之功，失笑散助山楂化瘀血而生新，蒲公英、黄连、急性子、干蟾皮清热解毒。诸药合用，切中其发病机制，故治食管癌之顽疾有效。

六、钱伯文治疗食管癌案

导读：食管癌术后，胃脘灼热疼痛，神疲乏力，纳差，形瘦，此乃脾气虚弱所致，以扶正祛邪为原则，采取益气健脾、养阴抗癌法治之，方拟参苓白术散加减，取得较好的疗效。

案体：王某，男，75岁，2005年1月10日初诊。患者患食管中段磷癌，于2004年2月在仁济医院行食管贲门切除术，之后胃脘灼热、疼痛，行X线钡餐检查，提示为反流性食管炎。现患者胃脘灼热、疼痛，神疲乏力，纳差，形瘦，自汗不止，查舌苔黄腻，脉弦。此乃脾气虚弱所致，治宜益气健脾，养阴抗癌,方拟参苓白术散加减。处方:党参20g,白术20g,茯苓15g,白花蛇舌草30g,仙鹤草20g,陈皮10g,生地12g,熟地12g,仙灵脾15g,佛手20g,枳壳9g,焦山楂12g,焦建曲12g,莪术10g,生薏苡仁30g。每日1剂,水煎服。服药14剂后,病情好转,效不更方,方药略有增减,原方改生地20g,熟地20g,莪术20g,加炒枣20g,继续服用。继服14剂,病情进一步减轻,此后以前法加减治疗,观察至2006年6月,病情稳定。

〔贺兴东,翁维良,姚乃礼.当代名老中医典型医案集·内科分册.北京:人民卫生出版社,2009.〕

评析:食管癌属中医学"噎膈""噎塞"等的范畴,本例患者术后胃脘部灼热疼痛,胃纳不佳,体虚乏力,乃脾气虚弱所致,治宜益气健脾,养阴抗癌,方拟参苓白术散加减。方中党参、白术、茯苓、生薏苡仁益气健脾,生地、熟地养阴,白花蛇舌草、仙鹤草、莪术有一定的抑瘤作用,陈皮、仙灵脾、佛手、枳壳、焦山楂、焦建曲理气和胃止痛。诸药合用,既可益气健脾,又有一定的抑瘤作用,还能理气和胃止痛,切中其发病机制,故能收到较好疗效。

七、刘沈林治疗食管癌案

导读:食管癌术后,因体质虚弱而放弃放、化疗,来求治于中医者临床较为多见,此类患者中医辨证多属肝胃郁热,胃阴受损,痰瘀交阻,治当甘凉濡润,和降胃气,化痰散瘀。

案体:潘某,男,59岁,2009年6月2日初诊。患者食管癌术后3个月,因体质虚弱而放弃放、化疗,来求治于中医。诊时患者胸膈疼痛,进食后尤甚,泛吐白色涎沫,时有恶心,口干口苦,大便干结,形体消瘦,舌质光红,多裂纹,脉细数。证属肝胃郁热,胃阴受损,痰瘀交阻,治予甘凉濡润,和降胃气，化痰散瘀。处方：旋覆花（包煎）10g，代赭石（先煎）15g，法半夏10g，化橘红10g，茯苓15g，炒竹茹10g，威灵仙15g，急性子15g，苏梗10g，枳壳10g，南沙参15g，麦冬15g，川黄连3g，淡吴茱萸15g，石见穿30g，天花粉15g。另予天龙粉、参三七粉、莪术粉、生鸡内金粉每次各1.0g，每日2次，用藕粉调服。上药服14剂后，患者痰涎减少，疼痛亦轻，上方减苏梗、枳壳，加百合15g，台乌药10g，继续调治，现患者一直坚持服药，已随访半年，病情平稳。

〔彭海燕．刘沈林教授治疗食管癌经验．南京中医药大学学报，2011，27（2）：178．〕

评析：此例患者素体阴虚，手术以后阴血更伤，故见舌质光红而有裂纹，此为胃阴大伤之象。阴虚则生内热，热邪煎津为痰，煎熬血液成瘀，痰瘀交阻，气机不畅，不通则痛，故见胸膈疼痛；胃失濡润，不能和降，故见恶心；热邪伤津，故见口干口苦，大便干结；脉象细数亦为阴虚内热之征。胃为阳土，喜润恶燥，胃又为六腑之一，以通降为顺，故在治疗中宜以甘凉濡润，通降为法，扶正祛邪，兼顾标本，既有沙参麦冬汤、麦门冬汤养阴润胃之意，又有旋覆代赭汤、左金丸、橘皮竹茹汤清热化痰、降气散结之法，还有石见穿、急性子、威灵仙善走食管，清热解毒，活血止痛，另局部配用天龙粉等加强疗效，可见选方用药颇费苦心，考虑周全。由于方药对证，故而药物病情平稳，取得了较好的疗效。

八、蔡小平治疗食管癌案

导读：食管癌之病机较为复杂，临证当详审细辨，本案属食管癌手术及化疗后出现的肝胃不和兼气虚血瘀证，初治时辨为单纯的气虚血瘀证，实属辨证失当，故而服药疗效不显。

案体：陆某，男，50岁，2007年2月14日就诊。患者两年前因烧心、反酸、吞咽不利到某医院诊治，经查胃镜等确诊为食管癌，随行根治术，术后曾进行数个周期的正规化疗，3次进行胃镜及活组织病理检查（最后1次在1月前），均未见复发。10天前因情志不畅烧心、反酸、吞咽不利再现，现患者神疲乏力，气短懒言，形体消瘦，烧心，反酸，吞咽不利，进食硬食反无障碍，胃脘部刺痛不适，胸闷喜叹息，纳呆嗳气，查舌质淡暗，苔薄白，脉沉弦。辨为气虚血瘀证，治以益气化瘀，和胃降逆，拟启膈散加减治疗，处方：黄芪30g，当归12g，陈皮12g，半夏12g，白术15g，郁金12g，川芎12g，三七（冲服）4g，茯苓12g，砂仁6g，浙贝母12g，沙参15g，瓜蒌12g，煅瓦楞子15g，建曲12g，山楂12g，甘草6g。每日1剂，水煎服。服药8剂，疗效不显，再审病情，此患者既有情志不畅的诱因和肝胃不和之征象，又有神疲乏力、气短懒言等气虚的表现，还有血瘀和阴虚的症状，其病机虚实夹杂，乃肝胃不和兼有气虚血瘀之证，单纯益气化瘀、和胃降逆很难奏效，遂改疏肝解郁、益气化瘀、养阴益胃、和胃降逆之法治之，方选逍遥散合启膈散加减。服药10剂而病减，依上方加减继续调治3周，自觉症状及体征完全消失。

〔尹国有，饶洪．胃肠病中医验案点评与误案分析．北京：人民军医出版社，2010．〕

评析：食管癌属中医学噎膈之范畴，尽管中医通常将噎膈分为若干证型进行辨证治疗，但就临床来看，常常是诸证型相兼并见，临证若只注意常见的证型而忽视其兼夹并见，则很容易出现辨治失误。此例患者食管癌手术及化疗后，既有肝胃不和之征象，又有气虚血瘀和阴虚表现，其病机复杂，虚实兼夹，初治时辨为单纯的气虚血瘀证，实属辨证失当，故而服药疗效不显。之后据病情改疏肝解郁、益气化瘀、养阴益胃、和胃降逆之法治之，方选逍遥散合启膈散加减，药证相符，疗效满意。临证时若能详细收集临床资料,做到四诊合参,详加辨证,仔细分析,认真鉴别,不拘泥于常规,则辨证失误不难避免。

九、李修伍治疗食管癌案

导读:食管癌辨证多属气滞、血瘀、痰凝互结于食管而成噎膈,治疗应以扶正、理气、消痰、化瘀、解毒、抗癌为原则,可在冲服虎七散的基础上配合服用中药汤剂,其疗效较好。

案体:张某,男,65岁。患者1994年9月起出现吞咽困难,胸骨后疼痛,吐大量黏条涎液,经胃镜检查提示为食管下段浸润型癌(约5cm),病理确诊为腺管状腺癌,因患者不愿手术治疗而求治于中医。诊时患者进食少,时嗳气,消瘦,大便干,查舌苔薄润,脉弦滑。辨证属气滞、血瘀、痰凝互结于食管而成噎膈,以扶正、理气、消痰、化瘀、解毒、抗癌为治法。给予虎七散(取壁虎70条,焙干研面,加三七粉50g拌匀,制成散剂),每次4g,每日3次,开水冲服,同时配服中药汤剂。处方:山慈姑30g,山豆根30g,半枝莲30g,茯苓30g,神曲30g,陈皮15g,炒莱菔子40g,山楂80g。服药6剂,诸症得减,胃纳好转,稍神转佳,继续按原方案治疗。3个月后能进软食,胸骨后疼痛基本消失。又服药2个月能进干饭,无梗阻感。经治3年余,患者饮食如常人,全身情况良好,复查胃镜显示病灶缩小。

〔彭勃,郑玉玲.全国名老中医学术思想荟萃·河南中医学院专集.北京:人民卫生出版社,2008.〕

评析:食管癌患者正气日衰,邪气日盛,瘀血阻滞,痰气毒邪盘踞,其治疗应从局部和整体全面考虑,辨病与辨证相结合,从扶正固本,增强免疫,解毒祛邪,抑癌抗癌,活血化瘀入手。虎七散是河南中医学院李修伍教授治疗食管癌的经验方，其制法是取壁虎 70 条，焙干研面，加三七粉 50g 拌匀，制成散剂，用法为每次 4g，每日 3 次，开水冲服。虎七散与其他治疗方法相配合，具有抑癌杀癌、提高免疫、增效减毒之功，临床治疗很多食管癌患者，取得了满意的疗效。本例患者病属食管癌，用虎七散配合中药汤剂治疗 3 年余，患者饮食如常人，全身情况良好，复查胃镜显示病灶缩小，疗效满意。

十、周仲瑛治疗食管癌案

导读：食管癌放疗后，癌毒伤正，化疗耗气伤津，胃失和降，常呈虚实夹杂之证，对于此类患者，治宜和胃降气，化痰祛瘀，益气生津，解毒抗癌，方选旋覆代赭汤合左金丸加减。

案体：黄某，女，74 岁，2006 年 4 月 20 日初诊。患者 2004 年夏天开始出现吞咽不利，进行性加重，吞咽梗阻，进食固体食物时明显，流食尚可咽下，伴胸膈痞闷，恶心欲呕，泛吐痰涎，口干。今年 3 月 CT 检查显示食管中部占位性病变，胃镜检查提示食管癌，病理检查为中分化腺状细胞癌，曾化疗 18 次。查其舌质暗红，苔薄黄腻中部少苔，脉细滑。临床诊断为痰气瘀阻型噎膈（食管癌放疗后）。此为气郁、痰阻、血瘀三者兼杂，加之多次化疗，耗气伤阴，胃失和降，形成虚实夹杂之证，故出现吞咽梗阻，恶心呕吐，胸膈痞闷，泛吐痰涎，口干欲饮等痰气瘀阻，津气两伤，和降失司之证候。治以和胃降气，化痰祛瘀，益气生津，解毒抗癌，方拟旋覆代赭汤合左金丸加减。处方：旋覆花（包煎）5g，代赭石 25g，法半夏 10g，黄连 3g，吴茱萸 3g，肿节风 20g，桃仁 10g，失笑散（包煎）10g，南沙参 10g，北沙参 10g，大麦冬 10g，太子参 10g，丹参 15g，公丁香 5g，炙刺猬皮 15g，煅瓦楞子 20g，独角蜣螂 2 只，蜈蚣 3 条，威灵仙 15g，白花蛇舌草 20g，石打

第四章 食管癌

穿 20g，红豆杉 15g。取 14 剂，每日 1 剂，水煎服，嘱其少量多次，频频而服，忌食辛辣刺激性食物及海鲜等发物。2006年 5 月 4 日二诊时，患者自述吞咽阻塞感似有所减轻，胸膈闷痛不显，口干，查舌质淡紫，舌苔淡黄薄腻，脉弦滑，守上方加莪术 10g，半枝莲 20g，再服。2006 年 6 月 1 日三诊，患者饮食顺畅，无阻塞感，嗳气反酸能平，大便尚调，胸膈不痛，寐可，查舌质淡紫，苔淡黄薄腻，脉小滑，方药略做调整，守 2006 年 4 月 20 日方加山慈姑 12g，莪术 10g，半枝莲 20g，泽漆 15g，继续服用。

〔贺兴东，翁维良，姚乃礼．当代名老中医典型医案集·内科分册．北京：人民卫生出版社，2009.〕

评析：噎膈一证，为胃与食管的病变，属本虚标实之证，病标有气郁、痰阻、血瘀等方面，三者每多兼杂互见，有时难以截然分开。病本有津亏、血耗、阴损及阳等阶段，治疗以开郁理气、化痰祛瘀、滋阴润燥为基本原则。本例患者病史三年，化疗 18 次，但仍表现为吞咽梗阻，恶心呕吐，胸膈痞闷，口干欲饮，辨证为痰气瘀阻，津气两伤，和降失司之证，治以和胃降气、化痰祛瘀、益气生津。药用旋覆代赭汤、公丁香降逆化痰，和胃止呕，左金丸泄肝和胃，南沙参、北沙参、大麦冬、太子参益气生津，桃仁、失笑散、丹参祛瘀通络，肿节风、红豆杉、独角蜣螂、蜈蚣、威灵仙、白花蛇舌草、石打穿、炙刺猬皮解毒抗癌，全方共起扶正抗癌之功效。复诊时症状减轻，病人无明显不良反应，遂增加化痰祛瘀、解毒抗癌药物，以期能获得更好的疗效。另嘱病人服药方法宜少量多次，频颇而服，不可操之过急，以免壅胃不运。三诊病人已能顺畅进食，胸膈疼痛消失，诸症均获缓解。本案始终以治标抗癌解毒为主，兼顾辅助正气，由于辨证准确，用药精当，故取效较好。

十一、何任治疗食管癌案

导读：食管癌术后，面色少华，咳嗽无痰，形体消瘦，舌质暗，舌苔薄，脉濡浮，为噎膈病之正虚邪实、血虚阴伤证，宜以扶正祛邪为治法，选用自拟扶正祛邪方加减，疗效满意。

案体：仲某，男，58岁，2005年11月28日初诊。患者于2004年7月4日出现发热，测体温达40℃，咳嗽少痰，无胸痛，检查病理显示食管鳞状细胞癌，胃窦浅表黏膜慢性炎症、糜烂，于同年8月12日手术，术后化疗4次，11月3日支气管镜检查示右侧支气管肺癌。现患者咳嗽无痰，面色少华，形体消瘦，舌质暗，舌苔薄，脉濡浮。此为噎膈病正虚邪实、血虚阴伤证，治当扶正祛邪，以自拟扶正祛邪方加减。处方：北沙参20g，黄芪30g，女贞子15g，猪苓30g，茯苓30g，枸杞子20g，杭白菊10g，炙百部20g，猫人参40g，白花蛇舌草30g，焦枣仁15g，薏苡仁60g，桔梗10g，佛手10g。取15剂，每日1剂，水煎服。药后诸症状均减，夜寐亦安，效不更方，原方略行加减，继续服用。服药两个月后，病情稳定，咳嗽瘥，精神好。今继续以自拟扶正祛邪方加减治疗，病人满意。

〔贺兴东，翁维良，姚乃礼. 当代名老中医典型医案集·内科分册. 北京：人民卫生出版社，2009.〕

评析：本案中的噎膈，即现代医学中的食管癌。"邪之所凑，其气必虚"，《医宗必读》也云："积之成也，正气不足，而后邪气踞之。"噎膈多由阴伤气结而成，且术后患者正气衰弱，故采用扶正祛邪并施之法，以北沙参、黄芪等气阴双补，扶助正气；茯苓、猪苓、白花蛇舌草、杭白菊等消肿解毒，祛邪抗毒。诸药配合，扶正不碍祛邪，祛邪不伤正，切中其发病机制，所以疗效满意。

第四章 食管癌

十二、朱磊治疗食管癌案

导读：肝胃郁热证与胃阴亏虚证在临床表现上有相似之处，临证时应详加辨证，注意区分，本案属食管癌术后出现的胃阴亏虚证，前医诊查不细，误辨为肝胃郁热，致使疗效欠佳。

案体：吕某，男，48 岁，2005 年 12 月 17 日就诊。患者反酸、烧心、胸骨后不适 3 年余，曾在某医院诊治，经查胃镜等诊断为胃食管反流病，经常服奥美拉唑等以缓解症状。2005 年 5 月因反酸、烧心加重，胸骨后疼痛，进食硬食不利，而再行胃镜检查，结合活组织病理检查确诊为食管癌，之后行食管癌切除术，手术后又化疗 3 个周期。近因烧心、反酸再现，并伴有嗳气口苦、五心烦热、大便干结、消瘦乏力等，而要求服中药治疗。前医诊其为肝胃郁热所致，给予丹栀逍遥散加减治疗，服药 12 剂，症状不减。现患者烧心反酸，胸骨后及胃脘部隐痛，嘈杂不适，纳差脘痞，嗳气口苦，五心烦热，消瘦乏力，大便干结，查舌质红少津，苔薄少，脉细稍数。此乃胃阴亏虚所致，治以养阴益胃，和中降逆，方选一贯煎加减。处方：生地 12g，沙参 15g，麦冬 15g，当归 12g，枸杞子 12g，白芍 15g，玉竹 9g，茯苓 12g，陈皮 12g，半夏 9g，竹叶 6g，川楝子 9g，煅瓦楞子 15g，黄连 9g，吴茱萸 3g，大黄 6g，麦芽 15g，甘草 6g。每日 1 剂，水煎服。服药 1 周，患者五心烦热消失，大便顺畅，烧心反酸、胸骨后及胃脘部隐痛减轻，纳食增加，守方加减再服 3 周，自觉症状完全消失。

〔尹国有，饶洪. 胃肠病中医验案点评与误案分析. 北京：人民军医出版社，2010.〕

评析：本例患者食管癌术后，出现烧心、反酸、嗳气、口苦、大便干结等，像似肝胃郁热证，前医据此辨为肝胃郁热，然药后症状不减。仔细诊查,患者还有胸骨后及胃脘部隐痛,五心烦热,消瘦乏力,查其舌质红少津,苔薄少,脉细稍数,胃阴亏虚之征象明显,况且阴虚津液干枯在食管癌的发病中占有重要地位,手术又损伤气血、伤津耗液,故而应辨为胃阴亏虚,前医辨为肝胃郁热实属失当。之后以养阴益胃、和中降逆为治法,方选一贯煎加减,药证相符,疗效较好。

第五章 胃癌

胃癌是原发于胃黏膜上皮细胞的恶性肿瘤，乃临床最常见的恶性肿瘤之一。在我国，每年死于胃癌者达16万人以上，男女均可罹患此病，男性多于女性，45岁以上者多见。胃癌的病理变化依据其病变阶段而有所不同，随着病变侵犯黏膜层、黏膜下层、肌层等的不同而分为早期、中期和晚期。在组织学上，胃癌可分为腺癌、未分化癌、黏膜癌和特殊类型癌。胃癌早、中期临床表现不明显，很难与胃部的一般慢性疾病相区别，其后期可出现上腹部不适、疼痛、食欲减退、恶心呕吐、黑便、进行性消瘦、恶病质、发热等。确诊胃癌主要依靠胃镜及活体组织检查。

在中医古籍中虽无胃癌之称，但从临床症状来看，可将胃癌归属于中医学"胃脘痛""反胃""积聚"等病证的范畴。中医认为胃癌的发生有其复杂性和多因性，主要由于脾胃素弱，长期饮食不节、情志失调、劳倦内伤或感受外来邪毒等，致使机体阴阳失调，脏腑功能紊乱，气血阻滞，痰热瘀毒胶结，形成胃部肿块，并表现出不同的临床征象。胃癌总以正气内虚为本，邪气凝结为标，正虚者有气血阴阳之别，邪结则有气、痰、瘀、湿、毒之异，其辨证当辨病之新久，察标本虚实，初期以标实为主，后期则以本虚为主，就临床来看，中医辨证以肝胃不和型、痰食交阻型、痰瘀互结型、脾胃虚寒型以及气血两虚型较为多见。

胃癌的治疗关键要抓一个早字，如能及早做出诊断，在癌细胞扩散前尽早实施手术，配合化疗、免疫治疗以及中医药治疗，常可取得比较满意的效果，病至晚期，其治疗较为棘手，预后较差。中医治疗胃癌不仅可与外科手术治疗结合以提高远期生存率，与化学药物治疗结合以减毒增效，与放射治疗结合以减轻放射治疗反应、增强疗效，对中晚期胃癌未能手术或术后复发有远处转移的患者，或因各种原因而不能手术的患者，则以中医药综合治疗为主，以期减轻病痛，延长生命。

中医治疗胃癌要以辨证论治为指导，从复杂多变的症状中探索出其中最主要的症候群，找出证型所在，结合辨病的特殊性，扶正与祛邪兼顾，恰当选法用药。在药物的选用上，要注意在辨证施治的同时酌情加用具有抗癌作用的中药，做到祛邪不伤正，扶正勿忘祛邪，"治症"与"治癌"并施。

第一节　中医名家辨治经验

一、王道坤辨治胃癌经验

王道坤从事临床、教学和科研工作近40年，擅长中医多种疑难病症的治疗，尤其在脾胃病方面的研究尤为突出，他治疗胃癌重视恢复脾胃功能，强调祛瘀与攻邪并重，用药善于汤药散剂结合，同时注意饮食情志调理，其特色突出，临床疗效显著，现简要介绍如下。

（一）首重脾胃机能恢复

胃癌属中医"癥瘕""积聚"等病证的范畴。脾胃为后天之本，气血生化之源，一旦胃产生癌变，除了其本身受到影响外，对水谷精微的运化功能也出现障碍。王氏认为如果不能及时调整脾胃气机，恢复脾胃的功能，则机体内水谷精微生化不足，不能化生为人体的气血，导致人体气血亏虚，抗邪能力不

第五章 胃 癌

足,加上胃本身也得不到气血的充养,使患者愈加虚弱,进一步导致疾病的恶化。再加上手术及放、化疗对脾胃的损伤,病人临床多表现为脾胃气血亏虚。临床症见面色苍白,神疲乏力,少气懒言,纳差,舌质淡体胖,苔薄或白腻,脉细弱或沉细无力。因此王氏临证时着重扶助正气,调理脾胃功能,选方多用六君子汤加减。药物常用黄芪、党参、太子参、炒白术、炒山药、炒扁豆、制黄精、灵芝等益气健中、调理脾胃。若兼见嗳气脘胀,加用枳实、郁金、木香、砂仁等;放化疗后,病人常常会出现恶心、呕吐、纳差等脾失健运、胃失和降的症状,可用半夏、陈皮、竹茹等。李东垣在《脾胃论》中指出:"内伤脾胃,百病由生。"说明脾胃在机体发病中的重要作用。脾胃为后天之本,气血生化之源,只有脾胃功能健旺才能使病人气血生化有源,正气得以逐渐恢复,机体免疫力加强,生活质量得以提高。王氏指出,基础组方应中正平和,时时注意顾护胃气。现代医学研究亦表明,健脾益气法能够增强消化道腺体的分泌,增强胃的消化和小肠的吸收功能,提高患者的机体免疫力。

(二) 祛瘀攻邪齐举并重

胃癌患者每每多有肌肤甲错干燥,舌下静脉曲张的明显瘀象,活血化瘀则是当务之急。王氏常采用三七与血竭组成的化瘀散加上三棱、莪术、失笑散等活血化瘀药来活血化瘀,每每收到良效。攻邪除了采用活血之药外,行气攻邪之品也应该注意使用。理气之品除了能够加强活血药的作用外,还能够使脾胃郁结之气得以行散,对恢复脾胃本身气机功能有很大帮助,王氏临床常采用枳实、厚朴等健胃理气之药。除此之外,还可采用白花蛇舌草、山慈姑、藤梨根等化痰散结攻邪之品,此类药物临床药理研究表明对癌瘤有较强的杀灭作用。通过对患者的观察,使用此类药物,患者的病情很快稳定,胃部疼痛不适的感觉通过一段时间的服药缓解比较明显。

(三) 汤药、散剂缓解兼施

临床上王氏常采用汤药和丸、散剂(胶囊)结合的方法来治疗胃癌,这也是王氏的独特的治疗方法。汤剂取其起效快,能够较快缓解病情,同时又能照顾到患者的个体差异。丸散剂一方面取其缓性,另一方面减少药物用量、降低成本,也可以有效减低毒性,充分发挥其抗癌作用,因丸散剂中有些药物较为贵重,有些或多或少有一定的毒副作用。王氏每用自己研制的大宝胶囊和加味西黄胶囊结合治疗,临床疗效确切,凡是按时服药的患者,临床存活时间均比较理想。大宝胶囊是王氏根据对敦煌医学的潜心研究而研制出来的方剂,王氏认为人之气血为一身之大宝,大宝胶囊即是根据此来命名。此方采用八珍汤为基础方药,加入西洋参、黄芪、红景天等补益气血之品,通过大补气血来提高人体免疫力,达到延长患者存活时间、减轻病痛的目的。加味西黄胶囊则是王氏治疗癌症的主要方药,该药采用西黄丸为基础加味而成,西黄丸载于《外科全生集》,药有牛黄、麝香、乳香、没药、黄米饭,用来治疗乳岩、痰核、流注等病,攻效解毒消痈、化痰散结、活血化瘀。王氏在此基础上去黄米饭,加入山慈姑、白花蛇舌草、莪术,增加了化痰散结之力。

(四) 重视饮食情志调理

中医认为胃为水谷之海,主受纳和腐熟水谷,与脾相合,一阴一阳,一升一降,共同完成腐熟水谷、化生气血、营养全身的作用。患者如果长期饮食不慎,则容易损伤胃的正常功能,导致胃运化水谷的能力下降,因此,饮食调理对胃癌病人尤为重要。另外,情志失调亦可影响脾胃功能,忧思太过伤脾,脾虚则运化失司;大怒则肝气不舒,横逆犯胃。同时,癌肿多由气血痰郁结而致,如果心情开朗乐观,则气机畅通,有

第五章 胃 癌

利于疾病的好转，胃的功能恢复，如果情绪低落，则人体气机郁滞，癌肿会因为气机的进一步郁滞而出现恶化的倾向。临床也表明，开朗乐观的精神是战胜癌症的有力武器。王氏在给胃癌病人开方用药的同时，还关注并指导病人的生活饮食，鼓励病人树立战胜疾病的信心，消除病人对疾病的恐惧心理，要求病人保持良好的心态，提醒病人避免过分疲劳，适量运动，生活起居有规律。嘱咐病人按时、按量进食，少量多餐，饮食宜清淡、富有营养、容易消化，忌辛辣刺激、生冷硬、腥臭、海鲜发物。

胃癌是常见的癌症之一，采用放、化疗对身体损伤较大，王氏根据胃癌病变的特点，采用汤剂和丸散剂（胶囊）结合的方法，攻补兼施，其疗效确切，其在治疗中重视脾胃功能的恢复、调节饮食情志也是治疗胃癌的重要方面，临床应给予充分重视。

〔李小牛．王道坤教授治疗胃癌临床经验．甘肃中医学院学报，2008，25（1）：4.〕

二、孙桂芝辨治胃癌经验

孙桂芝治疗胃癌经验丰富，临证强调健脾升清，和胃消食，祛瘀生新，抗癌解毒，用药平实而疗效卓著，现将其用药常法简介如下。

（一）健脾升清

孙氏治疗胃癌，每有四法必用，即健脾和胃、消食化积、祛瘀生新、抗癌解毒，其中又以健脾和胃为根本。孙氏认为，脾胃虚损是胃癌发生、发展和转移的根本因素。具体到治疗脾胃虚损，又以健脾升清为第一要务。孙氏总结临床经验发现，胃癌患者脾虚往往伴有气滞、血瘀、痰凝、湿阻、食滞、出血等病变，且易由脾及肾，导致脾肾两虚。孙氏认为这些病变都缘于脾虚不能升清，因为脾之清气不能健升，则胃之浊气亦不能顺降，脾胃气机痞塞，就会出现气滞呃逆、胃脘食积；而气滞呃逆、胃脘食积，则导致血液郁阻，推动不行而留着，即成胃脘瘀血；脾虚气滞、血瘀，水液不得运化、推动，则水气亦停着，遂成中焦湿阻；湿久不去而凝聚，则化为痰浊；脾气虚损而不能统血，则可出现呕血、便血；脾虚则气血生化无源，亦因脾不统血、慢性出血而进一步气血亏损，导致气血、精微不能相生，损及肾精，最终脾肾俱虚。因此，孙氏组方往往以黄芪为君，健脾而升清；以党参或太子参、白术、茯苓为臣，辅助黄芪健脾、升清、运化，又以白术、茯苓渗湿化痰、导水利尿之功，辅佐黄芪祛除胃脘痰湿之弊；佐以白芍，既有生化血液、缓急止痛之功效，又可"除血痹，破坚积"、"通顺血脉……去水气"。在此基础上，脾虚气滞者加佛手、绿萼梅理气健脾，脾虚血瘀者加桃仁、地龙、水红花子活血而不伤脾胃之气，脾虚湿阻者加白豆蔻、薏苡仁、苦杏仁化湿醒脾，脾虚痰凝者加陈皮、清半夏、竹茹燥湿健脾、运化痰浊，脾虚食滞者加焦山楂、焦槟榔消食运脾，脾虚出血者加白及、三七、阿胶珠护胃止血，损及肾精而肾精亏虚者，酌加枸杞子、女贞子、旱莲草、龟板、鳖甲、生地、熟地、当归、何首乌，损及肾气而肾气不足者，加菟丝子、桑螵蛸、补骨脂、骨碎补。从上述用药不难看出，诸药行中有化、散中有守、补而不滞，总不离四个原则，就是清健为主、和于脾胃、不伤正气、兼顾肾精，深刻体现了孙氏用药谨守脾胃为后天之本，气血生化之源，有胃气则生的学术思想。

(二) 和胃消食

胃癌病变毕竟在胃，孙氏认为本病实属脾虚为本，胃病为标。胃癌之病标，各家多参以气滞、血瘀、痰凝等学说加以阐释，孙氏却另辟蹊径，尤重食积。盖胃为水谷之海、食物腐熟

第五章 胃 癌

之地,其病多与饮食有关,或更直接地说,是与腐熟(胃)酸功能有关,如文献报道的与胃癌相关的盐腌食品、熏鱼、亚硝胺类化合物摄入、地质水成分改变等,以及饮食习惯和饮食行为改变、幽门螺杆菌感染等,本质上都属病从口入。病邪入胃后,首当损伤胃的腐熟功能,导致胃内食物不能正常消化,遂成食积,食积又影响胃之和降,或致胃气上逆,进而引起气滞血瘀、痰凝湿聚而成痞满吞酸,重则成翻胃,更不利于胃内食物的腐熟。孙氏常重用生麦芽、鸡内金、代赭石以消食化积、理气和胃。其中生麦芽、鸡内金合用可提升胃气、消食化积、磨谷除壅,生麦芽并可"温中、下气、开胃……除烦、消痰、破癥结",鸡内金并可"宽中健脾",均属一药多用而脾胃并调,而化赭石则"驱浊下冲,降摄肺胃之逆气",与生麦芽有一降一升、调理气机之妙。故此三药合用,可使积滞之食物加快消化而和降入肠,减少停留于胃的时间,从而减少了气滞血瘀、痰凝湿聚于胃脘的机会。

(三) 祛瘀生新

孙氏认为,欲使胃内的肿瘤组织缩小或消失,必将是一个以新换旧的过程,即新生的正常组织代替坏死或凋亡的癌组织的过程,从中医学角度换言之,亦即去瘀生新、去腐生新。孙氏指出,传统中医学认为,人体的肌肉和组织都为气血化生而成,故当疮疡久不收口时,传统外科即认为多属气血不足,毒邪内陷,血肉持续腐败,不能及时生新所致,需大补气血、拔毒生肌。肿瘤亦有相似之处,即有正气不足、邪毒深藏的病机,亦可出现肿瘤组织坏死、所谓血肉腐败的现象,故此其去瘀生新与疮疡颇有类似之处,即都须拔毒剔腐、去瘀生新。孙氏通过临床总结,认为白芷、露蜂房可拢毒去腐;血余炭、生蒲黄可去瘀生新,故常四药并用。盖白芷具有拔毒溃脓之功,《本草纲目》谓其能治"刀箭金疮";而露蜂房亦可解毒治疮,如《本草纲目》指出"露蜂房，阳明药也，外科……用之者，亦皆取其以毒攻毒"，《日华子本草》去其可"治……痢疾、乳痈"，可见比较而言，露蜂房主要偏于解毒，白芷主要偏于拔毒，二者同用，可奏拔毒去腐之功，现代医学研究更证明二者均有抗肿瘤作用。血余炭和蒲黄均属化瘀止血药，化瘀是为除腐血、止血则需生新物，因为止血必须使破损的血管重新闭合，是血管新生的结果，而血止则血液不再进一步流失，气血也能得到固藏，就能进一步生新，可见二者祛瘀生新亦是多方面机制作用的共同结果。孙氏巧妙地将四药有机地融合在一起，形成了独有的用药特色，在临床中亦显示出不凡的疗效。

（四）抗癌解毒

孙氏认为，胃癌之所以与普通胃脘病不同，就在于另有一种"癌毒"内蕴于其间。因为癌毒内蕴，故使癌组织血液供应充分、代谢旺盛、生长迅速、耗损气血、容易坏死和脱落，从中医阴阳学说角度辨证分析，当属热毒。热毒内蕴、血肉腐败，则成"痈"病。故所谓抗癌解毒，多用清热解毒、软坚散结之品，对于胃癌，孙氏常喜用成方藤虎汤。藤虎汤由藤梨根、虎杖组成，其中藤梨根味酸、微甘，性凉，有小毒，具有清热、利尿、活血、消肿之功效，原适用于治疗肝炎、水肿、跌打损伤、风湿关节痛、淋浊、带下、疮疖等症，现代研究表明其对胃癌有较好的抑制作用；虎杖具有清热解毒、利湿退黄、活血化瘀作用，《日华子本草》谓其可"主疮疖痈毒"，现代研究表明其亦有一定的抗肿瘤作用。两药合用，不仅能抗癌解毒，软坚散结，且如发生肿瘤组织坏死、有似热蕴肉腐而成痈病者，仍能使用。除此之外，孙氏常用草河车、白花蛇舌草、半枝莲、蛇莓、金荞麦、石见穿、急性子等，均属抗癌解毒之品，但每剂方中不过用 2~3 味，最多不过 5 味，即可取效而不伤正。孙氏还认为，热毒深伏，似入骨髓者，非龟板、鳖甲、穿山甲、龙骨、牡蛎等类不能沉潜入里而清其热,抑制其升发之性,故亦常选用2~3味用之。

综上所述,孙氏用药总体上平实而和缓,但自成特色,无一不渗透着其对胃癌病机的深刻认识,故能在临床上经得起重复验证,临床疗效亦证明孙氏的学术思想是正确和切合实际的。

〔何立丽.孙桂芝教授治疗胃癌四法琐谈.新中医,2009,41(6):8.〕

三、王晞星辨治胃癌经验

王晞星从事中医肿瘤临床、科研和教学工作30余载,临床经验丰富,在治疗胃癌方面独有心得,疗效显著,现将其经验简要介绍如下。

(一)病因病机

胃癌是常见的恶性肿瘤之一,属中医学胃脘痛、反胃、胃反、积聚、噎膈等的范畴,主要临床表现有腹部包块,食欲减退,恶心呕吐,胃脘胀痛,呕血或黑便,形体消瘦等。王氏认识胃癌的病因病机多从脾胃虚弱和脾胃失调而论。素体虚弱,劳倦内伤;或饮食不节,饥饱无度,嗜食肥甘;或长期情志不遂,脾伤气结,肝气犯胃;或外来邪毒稽留体内,均可引起脏腑功能失调,中焦脾胃受损,中气衰退,脾虚失运,胃失和降,脾胃不调,日久导致痰湿凝结,气机郁滞,瘀血留着,邪毒内壅等一系列病理改变。痰瘀毒聚,胶结不化,交阻于胃,即形成癌肿。因此,胃癌是全身性疾病的局部表现,病变部位在胃,与脾密切相关,正气不足,脾胃虚弱为发病的前提。胃癌既成,反过来又极易影响脾胃功能。首先,脾与胃互为表里,胃之积聚首先影响脾的运化;其次,胃癌病变大多经过手术切除或反复化疗,手术重创脾胃,化疗损伤脾胃,使脾胃运化受纳与人体消化吸收功能更加低下，表现为纳呆、食少、恶心、脘胀、腹痛、腹泻、消瘦、虚弱等，一般状况较差；再者，胃癌为慢性病，病程较长，如不顾病之根本，一味追求祛邪抗癌，长期大量应用清热解毒药会"苦寒败胃"，必然损伤脾胃功能，导致病情加重。总之，王氏认为胃癌病理为本虚标实，全身属虚，局部属实，本虚指正气不足，脾胃虚弱或脾胃功能失调，标实指气滞、血瘀、痰凝、湿阻、热毒等。胃癌本质是脾胃虚弱，脾虚贯穿于胃癌病程的始终，强调脾胃虚弱在胃癌发生发展、预后转归中的重要地位。

（二）辨证论治

胃癌的治疗以辨证为基础，王氏根据临床表现特点将其分为脾胃不和型、痰毒瘀结型、肝胃阴虚型和脾虚气滞型四型进行辨证论治。

1. *肝胃不和型* 主要症状为胃脘胀痛，窜及两胁，嗳气反酸，呕吐反胃，饮食减少，进行性消瘦，口苦心烦，大便干结，舌质红，苔薄黄，脉弦细。治疗当以疏肝和胃，软坚散结为法，方选四逆散加减。处方：柴胡10g，白芍18g，枳实15g，半夏10g，陈皮10g，三棱10g，莪术10g，威灵仙30g，八月札30g，山慈姑30g，浙贝母30g，蜈蚣6g，甘草6g。

2. *痰毒瘀结型* 主要症状为胸闷膈满，胃脘刺痛，心下痞硬，恶心纳呆，大便色黑，甚则呕血，肌肤甲错，面色晦暗，舌质紫暗或有瘀斑，舌苔黄或黄厚，脉沉细涩。治疗当以化痰解毒，活血散结为法，方选小陷胸汤合温胆汤加减。处方：瓜蒌30g，半夏10g，黄连6~10g，竹茹10g，枳实10g，半夏10g，陈皮10g，茯苓10g，菝葜30g，藤梨根30g，山慈姑30g，莪术30g，石见穿30g，郁金15g，砂仁10g，浙贝母30g，甘草6g。

3. *肝胃阴虚型* 主要症状为胃内灼热，嘈杂不适，食后

第五章 胃 癌

脘痛，纳食不香，两胁胀痛，口干欲饮，便干溲黄，五心烦热，舌质红或有裂纹，苔薄黄或有花剥，脉弦细。治疗当以养阴柔肝和胃、化痰活血散结为法，方选一贯煎合四逆散加减。处方：生地15g，当归10g，沙参30g，麦冬15g，川楝子15g，柴胡10g，白芍18g，枳实15g，八月札30g，莪术30g，蜈蚣30g，山慈姑30g，浙贝母30g，甘草6g。

4. 脾虚气滞型　主要症状为身疲乏力，喜卧懒言，食少纳呆，呕吐痰涎，腹胀便溏，或排便不畅，肢体浮肿，舌质淡体胖，苔白滑或厚腻，脉沉细。治疗当以健脾理气、解毒散结为法，方选香砂六君子汤加减。处方：党参10g，白术15g，茯苓15g，半夏10g，陈皮10g，木香10g，砂仁10g，莪术30g，山慈姑30g，菝葜30g，野葡萄藤30g，白花蛇舌草30g，甘草6g。气虚明显者加生黄芪30g；血虚者加阿胶12g，当归10g，女贞子15g，鸡血藤30g；纳呆者加神曲10g，谷芽15g，麦芽15g，鸡内金15g。

（三）辨病论治

胃癌疾病过程中可有出血、疼痛、呕吐、反流等表现，严重影响患者生活质量，甚至危及生命。王氏在临床诊治中针对患者之所苦，强调在辨证的基础上辨病为先，急则治标。

1. 贲门癌术后或以反流症状为主　以健脾和胃降逆为治法，方选六君子汤合四逆散加减。处方：处方：党参10g，白术15g，茯苓15g，半夏10g，陈皮10g，柴胡10g，白芍18g，枳实15g，砂仁10g，郁金15g，莪术30g，浙贝母30g，乌贼骨30g，甘草6g。

2. 以呕吐为主　以和胃降逆止呕为治法，方选温胆汤合旋覆代赭汤加减。处方：竹茹10g，枳实10g，半夏10g，陈皮10g，茯苓15g，旋覆花12g，代赭石30g，砂仁10g，神曲10g，谷芽15g，麦芽15g，甘草6g。阴虚者加麦冬15g，石斛

15g；幽门梗阻者加葶苈子30g，大黄6~10g，防己10g，川椒10g；吻合口狭窄者加郁金15g，瓦楞子30g，柴胡10g，白芍18g，枳实15g。

3. **以呕血为主** 以清热和胃，降逆止血为治法，方选半夏泻心汤加减。处方：半夏10g，黄连6~10g，黄芩炭10g，炮姜10g，地榆30g，白及30g，茜草15g，仙鹤草15~30g，三七（冲）3~6g，大黄炭10g，血余炭30g，甘草6g。

4. **以疼痛为主** 以活血理气止痛为治法，方选逍遥散加减。处方：当归10g，白芍18g，柴胡10g，白术15g，茯苓15g，半夏10g，陈皮10g，百合15g，乌药15g，川楝子10g，延胡索15g，五灵脂15g，砂仁10g，莪术30g，八月札30g，甘草6g。肝转移疼痛者重用延胡索30~60g，加郁金15g，片姜黄30g；顽固性疼痛者酌加虫类药，如蜈蚣1~2条，土鳖虫10g，僵蚕15~30g，露蜂房6~10g；制酸止痛用乌贼骨30g，浙贝母30g，瓦楞子30g。

（四）用药特点

1. **首重健脾** 王氏认为正虚是胃癌发病的基础，脾胃气虚、脾胃不调贯穿于胃癌各个阶段，早期实证为主，气虚气滞并重；中晚期虚证为多，气虚重于气滞。"善为医者，必责其本"，故治疗胃癌宜从健脾益气、调理脾胃入手，尤以健运脾胃为要，常以四君子汤作为治疗胃癌的基本方，正所谓"养正则积自消"。健运脾胃可恢复和重建脾运胃纳功能，提高机体抗病能力，增进食欲，改善临床症状，减轻痛苦，提高生存质量，延长生存期，充分体现了中医治疗肿瘤的优势。另外，王氏认为胃属六腑，具有"传化物而不藏，以通为用，以降为和"的生理特点，故在强调补脾益胃的同时，应遵循"通补兼顾不宜滞"的理论思想，注意调节脾胃的升降功能，主张平补、运补，勿使中焦壅塞。

第五章 胃 癌

2. 顾护胃气　王氏认为胃癌的病理特点决定了脾虚胃败，不耐受纳。早期，手术或多疗程放化疗均可伤及脾胃；晚期，癌毒弥漫，邪盛正衰，脏腑气血戕害，全身状况很差，进食量少或不能进食，呈恶病质状态。"四时百病，胃气为本"，"胃气一败，百药难施"。如脾胃虚弱，则饮食难以消化，药物不易吸收，纵有良药亦难奏效。危重之患，如胃尚能纳，则犹有生机；若谢谷不纳，胃气败绝，势必不救。处方中适当加以健脾益胃之品，以维持脾胃协调和升降功能正常，制方选药宜平和轻灵，少用味厚燥烈之属，禁忌苦寒滋腻之品，切记"除恶务尽"，猛浪攻伐，反败其胃，加速病情。顾护了人体的正气之本，即抓住了疗效的根本所在。

3. 善用经方　王氏临证善于准确辨识主症，灵活运用经方。首推四君子汤及其类方为治疗胃癌的基本方，其他核心处方有四逆散、参苓白术散、升阳益胃汤、温胆汤、一贯煎、半夏泻心汤等。脾运失健，湿滞内阻者，六君子汤合参苓白术散健脾利湿；脾虚肝胃不和者，四君子汤合四逆散健脾疏肝和胃；肝郁脾虚，脾胃气滞者，宜疏肝理脾，调畅气机，可用逍遥散；脾虚食滞者，宜开胃消导，可用香砂六君子汤合保和丸。化疗期间，以健脾和胃为主，胃气上逆者，宜和胃降逆，四逆散为主；如呕吐酸水苦水，属胃热者，合橘皮竹茹汤；如呕吐清水凉水，属胃寒者，合丁香柿蒂散、旋覆代赭汤；化痰散结，宜小陷胸汤。若胃阴亏损，则予一贯煎、沙参麦冬汤、益胃汤。骨髓抑制，以健脾补肾为主，如当归补血汤、二至丸等。

4. 择药有度　王氏治疗胃癌的用药原则是辨证论治为基础，现代研究融其中。在辨证基础上，结合现代中药药理研究成果辨病用药，多选用菝葜、藤梨根、野葡萄藤、壁虎、山慈姑、白花蛇舌草、莪术等。辨病用药一定要符合辨证规律，做到辨病与辨证相统一，如温热中阻，选用菝葜、藤梨根、野葡萄藤；瘀毒互结，选用蜈蚣、莪术；肿块结节、吞咽梗阻，选用山慈姑、威灵仙；热毒内盛，选用白花蛇舌草。对于胃癌转移，择药亦有规律可循，如淋巴结转移，多用山慈姑、猫爪草、夏枯草、浙贝母；骨转移，多用骨碎补、补骨脂、仙灵脾、肉苁蓉；肝转移，多用八月札、蜈蚣、山慈姑、片姜黄；腹水，多用猪苓、薏苡仁、大腹皮、车前子。王氏治疗胃癌常用的药物有补虚药、和胃药、理气药、解毒药、散结药、活血药几类，性温性平味甘的药物居多，入脾、胃、肝经的药物为重，说明临床立足于补益脾胃，治疗以脾胃为中心，强调采取攻补兼施的治则，补中有运，攻图以缓，攻不伤正。

〔李宜放，郝淑兰．王晞星教授治疗胃癌经验．中国民间疗法，2011，19（2）：15.〕

四、张泽生辨治胃癌经验

张泽生认为胃癌的病机及证候属性，既反映了痰气交阻、气滞血瘀的实证，又表现了正气衰败的虚象。一般来说，早期多为肝气郁结或痰凝气滞，中期多为气滞血瘀，晚期则正气衰败，一为脾肾之阳亏虚的阳虚证，一为津液枯竭的阴虚证。胃癌病理变化的主要因素是痰、气、瘀，发展规律往往从实证到虚证。张氏根据胃癌发病机制和临床表现的不同，以疏肝理气解郁、理气化痰祛瘀、补益脾肾诸法为主，辨证治疗胃癌，能改善其自觉症状，减轻病痛，提高生存质量。

（一）疏肝理气解郁

胃癌早期主要病理变化在于气，往往由于情志不遂，抑郁伤肝，肝失条达，气结不行，食管梗阻，一般用疏肝理气解郁之法，常用药如醋炒柴胡、郁金、苏梗、青皮、陈皮、川楝子、佛手花、枳壳、金果榄、绿萼梅、合欢花、白芍、木香等。有些病人亦可兼有痰凝或气郁化火，治疗上应当灵活机动。

（二）理气化痰祛瘀

中期胃癌以气滞痰瘀证为最多见，主要是由于肝气抑郁不达，久则气郁化火，灼津炼液成痰，以致痰气抟结，或气机郁结不解，血行不畅。治法主以理气化痰祛瘀，常用药物如桃仁、红花、五灵脂、没药、三棱、莪术、穿山甲、郁金、大黄、瓦楞子、当归、莱菔子、枳实等。在治疗痰气瘀结证时，首先应考虑正气的盛衰，若攻之太过，则瘀血未去而正气随之戕伤，故宜采用攻补兼施之法。气虚者加党参，大便干结难解者加韭菜汁、杏仁、瓜蒌仁等，如见有出血加三七行气止血。

（三）补益脾肾

胃癌进入晚期阶段，往往正气衰败，形体消瘦，或为阴液大伤而转化为阴虚阳结证，或命门火衰、火不暖土转化为脾肾阳衰证，因此补益脾肾当有甘寒濡润和益气温阳之分。对阴虚阳结证，治宜甘寒濡润，常用药物有麦冬、沙参、石斛、白芍、橘皮、竹茹、天花粉、生地、炙甘草等。如口干甚者，加梨汁、藕汁、人乳、芦根汁、甘蔗汁等，大便燥结者加桃仁、杏仁、火麻仁、何首乌。对脾肾阳衰证，治以益气温阳为主，常用药有附子、干姜、党参、白术、肉桂、炙甘草、益智仁、诃子肉等。如有呃逆加丁香、柿蒂，大便泄泻用荷叶包赤石脂入煎，若阴伤及阳者，可用桂附八味丸出入。

〔张继泽，邵荣世，单兆伟．张泽生医案医话集．南京：江苏科学技术出版社，1981．〕

五、林丽珠辨治胃癌经验

林丽珠从事中西医结合治疗肿瘤疾病20多年，擅长运用中西医结合的方法治疗胃癌，并积累了丰富的经验，现将其治疗胃癌的经验简要介绍如下。

(一) 内虚为本,扶助胃气

胃癌属中医学胃脘痛、噎膈、反胃、癥积等的范畴,林氏认为胃癌的发病多先有脾胃虚损,气血亏虚,在此基础上复因情志失调,饮食失节,而致痰气瘀热抟结,津枯血槁,发为本病。临床治疗强调扶助胃气,如《素问·五脏别论》中说:"胃者,水谷之海,六腑之大源也。"胃气虚弱则五脏六腑得不到水谷精微滋养,五脏六腑之气也随之不足;反之,胃气旺,则正气足。而金代李东垣也说:"胃气一虚,无所禀受,则四脏经络皆病,况脾全借胃土平和,则有所受而生荣,周身四脏皆旺,十二神守职,皮毛固密……外邪不能侮也。"强调"人以胃气为本",精辟地阐明了胃气在人体生命活动中的重要作用。林氏认为,胃癌患者或因饮食失节,脾胃受伤;或因肿瘤对胃的直接侵犯,或因胃癌手术的影响,化疗药物的毒副作用等,临床中多有脾胃虚损的表现,常见如神疲乏力、胃纳减少、恶心欲呕、四肢乏力、形体消瘦等。所以,治疗胃癌强调扶正宜先扶助胃气,攻邪需顾护胃气。

临床上,脾胃虚弱者可分为脾胃气虚、脾胃虚寒及脾胃阴虚等3种证候,林氏依据不同的临床特点而施以不同的补益之法。脾胃气虚者,常用四君子汤健脾益气;脾胃虚寒者,以理中汤为主方,并喜用高良姜温胃散寒;胃阴不足者,则选用太子参、麦冬、石斛等益气养阴之品。

(二) 理气疏肝,通降为用

林氏认为,胃癌患者的临床表现有三个特点,即升降失常、虚实夹杂和易旁他脏。气机失调是诱发胃癌的一个重要因素,脾与胃互为表里,同居中焦,为气机升降之枢纽,脾主升,胃主降,只有脾升胃降协调,饮食的消化过程才能正常。《素问·六微旨大论》中说:"非出入则无以生长壮老已,非

第五章 胃 癌

升降则无以生长化收藏,是以升降出入,无器不有。"故治疗胃癌,必先调理气机。在具体治疗上,林氏重视疏肝以和胃。因肝与胃为相克相乘之脏腑,胃的和降功能,有赖肝之疏泄,肝气不疏则土壅木郁,肝木克土。叶天士言:"肝为起病之源,胃为传病之所。"因此,若要治胃,必先调肝,即所谓"治肝可以安胃","土得木而达"。除重视疏肝行气外,林氏主张治疗胃癌理气当以通降为法,盖胃为太仓,主受纳水谷和传化糟粕,胃为六腑之一,以通为用,以降为顺,只有胃气和降,才能腑气通畅,胃能受纳,气血才有生化之源,糟粕始能下行,邪毒才能随糟粕而清除有道。

临床上胃癌患者多有嗳气、呃逆、恶心、呕吐、胃脘胸胁胀闷等脾胃气滞症状,林氏临床治疗用药,遇两胁胀闷、肝气不舒者,喜用四逆散以疏肝理气,并酌情选用佛手、八月札、合欢皮、郁金等性平和缓之品。嗳气不舒者,配木香、枳壳以宽中下气;食后胀甚或胀由食滞者,配莱菔子、焦山楂;胸膈痞满者,选用桔梗、瓜蒌皮;胀甚不解者,配厚朴、槟榔;胀由痰阻者,配法半夏、陈皮。因理气药多耗气、散气,临证多以健脾益气药物理气药物配合使用以调和之。

(三) 易旁他脏,脾肾并重

林氏认为,在五脏之中,脾胃居于中焦,为各脏腑气机转运之枢纽,脾胃为病,易旁及他脏,尤易影响肝、肾三脏功能。如《素问·刺禁论》中说"肝生于左,肺藏于右,心布于表,肾治于里,脾为之使,胃为之市","中者,四运之轴,而阴阳之机也",说明脾胃气机升降正常,则心肺之阳降,肝肾之阴升。脾胃衰败,则四脏亦衰,百病由生。胃癌患者至疾病进展,往往脾虚及肾,脾肾两虚。因肾为先天之本,全身阴阳之根,脾为后天之本,气血生化之源,"脾非先之气不能化,肾非后天之气不能生",两者相互滋生以维持人体的生命活动。故林氏在临床治疗中注重脾肾并重，具体用药除重视顾护胃气，健脾益气外，常选用桑寄生、桑椹、泽泻、怀牛膝、何首乌、菟丝子、熟地等以补肾。

（四）化痰祛瘀，解毒抗癌

林氏在顾护胃气、理气和胃的同时，将化痰祛瘀，解毒抗癌作为治疗胃癌的一个重要法则。胃癌多在脾胃虚弱的基础上痰气交阻、瘀血热毒抟结而发病，为本虚标实之证，故痰、瘀、毒均宜去不宜留，正如《儒门事亲》所言："邪去而元气自复"。临床辨病与辨证相结合，辨病用药常从山慈姑、半枝莲、肿节风、白英、冬凌草、守宫、露蜂房等药物中选用两三味以抗癌解毒消肿，并随证加减。胃热炽盛，口干口苦者，加蒲公英、栀子、白花蛇舌草、黄芩；嗳腐吞酸者，加黄连、吴茱萸、槟榔；胃脘刺痛、气滞血瘀者，选用桃仁、赤芍、土鳖虫、五灵脂、莪术、延胡索等；胃热伤阴者，加麦冬、石斛、天花粉；脾胃虚寒，泛吐清水者，加高良姜、白豆蔻；胃脘隐痛，喜温喜按，大便溏薄属脾肾阳虚者，方用附子理中丸加减，酌情选用肉桂、高良姜、菟丝子、枸杞子、淫羊藿；气血双亏者，以黄芪建中汤加减，重用黄芪，并选用当归、山茱萸、熟地等。

〔肖志伟，林洁涛．林丽珠教授治疗胃癌经验举隅．新中医，2011，43（10）：141.〕

六、李岩辨治胃癌经验

李岩从事中医临床工作多年，其经验丰富，以舒肝和胃、解毒降逆、温中健脾、化瘀和胃、养阴清热、化瘀解毒，以及温脾益肾、补气养血诸法为基础，辨证治疗胃癌，能有效改善自觉症状，其疗效较好，现介绍如下。

第五章 胃 癌

(一) 舒肝和胃,解毒降逆

此法用于肝胃不和,毒气上逆之证。症见胃中嘈杂,胸胁胀满,口苦心烦,呕逆嗳气,胃脘胀痛,大便失调,舌苔薄黄,脉沉弦。选用方剂为四逆散合平胃散加减:郁金10g,枳壳10g,陈皮10g,甘草10g,白术10g,川楝子10g,代赭石30g,白英30g,藤梨根30g,野葡萄根30g。

(二) 温中健脾,化瘀和胃

此法用于脾胃虚寒,中焦受阻之证。症见胃脘隐痛,呃逆呕吐,朝食暮吐,暮食朝吐,口泛清水,食后胀满作痛,痛时喜按,得温则减,面色萎黄,四末不温,肢体浮肿,疲乏无力,舌暗苔白,脉弦细。选用方剂为香砂六君子汤合旋覆代赭汤加减:苍术15g,白术15g,茯苓20g,炙黄芪20g,瓦楞子10g,砂仁10g,白英30g,龙葵20g,代赭石30g,丹参30g,当归15g,陈皮10g,藿香15g,生薏苡仁30g,旋覆花10g。

(三) 养阴清热,化瘀解毒

此法用于胃热伤阴、瘀毒凝滞之证,症见胃内灼热,口干欲饮,胃脘嘈杂,食后剧痛,心下痞硬,压痛刺痛,吐血便血,肌肤甲错,大便干涩,小便黄赤,舌质紫暗有瘀斑,脉沉细涩。选用方剂为麦门冬汤合失笑散加减:麦冬10g,玉竹30g,沙参20g,蒲黄10g,五灵脂10g,没药10g,白屈菜30g,丹参30g,莪术15g,干蟾皮15g,藤梨根30g。

(四) 温脾益肾,补气养血

此法用于脾肾阳虚,气血双亏之证。症见胃脘疼痛,上腹巨大痞块,固定不移,畏寒身冷,肢倦乏力,面色㿠白,精神不振,心悸气短,头晕目眩,虚烦不寐,自汗盗汗,饮食难下,舌质暗淡,少苔而干,脉沉细无力。选用方剂为当归补血汤合八珍益母丸加减:当归15g,白芍20g,生地15g,熟地

15g，太子参20g，白术10g，甘草15g，益母草15g，生黄芪30g，紫河车15g，阿胶10g，仙灵脾20g，白英30g，白花蛇舌草20g，刺五加20g。

其常用的随症加减为：

胃痛：甘草20g配白芍30g，延胡索10g配香附10g，木鳖子10g配白屈菜30g。

吐血：三七3g，白芍20g，仙鹤草30g，海螵蛸15g，血余炭20g，藕节30g。

呕吐：代赭石30g，旋覆花10g，陈皮10g，竹茹10g，柿蒂10g，藿香15g。

腹胀：大腹皮20g，大腹子20g，厚朴10g，枳壳10g，炒莱菔子30g。

便血：地榆15g，槐花15g，棕榈炭10g，仙鹤草30g，三七3g。

便干：大云30g，瓜蒌30g，当归20g，火麻仁15g，大黄8g，芒硝10g。

便溏：苍术10g，白术10g，炒薏苡仁30g，诃子肉10g，葛根30g，马齿苋30g。

贫血：三七3g，阿胶15g，鹿角胶10g，紫河车10g，大枣30g，骨胶粒6g。

〔李岩．肿瘤临证备要．北京：人民卫生出版社，1989．〕

第二节 经典验案点评分析

一、刘祖贻治疗胃癌案

导读：手术切除是治疗胃癌的首先手段，手术后之胃癌患者，多表现为正气亏虚，余毒未清，此时用中医药进行调理效果较好，当以扶正祛邪，益气养血，兼清余毒为主要治则。

案体：张某，男，55岁，2003年10月17日初诊。患者既往有慢性浅表性胃炎、胃溃疡病史，行胃癌术后，胃脘部痞闷不舒2周，并见反酸，纳差，有时厌食，乏力，少气懒言，口稍苦，大便干，查见神情疲倦，脘腹按之软，舌质暗红，苔白黄腻，脉沉。中医诊断为胃脘胀（痞）证，属脾虚食滞，余毒未清，治以健脾顺气消食，清解余毒。处方：党参15g，麦芽30g，鸡内金10g，北山楂10g，火麻仁10g，怀山药10g，厚朴10g，佛手10g，龙葵30g，白花蛇舌草30g，藤梨根30g，莪术12g，白术10g，乌贼骨10g。取7剂，水煎服。复诊时患者自述脘痞闷不舒、反酸、纳差、厌食、乏力诸症缓解，大便正常，守方去火麻仁，再服7剂，以后酌情调养。

〔贺兴东，翁维良，姚乃礼．当代名老中医典型医案集·内科分册．北京：人民卫生出版社，2009．〕

评析：胃癌患者多为瘀毒内结，手术后损伤气血而成虚实夹杂之证，治疗应益气养血，兼清余毒。此例患者胃癌术后，出现脾虚气滞、胃纳不健之表现，治当健脾消食顺气为主。应当注意的是，即便病人术后无明显脾虚食滞之表现，仍可酌情加用健脾消食之品，以固护中气，培固气血之源。病人虽乏力，脉沉而不弱，示正气虽虚而不甚严重，可酌情使用解毒、消肿、散结之抗癌中药，如白花蛇舌草、藤梨根、龙葵等。

二、孙桂芝治疗胃癌案

导读：对胃癌术后或失去手术机会的中晚期病人，在化疗的同时采取健脾益气佐以抗癌之中药治疗，可促进症状好转，提高生活质量，并有一定抑制肿瘤生长、复发或转移的效果。

案体：任某，男，36岁，北京市房山区农民。患者1990年11月29日突感上腹部疼痛，恶心，黑便2次，伴心悸气短、乏力，而急诊入院。查体体温37.1℃，脉搏102次/分，血压13.3/8千帕，呈急性病容，痛苦状，贫血貌，面色苍白，眼睑结膜、甲床苍白，表浅淋巴结无肿大，腹部软，肝脾未触及，剑突下压痛（+），无反跳痛，舌质淡，苔薄白，脉沉细数。血常规检查白细胞12.0×10^9/L，中性粒细胞0.80，淋巴细胞0.20，血红蛋白46g/L，大便潜血试验（+++）。胃镜检查显示胃小弯有4×4cm的溃疡、渗血，疑为胃癌。即行胃大部切除术，术中见肿瘤已侵犯浆膜，局部粘连，胃小弯及胃窦下部可触及多个肿大的淋巴结。术后病理提示胃小弯幽门区平滑肌肉瘤，肿瘤大小约$4.3 \times 4.3 \times 2.5$cm，表面溃疡形成，淋巴结转移2/8。术后1个月行ACP方案化疗1个周期，要求服中药治疗。中医辨证属气血双亏，治以健脾益气，养血安神，佐以抗癌。处方：太子参15g，炒白术15g，生黄芪30g，茯苓15g，生地15g，当归10g，紫河车5g，血余炭10g，白芷10g，炒露蜂房6g，鸡内金20g，生麦芽20g，山萸肉10g，虎杖15g，藤梨根30g。每日1剂，水煎取汁，分2次服。患者先后化疗6周期，中药健脾益气，佐以抗癌，随症加减，坚持治疗，同时配合加味西黄丸，每次2粒，每日3次口服。1993年元月8日复查未见异常，胃镜显示吻合口小弯侧黏膜充血水肿，未见溃疡，病理检查胃黏膜组织中度慢性炎症，部分黏膜上皮呈绒毛状增生，患者无明显不适之自觉症状，食量每日0.4~0.5千克，体重增加7千克，体质良好，可参加重体力劳动。随访至今，已健康生存12年。

〔石怀芝．孙桂芝辨治中晚期胃癌的经验．北京中医，2003，22（2）：13.〕

评析：孙氏针对不同胃癌分期及分型，采用中西医结合的方法治疗，对术后或失去手术机会的中晚期病人，采取健脾益气佐以抗癌中药，疗效较好。常用药物有太子参、炒白术、茯

第五章 胃 癌

苓、炒陈皮、生黄芪、当归、桑椹、炒何首乌、鸡内金、生麦芽、血余炭、白芷、虎杖、藤梨根等。对肝胃不和者加白芍、柴胡、佛手、香橼、八月札、白梅花、炒枳壳以疏肝和胃，理气止痛；对胃热伤阴者加麦冬、石斛、天花粉、生石膏、知母以滋阴清热，益胃和中；对痰湿凝结者加半夏、竹茹、枳实、石菖蒲、藿香、砂仁、生薏苡仁、白豆蔻等化痰散结，温化中焦；对脾胃虚寒者加人参、干姜、桂枝、小茴香、炙甘草以温中散寒，健脾和胃；对气阴双亏者加肉桂、白芍、熟地、枸杞子、女贞子、山药、阿胶等以健脾益肾，养血安神。经治疗后，显示症状好转，生活质量提高，并有一定的抑制肿瘤生长、复发或转移的效果。本例患者属中晚期胃癌术后患者，在化疗的同时配合以健脾益气、抗癌之中药治疗，取得好较好的疗效。

三、朱志忠治疗胃癌案

导读：详审病情、辨证准确是取得好的疗效的前提和基础，本例患者实属肝胃不和，寒积不化，当以疏肝和胃、温中导滞为治法，按脾胃虚弱给予健脾和胃之剂，实属药证不符。

案体：申某，男，60岁。患者胃癌术后已两个月，虽然剧痛已经停止，但胃脘满痛、食欲不振、消瘦乏力一直不见改善，为此曾遍用西药和中药健脾和胃之剂进行治疗，然其效果一直不够明显。细审之，患者胃脘满痛，恶心欲吐，头晕头痛，心烦不安，神疲乏力，形体瘦削，口苦咽干，面色萎黄，查舌苔黄白厚腻，脉弦紧而数。综合脉症，诊为肝胃不和，寒积不化，治拟疏肝和胃，温中导滞。处方：柴胡10g，半夏10g，党参10g，黄芩10g，甘草6g，干姜3g，大枣5枚，苍术10g，厚朴10g，陈皮10g，大黄3g。服药2剂，胃脘满痛消失，心烦易怒、恶心欲吐、食欲不振好转；继服6剂，恶心消失,食欲正常,其他症状也大部消失。某医云:健脾和胃之剂何故不效?答曰:寒热不分,脏腑不别,虚实不明所致也。寒积者不可因其有虚而不敢攻,但攻之必需恰当耳。

〔刘晓伟. 胃肠病名家医案·妙方解析. 北京:人民军医出版社,2007.〕

评析:此例患者为胃癌术后,胃气当降不降,故胃脘满痛,恶心欲吐;正气虚弱,气血不足,则头晕头痛,心烦不安,神疲乏力,形体瘦削,口苦咽干,面色萎黄;痰浊寒邪积于内,故舌苔黄白厚腻;脾胃虚弱,肝气横逆,故脉弦紧而数。综合脉症,当属肝胃不和,寒积不化。以张仲景之小柴胡汤为基本方加减,柴胡能透达少阳之邪由外而散,又能疏泻气机之郁滞;半夏、干姜和胃降逆;党参、大枣、甘草健脾益气;黄芩苦寒,解少阳之邪;苍术化湿浊,厚朴行气燥湿;陈皮行气和胃;大黄泻下攻积,使邪有出路。诸药合用,以祛邪为主,兼顾扶正。此患者之所以曾遍用西药和中药健脾和胃之剂进行治疗,然其效果一直不够明显,盖其辨证不准也。《内经》云:"善诊者,察色按脉,先别阴阳;审清浊,而知部分;视喘息,听声音,而知所苦;观规矩权衡,而知病之所主;按尺寸,观浮沉滑涩,而知病之所生。以治之无过,以诊之不失矣"是为至理名言。

四、范中林治疗胃癌案

导读:年老体弱,不宜手术的患者,主张保守治疗,临证应据辨证立法遣药,本案中医辨证属太阴虚寒邪盛,以温中散寒,消瘀止痛为治法,方选四逆汤加味,取得了较好的疗效。

案体:周某,男,61岁。患者胃脘部疼痛20余年,时吐酸、呃逆,开始几年服药后可缓解,后来渐重,饥则时痛。1970年4月病情进行性加剧,持续疼痛,纳呆,体虚,便黑,

第五章 胃 癌

急送某医院诊治，诊断为"胃溃疡"、"胃癌待排"，建议手术。但考虑血红蛋白仅 45g/L，年老体弱，商定改由中医保守治疗。诊时患者按腹弯腰，呻吟不已，呕吐酸水，时时呃逆，饮食不下，恶寒肢冷，舌质淡，苔白腻浊。辨证属太阴虚寒邪盛，治宜温中散寒，消瘀止痛，方以四逆汤加味。处方：炙甘草 30g，炮姜 30g，制附片（久煎）30g，上肉桂 10g，公丁香 6g。水煎服，同时配合回生丹，每次 3 粒，每日 2 次口服，痛止停服。一周后再诊，患者疼痛大减，便血止，反酸、呃逆明显减轻，以甘草干姜汤加味缓服。处方：炙甘草 30g，炮姜 30g，上肉桂 10g，砂仁 10g，白豆蔻 10g，茯苓 20g，白术 20g。服经调养月余，疼痛消失，饮食正常。1979 年 7 月 20 日追访，数年来曾轻度复发 1 次，服甘草干姜汤加味后愈，现已七旬，尚可做一些轻活。

〔范学文．范中林六经辨证医案选选．北京：学苑出版社，2007.〕

评析：本例患者临床诊断为"胃溃疡"、"胃癌待排"，因年老体弱，不宜手术，中医辨证属太阴虚寒邪盛，据辨证立法遣药，疗效满意。《素问·金匮真言论》云："人身之阴阳，则背为阳，腹为阴。"腹部之病，按其部位分属太、少、厥阴，太阴为三阴之里，其脉从足入腹，属脾络胃。脾为湿土，阴中之至阴，凡伤于寒湿，则脾先受之。且脾与阳明胃相表里，脾虚胃亦虚，即所谓胃家不实，便是太阴病。此证显系属太阴虚寒邪盛，治疗始终抓住太阴主证，而太阴温里宜四逆辈，故首投四逆汤加味，兼以行气通络，散滞化瘀为治。方中炙甘草补脾益气，炮姜暖胃，制附子暖肾阳（久煎可去毒），肉桂、公丁香助附子温肾。脾肾暖，则全身阳气旺，可祛邪，而病愈。

五、李玉奇治疗胃癌案

导读：胃癌属中医胃积之范畴。胃癌术后，病在血分，毒邪未清，正气亦虚，以扶正祛邪为总则，以清热活血、益气消痈为主要治法，方选延龄汤加减，疗效尚可。

案体：陶某，男，70岁，2005年9月28日初诊。患者为胃癌术后1个月，平素无烟酒嗜好，胃脘胀闷不适，时嗳气，乏力，口干，食欲尚可，大便向干。病理检查为胃溃疡型中分化腺癌（大小4×4cm），且有周围淋巴结转移；查其面色萎黄少华，形体消瘦，舌质红绛、苔黄腻、脉沉弦。诊断为胃积（胃癌），病属胃脘血瘀证。患者于胃癌术后1个月，毒瘤虽已切除，然从其舌红绛，苔黄腻，脉沉弦可见毒邪仍在，蕴毒生热，故见胃脘闷胀，时嗳气，口干，便干，而此时正气已虚，故见乏力。四诊合参，辨为热毒郁内，血伤肉腐，瘀血内结之证，病在血分，毒邪未清，正气亦虚，故治当扶正祛邪，以清热活血，益气消痈为主，方拟延龄汤加减。处方：苦参20g，芦根20g，白茅根20g，三棱10g，莪术10g，白及20g，半枝莲15g，白蔹20g，黄芪20g，甘草15g，马齿苋20g，沉香5g。取6剂，日2剂，水煎服，同时嘱患者调畅情志，节制饮食，勿劳累。复诊时患者胃脘胀闷及嗳气均减轻，食欲、二便良好，察其舌质红绛，苔黄微腻，脉沉弦，说明正气未虚，邪不可侮，故效不更方，继服上方消痈除邪。再诊时患者为术后8个月，已服药7个月，现无胃脘胀闷不适等症状，一如常人。

〔贺兴东，翁维良，姚乃礼. 当代名老中医典型医案集·内科分册. 北京：人民卫生出版社，2009.〕

评析：该患者为胃癌术后，且病理已发现淋巴结转移，故可推之预后不良。来诊时症见胃脘胀闷不适，时嗳气，乏力，口干,但食欲尚可,且无恶心、呕吐,面虽无华,然精神状态尚可,由此可见尚未出现正邪格拒之象。胃癌患者如术后未经化疗,正气尚实,并坚持服药两年内病情趋于稳定,则可维持相当一段时间,如正不敌邪,病势急剧恶化,则再无回天之力,圣者亦不能医也。术后两年为此病之分水岭,一方面要靠药物的协助,另一方面也要看正气恢复的强弱。嘱患者乐观向上,随性情而为之,不必强求忌口,愉悦心情方可增加战胜疾病之筹码。而在药物治疗上,清热解毒,活血消癥亦为必不可少之良佐,毒邪虽有残留之势,然将其扼杀于正气之下则邪亦无所作为,病情因此可以得到很好的控制。

六、王三虎治疗胃癌案

导读:中医治疗胃癌术后患者,应做到辨证辨病相结合,把握寒热胶结、胃失和降、脾肾两虚之主要病机,恰当选治,谨慎用药,并随证灵活加减,持之以恒,方能取得好的疗效。

案体:张某,男,60岁。患者自小罹患胃病,1980年左右逐步加重,1991年出现呕吐不止、背部疼痛,经胃镜检查诊断为糜烂性胃炎。2001年因病情加重,经胃镜检查并活检确诊为胃癌。行胃次全切术后进行化疗3次,因体弱不支而停止化疗。2002年2月找中医就诊,初诊时患者体弱乏力,腹胀腹泻,食入不化,按压、热敷胃脘部稍有缓解,查舌质偏红,脉弱,辨证为寒热胶结胃肠,以乌梅丸化裁治疗。服药1年余,寒热之象渐解,脾之气阴两虚出现,2003年8月20日处方如下:党参15g,白术12g,茯苓12g,甘草6g,山药15g,扁豆15g,川厚朴15g,木蝴蝶10g,黄精12g,八月札12g,焦三仙各10g,石打穿20g。经过21个月的中药治疗,第29诊时,患者精神体力大为好转,独自前来,其面色萎黄,自述胃脘、少腹隐痛,腰骶困痛,食欲好,但食后消化较慢,胃寒，舌红苔薄，脉细弱，辨证为寒热胶结减轻，脾肾阴阳两虚，当以扶先后天之本为主，选用理中汤加味。处方：干姜8g，人参6g，白术12g，茯苓12g，甘草6g，苍术10g，山药20g，芡实20g，补骨脂10g，淫羊藿20g，石打穿15g，蒲公英20g，延胡索12g，小茴香6g。每日1剂，水煎服。2005年6月3日就诊，患者服中药治疗已3年有余，癌症未见复发，形体大胜从前，此次以陪同所介绍的患者来诊为主要目的，仍诉畏寒，不能食凉，但小便黄、尿痛，查舌红，苔薄黄，脉弱，辨证为脾虚已久，肾阳不足，治应脾肾双补，冀扶正培本又长治久安。处方：半夏12g，黄连6g，黄芩12g，红参12g，萆草12g，白芍15g，甘草10g，补骨脂12g。2006年5月3日就诊，患者几近康复，唯形体瘦弱，自述偶有春心萌动，拟平补脾胃之六君子汤善后。2006年8月7日就诊时，患者自述低热，自汗，脚麻，胃脘不适，目涩，喝水则身颤，查舌质淡，苔白，脉弱，证属气血不足，阴虚风动，方用黄芪桂枝五物汤加味。处方：黄芪20g，桂枝10g，白芍10g，生姜6g，大枣10g，炙甘草6g，党参10g，天麻12g，灵芝10g，五味子10g，枸杞子10g，菊花10g，石斛10g，防风10g，细辛3g，牛膝10g。每日1剂，水煎服。2007年7月4日就诊，患者5年来基本上每月来诊，胃癌虽未复发，体质改善却难，刻诊患者畏寒，自汗，手颤，遇寒则前额肿痛，偶有头晕恶心，腹痛腹泻，查舌质淡红，苔白厚，脉弱，病属阳虚神失所养，方用桂枝龙骨牡蛎汤加味。处方：桂枝12g，白芍12g，生姜6g，大枣10g，炙甘草8g，生龙骨30g，生牡蛎30g，黄芪30g，党参12g，半夏12g，当归12g，柏子仁12g，丹参15g，鸡内金12g，防风6g。每日1剂，水煎服。2007年8月6日就诊，患者近几天腹泻肠鸣又发，形体消瘦，少气懒言，查舌质淡红，苔薄白，脉弱，辨证为寒热胶结胃肠，予乌梅丸化裁治疗。

第五章 胃 癌

〔杨子玉. 王三虎教授治疗胃癌术后验案3则. 河南中医, 2008, 28 (5): 70.〕

评析：本病例几乎反映了胃癌发展与康复的全过程，正是由于对胃癌寒热胶结、胃失和降、脾肾两虚主要病机的把握和治法方药准确的应用，步步为营，持之以恒，才能渐趋康复，甚或性欲再现。可见，辨证论治虽然是中医学的特色之一，但中医也讲究辨病论治，只有准确地辨病，寻找病因，抓住病机，明确诊断，了解病情的轻重程度，探索针对性的方药，掌握疾病的愈程转归及预后，才能掌握主动权，整体把握疾病发展的规律，恰当选方用药，其疗效才能较好。

七、周仲瑛治疗胃癌案

导读：治疗胃癌应做到扶正调理为主，化瘀抗癌为辅，切不可攻伐太过，伤及正气，本例患者证属气阴两伤，热毒瘀积，以清热生津，散瘀止痛，扶正抗癌为治法，其疗效满意。

案体：尹某，男，67岁，1999年2月21日初诊。患者1998年5月诊断为胃癌，遂于同年6月10日行剖腹探查，术中见癌肿位于远端胃，以胃体、胃窦后壁为主，并与横结肠系膜及胰头表现浸润融合成团块状，且已浸润包裹肠系膜上静脉，失去根治术机会，病理检查结果为腺癌并有淋巴结转移。行化疗至1999年2月20日，后因不耐化疗，改为营养支持治疗，并请周氏诊治。诊见其面色萎黄，口干欲饮，胃脘嘈杂，食后疼痛，腹有压痛，便血，舌质紫暗有裂纹，苔薄黄，脉弦细。证属气阴两伤，热毒瘀积，治以清热生津，散瘀止痛，扶正抗癌。处方：炙鳖甲（先煎）15g，炙海螵蛸15g，煅瓦楞子15g，生黄芪15g，鬼馒头15g，茜草根15g，枸杞子15g，八月札12g，川楝子12g，天门冬12g，石打穿25g，白花蛇舌草20g，仙鹤草20g，炙刺猬皮10g，山慈姑10g，当归10g，漏芦10g,失笑散10g。每日1剂,水煎温服。服上方14剂二诊,患者腹痛缓解,便血渐止,舌有裂纹,苔薄,脉沉细,守上方去炙鳖甲、煅瓦楞子、川楝子,加太子参15g,焦白术10g,鸡内金10g,砂仁(后下)3g,继续服用。服20剂三诊,患者口干减轻,饥而思食,体力渐增,遂长期服用该方至今。现可自由活动,腹无疼痛,饮食如常。

〔宋长城,鞠敏.周仲瑛教授治疗恶性肿瘤验案3则.新中医,2002,34(12):56.〕

评析:胃癌临床表现有三个特点,即寒热错杂、升降失常、虚实夹杂,故治疗处方用药多寒温并用、升降兼顾、补泻同施。胃癌病人脾胃易虚,腐熟水谷之功能大减,忌滋腻及过分苦寒,禁肆意攻伐,以和为重,治当以补为主,重在益气养血,健脾调胃,佐以活血化瘀、软坚散结。在治疗过程中注意扶正调理为主,化瘀抗癌为辅,切不可攻伐太过,伤及正气。本例患者的治疗,方中用太子参、焦白术、生黄芪、天门冬、当归、炙鳖甲、枸杞子益气生津,滋阴养血以顾护正气,增强患者自身抗癌能力;八月札、失笑散、川楝子、砂仁、鸡内金、炙海螵蛸、煅瓦楞子、炙刺猬皮理气止痛,化瘀和胃;石打穿、山慈姑、鬼馒头、白花蛇舌草、漏芦清热解毒,消肿散结;仙鹤草、茜草根凉血散瘀以止血。诸药合用,共奏清热生津、散瘀止痛、扶正抗癌之功效,切中其发病机制,所以药后诸症状渐减,取得了较好的疗效。

八、林丽珠治疗胃癌案

导读:中医治疗胃癌,应详审病情,做到辨病与辨证相结合,"观其脉证,知犯何逆,随证治之",对于辨证属于肝胃不和、痰热蕴结之患者,当以疏肝和胃、清热化痰为治法。

案体:张某,男,68岁,2005年10月18日初诊。患者

第五章 胃　癌

2005年8月因腹胀、纳差,在中山大学某附属医院就诊,行胃镜检查,提示为胃癌,病理检查示低分化腺癌并淋巴结转移。遂于8月20日行全胃切除加空肠式胃术重建,术中见肿瘤侵犯全胃,大小10×9cm,肿瘤浸润浆膜外,术中见贲门周围的膈肌受侵,行膈肌部分切除,术后病理显示胃低分化腺癌,淋巴结见腺癌转移,肠系膜根部见腺癌转移,分期为T3N3M1,Ⅳ期。术后行艾素加希罗达化疗1疗程,化疗后出现恶心呕吐等严重胃肠道反应,患者拒绝再行化疗,转求中医药治疗。诊时患者进软食,反酸,咽部灼热感,吞硬物时咽痛,纳呆,夜寐尚可,二便调,舌质红,苔黄,脉细滑。西医诊断为胃癌并膈肌转移瘤、肠系膜根部淋巴结转移(T3N3M1,Ⅳ期),中医诊断为胃积病,证属肝胃不和,痰热蕴结,治以疏肝和胃,清热化痰为法。处方:蒲公英30g,苦参10g,木香(后下)10g,桔梗10g,槟榔15g,厚朴15g,八月札15g,岗梅根15g,连翘15g,土鳖虫6g,守宫6g,甘草6g。取7剂,每日1剂,水煎服。并给予六神丸,每次10粒,每日3次,温开水送服,以配合治疗。10月25日复诊,患者咽痛好转,反酸较前减少,仍进食有梗阻感,时有打呃,胃纳一般,二便调,舌质暗红,苔白,脉细滑,治以理气化痰,祛瘀散结,守上方去岗梅根、连翘、八月札、蒲公英,加法半夏10g,茯苓25g,浙贝母15g,蜈蚣3条,取7剂,如法煎服。之后以上方加减服用100余剂,并以口服六神丸配合治疗。2006年2月8日复诊,患者诸症消失,无明显不适,无反酸呃逆、口干口苦,纳寐均可,二便调,舌质淡红,苔薄白,脉弦细,以健脾益气、化痰祛瘀法,继续调理。处方:薏苡仁30g,党参15g,白术15g,山慈姑15g,八月札15g,半枝莲15g,茯苓25g,法半夏10g,木香(后下)10g,槟榔10g,露蜂房10g,甘草6g。每日1剂,水煎服。此后患者坚持每两周前来复诊,均无明显不适,以上方加减继续治疗。后多次复查 CT,均未见复发,相关抗原指标阴性。2009 年 12 月 24 日复查胸部及全腹部 CT,结果显原胃癌术后残胃、肠系膜根部及腹膜后小淋巴结未见明显肿瘤复发或转移征象。随访至 2011 年 4 月,患者发病已近 6 年,坚持以中药治疗 5 年余,未见复发及转移,生活如常人。

〔肖志伟,林洁涛.林丽珠教授治疗胃癌经验举隅.新中医,2011,43(10):141.〕

评析:胃癌临床常见肝胃不和、胃热津伤、痰瘀互结、脾肾亏虚等证候,临证处方注重辨病与辨证相结合,用药以理气和胃、清热解毒、化痰祛瘀、补益脾肾为法,每获良效。此例患者初诊时症见反酸、咽部灼热感、吞梗物时咽痛、纳呆等,证属肝胃不和,痰热蕴结,所谓"三阳结,谓之膈"。胃热津伤,火热炎上,多升少降,故见反酸、咽痛、食难以入,虽为术后,元气虚弱,然以急则治其标为原则,治以疏肝和胃,清热化痰,祛瘀开结。复诊时咽痛、反酸较前好转,胃热稍减,气仍上逆,因胃以通为用,故以理气化痰和胃,祛瘀散结为法,在前方基础上去清解胃热之品,佐以法半夏、浙贝母、茯苓、蜈蚣等祛瘀散结。2006 年 2 月复诊时患者诸症状消失,无明显不适,因胃癌以内虚为本,痰瘀毒结为标,此时当以顾护胃气、扶正培源为主,兼顾祛邪,故以四君子汤加减。此例患者初诊时已是胃癌Ⅳ期术后,伴腹膜后及肠系膜根部多发淋巴结转移,术后无力坚持化疗,在门诊坚持中医药调治,至今已 5 年余,未见复发及转移,足见中医辨证治疗之优势。

九、裘沛然治疗胃癌案

导读:对于晚期胃癌患者,西医之手术、化疗以及放射均难施行,此时宜保守治疗,遵循扶正祛邪之原则,以中药健脾

第五章 胃 癌

化湿为先,佐以补益进行治疗,能提高生存质量,延长生命。

案体:柳某,男,76岁,1984年5月15日初诊。患者去年中秋之后开始自觉胃纳不馨,中、上腹隐隐作痛,自服胃药未缓解,后经上消化道钡餐透视及胃镜检查等,诊断为"胃癌",医生建议手术治疗,患者认为年逾古稀,何必再尝开刀之苦,转而要求服中药治疗。诊时患者形体消瘦,面色暗滞,精神委顿,胸闷嗳气,中、上腹时有隐痛,嗳气频作,口渴喜饮,腹部胀满,胃纳不佳,大便量少较软,查舌质略暗,舌苔薄腻,脉弦细。此为脾虚失运,湿浊内停,又兼本元亏损,治拟健脾化湿为先,佐以补益。处方:生黄芪30g,延胡索15g,潞党参15g,生薏苡仁30g,生白术15g,牡蛎(先煎)30g,白茯苓9g,茴香9g,木香9g,炙甘草9g,枸杞子12g,白花蛇舌草10g,大生地20g,缩砂仁(后下)3g,半枝莲24g。取7剂,日1剂,水煎服。二诊时患者自述药后自觉胃脘隐痛明显改善,嗳气亦少,胃纳有增,精神亦振,患者自感中药能解决他的病痛,愿意继续服用中药,故嘱其续服上药3个月。三诊时患者面色暗滞已退,面有光泽,精神颇佳,语音响亮,中、上腹隐痛消除已近两个月,胃纳较佳,自言病已痊愈,可以停药。临床症状虽已缓解,但胃癌恶病不能轻视,当以提高自身免疫为佳,建议在上药的基础上加巴戟肉、淡苁蓉、麦冬,此方可长期服用,但无须天天服,可1周2剂或1周1剂。患者遵照医嘱坚持服药,现已10年,仍健康安度晚年。

〔贺兴东,翁维良,姚乃礼.当代名老中医典型医案集·内科分册.北京:人民卫生出版社,2009.〕

评析:癌症恶疾,人人知之,已到变癌色变之程度,现代医学对于癌症的治疗不外乎手术、化疗或放射治疗,对于晚期胃癌患者,西医之手术、化疗以及放射均难施行,中医对癌症特别是晚期患者,在治疗上历来主张扶正为先,佐以达邪。遵循这一原则,本例患者的治疗,以四君子汤为主方健脾益气,重用黄芪以增强补气之功,现代研究也证实黄芪除强壮及抗衰延寿作用外,在恶性肿瘤的治疗中有提高巨噬细胞吞噬率及T淋巴细胞转化率的作用。方中选用生地、枸杞子以补益肾阴,加牡蛎软坚散结化痰。至于半枝莲、白花蛇舌草既可清热解毒,化湿散瘀,又有抗肿瘤的作用。本例患者的组方用药,既遵循古人所言,也尊重现代科学,故合而用之,疗效颇佳。此例患者的治疗,可谓医患结合的典范,一是医生辨证精当,方药配伍合拍,二为患者有坚强的信心,坚持服药达数年之久,故而能水到渠成。

十、钱伯文治疗胃癌案

导读:胃癌术后,以胃脘部不适、食欲不佳、神疲乏力为突出表现者,临床中相当多见,此类患者中医辨证多属于脾气虚弱,其治当以健脾益气,佐以抗癌为法,方选异功散加减。

案体:梁某,女,62岁,2005年7月4日初诊。患者胃癌术后,胃脘不适,纳差,失眠,面色黯淡,神疲乏力,查舌质淡,苔薄腻,脉细弱。此为脾气虚弱所致,治宜健脾益气,佐以抗癌为法,方拟异功散加减。处方:党参30g,白术20g,茯苓20g,陈皮12g,土茯苓30g,白花蛇舌草20g,仙鹤草30g,莪术20g,焦楂曲12g,广木香12g,合欢皮20g。服药7剂,胃脘不适、纳差、乏力、失眠等症状稍减,效不更方,原方莪术改为30g,加三棱20g,仙灵脾20g,继续服用。又进14剂,诸症状进一步改善。后以上方随症加减治之,至今病情稳定。

〔贺兴东,翁维良,姚乃礼.当代名老中医典型医案集·内科分册.北京:人民卫生出版社,2009.〕

评析:胃癌属于中医学"胃脘痛""噎膈""伏梁""积

聚"等的范畴,本例患者胃癌术后,出现胃脘部不适,纳差,乏力,失眠,乃脾气虚弱所致,治宜健脾益气,佐以抗癌,以异功散加味治之。方中党参、白术、茯苓健脾益气,陈皮、木香行气宽中,白花蛇舌草、仙鹤草、莪术抑制肿瘤,焦楂曲消食,促进消化,合欢皮解郁,促进睡眠。诸药合用,健脾益气,又能发挥一定的抑肿瘤作用,故能收到较好疗效。

十一、常青治疗胃癌案

导读:仔细诊查舌象对判断胃癌之病情大有帮助,阴伤热炽、正衰毒壅在胃癌中较为多见,此类患者舌红光剥,中呈败象,临证应注意将养阴益胃、清热抗癌贯彻于治疗的始终。

案体:吴某,女,55岁,1975年3月20日就诊。患者患胃病多年,病理切片确诊为胃未分化腺癌,未做手术。诊时形瘦如柴,倦怠乏力,胃脘胀痛,灼热嘈杂,纳食乏味,口燥欲饮,查舌红光剥,中呈败象,脉象虚细而数。治宜养阴益胃,清热抗癌。处方:石斛30g、鲜生地30g、麦冬30g、太子参30g、藤梨根30g、蚤休30g、蜣螂虫10g、鸡内金10g、干蟾皮10g、生白术10g、八月札15g。用上方5剂,舌转红润,且舌中段败象范围缩小,脉象亦转细缓,食欲增加,胃脘觉舒,此乃正复邪却、胃气未复、胃阴滋生之佳象,原方加白花蛇舌草30g,再取7剂。宗上方随症情加减连续治疗1年余,自觉症状消失,每天进食400g。随访问5年,已能从事家务劳动。

〔崔应眠,李志安,张洁.中华名医名方新传·肿瘤.郑州:郑州大学出版社,2009.〕

评析:本例患者的病机关键是阴伤热炽、正衰毒壅,诊治时以养阴益胃、清热抗癌贯彻始终,疗程达1年有余,取得了较好疗效,足见对癌症的治疗应以病机为中心,坚持治疗的重要性。本案中所指舌中段"败象",系本例报告前人的临床经验,根据《形色外诊简摩》中"音质……底里全变,干晦枯萎,毫无生气,是脏气不至……真脏之色"的论述,结合临床实践,体会到"多数中晚期癌肿患者的舌象具有共同特点,即全舌晦滞无华,舌中段一小块呈淡灰色、干晦枯萎,底里不活",此即案中所称之"败象"。有报道"不少患者就诊前,未经西医专科检查或理论诊断,不知道患癌肿,这时如发现有败象……可得早期确诊"。若治疗后败象消失,代之以舌质红润有津或淡红而润者,则表明药证相符,病有转机,癌肿缩小或控制之佳象。

十二、张镜人治疗胃癌案

导读:中医治疗胃癌要做到攻补兼施,首先注意扶正,着重调理脾胃,同时配合以抗癌,并随证灵活加减。对胃癌术后辨证属瘀热夹湿交阻,脾胃气虚者,治宜健脾化湿,清瘀热。

案体:丁某,男,68岁,1999年11月10日,在复合麻醉下行胃癌根治术。术中见胃窦部肿瘤约4×3cm,浸润至浆膜层,幽门下淋巴结数只,最大如小胡桃。术后病理提示胃窦部低分化腺癌,大弯淋巴结1/8转移,术后行LFM方案化疗6个疗程。2000年11月23日查CT提示胃癌术后,胰头前后方均见肿大淋巴结,考虑转移所致。予静脉化疗3个疗程,2001年3月21日复查CT显示胃癌术后,胰头前后方均见肿大淋巴结,考虑转移所致,与2000年11月23日片比较胰头后方肿大的淋巴结有所增大,其余情况基本同前。停止化疗,予放疗,仅做1次,病人不能耐受而放弃。2001年3月29日在某医院查PET提示中、上腹部FDG代谢异常增高灶,结合病史,考虑胃癌术后转移所致,而到张氏处服中药调治。诊时患者精神疲乏,动则气粗,胃纳不馨,头晕腰酸,背脊酸楚,血常规检查白细胞3.5×10^9/L,舌苔薄黄腻,脉濡细。辨证为癥积

第五章 胃 癌

术后,瘀热夹湿交阻,脾胃气虚,治宜健脾化湿,清瘀热。处方:炒白术10g,炒白芍10g,炙甘草3g,广郁金10g,制黄精10g,陈皮5g,灵芝草10g,香扁豆10g,怀山药10g,生薏苡仁12g,炒续断15g,炒杜仲15g,丹参10g,明天麻10g,蜀羊泉15g,白花蛇舌草30g,蛇果草15g,香谷芽12g,猪殃殃30g。每日1剂,水煎服,另外每日服食冬虫夏草4支。以后两周复诊1次,中药随症加减。6月18日复查CT,与3月21日片比较胰头后方淋巴结明显缩小,坚持服药治疗并随访。12月3日复查CT,提示胃癌术后,脂肪肝,肝内钙化灶。随访至今,未见复发,生活起居如常人。

〔周萍,徐国缨,张存钧.张镜人调治胃癌术后的经验.辽宁中医杂志,2003,30(9):694.〕

评析:张氏在治疗胃癌病人时,首先注意扶正,着重调理脾胃。如本例患者治疗所用方中,以炒白术、制黄精、香扁豆、怀山药、香谷芽等均有顾护脾胃、健脾消食的作用,陈皮、广郁金理气降逆。在补益正气的同时,还要兼顾清化郁热,故方中加入蜀羊泉、白花蛇舌草、蛇果草以起到杀死癌细胞的作用。治疗中还要考虑病症结合,贫血者加白芍,白细胞减少者加猪殃殃。方中用续断、杜仲、灵芝草意有益肾壮阳填精,生薏苡仁则有杀死癌细胞的特效。由于组方配伍用药得当,药证相符,所以可取得较好的疗效。另外,在药物治疗的同时,张氏还非常重视患者日常饮食与情绪的调节。

第六章 胰腺癌

胰腺癌是指发生在胰腺的恶性肿瘤，按部位可分为胰头癌、胰体癌和胰尾癌，其中以胰头癌最为常见。胰腺癌的发病率相对较低，仅占全身肿瘤的1%~4%，占消化道肿瘤的8%~10%，但近年来其发病率有明显上升之趋势，根据上海市的统计，近40年来胰腺癌的发病率约增高3倍。胰腺癌的发病与年龄增长相关，多见于40~70岁者。在胰腺癌中，90%为导管细胞腺癌，少见黏液性囊腺癌和腺泡细胞癌。胰腺癌的发病原因尚未明确，大抵与吸烟、糖耐量异常或糖尿病、慢性胰腺炎、饮酒等有关。胰腺癌具有病程短、进展快、死亡率高之特点，其中位生存期仅为6个月。因胰腺癌位置隐蔽，早期缺乏明显症状，中晚期的临床症状又缺乏特异性，所以大多数确诊时已处于晚期，严重威胁着人民的健康和生命。

胰腺癌以上腹部疼痛、黄疸、进行性消瘦、全身乏力及消化道症状为主要临床表现，属中医学"积聚""黄疸""癥瘕""腹痛""胃脘痛"等的范畴，中医认为其发病多因饮食不节、情志不遂、劳伤过度以及邪毒内蕴等所致。胰腺癌的起病缓慢，气滞、血瘀、湿热、毒聚均非一日而成，故发病大多缓慢而隐匿。胰腺癌的病位主在脏，与肝、胆、脾、胃有关，其病性为本虚标实，本虚以气阴两虚为主，标实以气滞、血瘀、湿聚、毒结为主。病势的发展趋势是气、滞、瘀、湿、毒内结于腹部，由浅至深重，由局限而弥散。胰腺癌的病机转化决定于正邪消长的结果，病之初期，肝脾气血功能失调，多为

第六章 胰腺癌

气滞湿阻之证，此时机体正气尚盛；继而气结、血瘀、湿聚、毒壅诸邪交结不化，日甚一日，损伤肝胆脾胃，耗伤气阴，正气逐渐衰败，邪气愈加猖獗，终致阴阳离决，正气消亡。胰腺癌的辨证，主要在于辨别腹痛、黄疸、癥块及消瘦的情况。

西医治疗胰腺癌以手术切除为主要方法，但因多数不能早期发现而切除率低，同时化疗相对不敏感，故其预后不良。气、瘀、湿、毒是胰腺癌的中心环节，因此理气化瘀、祛湿解毒为中医治疗胰腺癌的基本治疗大法。如邪毒鸱张，损伤气阴，则应标本兼顾，扶正祛邪，以解毒祛瘀、益气养阴为要。根据胰腺癌初、中、末三期，密切注意正邪状况及虚实转换，按照急则治其标，缓则治其本，及标本兼治，扶正祛邪的原则，辨证施治，可改善症状，减轻患者的痛苦，延长生存期，提高生活质量。需要注意的是，临证时应根据辨证结果的不同恰当灵活地选用治疗法则，并注意与其他治疗方法配合应用。

第一节 中医名家辨治经验

一、周维顺辨治胰腺癌经验

周维顺长期从事中医临床、教学和科研工作，对各种恶性肿瘤的诊治经验丰富，他治疗胰腺癌强调辨证论治，临证按中医辨证将其分为气滞血瘀型、肝郁蕴热型和气血两虚型三种证型进行辨证治疗，疗效较好。现将其经验简要介绍如下。

（一）病因病机

周氏认为，胰腺癌属中医学"伏梁""黄疸""腹痛""痞块""癥积"等的范畴。《灵枢·五变》中说："人之善病肠中积聚者……皮肤薄而不泽，肉不坚而淖泽。如此则肠胃恶，恶则邪气留止，积聚乃伤。"因此，胰腺癌的基本病机是正气内虚，致邪毒内结。七情内伤致肝脾受损，脏腑失调，气机不畅，痰湿内生，久郁化热，气、血、痰、瘀、毒内结，久留不去，渐成肿块、癌瘤。

（二）治疗经验

周氏认为，按照中医辨证胰腺癌可分为三种证型，即气滞血瘀、肝郁蕴热和气血两虚，大致相当于胰腺癌早、中、晚期，根据不同分型采用不同的治则和方药。胰腺癌的治疗原则，早期以手术为主，术后行适当化疗，并结合中医药治疗；中期先行新辅助化疗，然后手术，术后再行放疗、化疗，并结合中医药、免疫治疗；晚期不宜手术，以中医药、免疫治疗和对症自理为主。

1. 理气活血法　用于气滞血瘀型。症见恶心欲吐，呃逆，胸腹胀痛，疼痛不移，腹中痞块，形体消瘦，面色不华，月经量少或经闭，舌质青紫或有瘀斑，脉弦或涩。治拟活血化瘀，理气止痛，佐以软坚散结。常用方药：丹参15~30g，赤芍15g，红花10g，延胡索10g，香附15g，炮山甲10g，肿节风15g，浙贝母30g，金刚刺30g，八月札30g，藤梨根30g。

2. 疏肝清热法　用于肝郁蕴热型。症见恶心呕吐，嗳气，脘胁胀满，腹痛拒按，心烦易怒，发热，黄疸，大便干结，小便色黄，舌质红，苔黄厚腻或燥，脉弦数或滑数。治拟疏肝解郁，清热解毒。常用方药：八月札30g，香附15g，延胡索15g，柴胡9g，枳壳10g，白毛藤30g，白花蛇舌草30g，金刚刺30g，垂盆草30g，虎杖30g，生薏苡仁30g，浙贝母30g。

3. 补益气血法　用于气血两虚型。症见消瘦，倦怠乏力，贫血，腹胀疼痛，腹中包块，舌质淡或有瘀斑、瘀点，苔薄白，脉沉细数。治拟益气养血，化瘀散结。常用方药：党参10g，黄芪10g，白术10g，当归15g，鸡血藤30g，枸杞子15~30g，熟地15g，延胡索15g，八月札30g，浙贝母30g，炮山甲

第六章 胰腺癌

30g,炙鳖甲30g。

(三)临证体会

周氏指出,在胰腺癌进展过程中,尤其是中晚期,病机错综复杂,症状变化多端,所以治疗需注意辨别诸邪之轻重,以决定用药之主次轻重。攻邪时注意养护胃气,可加炒谷芽、炒麦芽、炙鸡内金等健脾开胃之品。晚期患者往往正虚多于邪实,此时需补虚扶助正气为要,驱邪次之。此外,放疗、化疗后的胰腺癌的中医治疗原则是,放疗后治以清热解毒,生津润燥,清补气血,健脾和胃,滋补肝肾;化疗后治以温补气血,健脾和胃,滋补肝肾,如出现发热则可酌加清热解毒之剂。经动物实验和临床验证有抗癌作用的中药有大黄、肿节风、茵陈、瓜蒌、拳参、黄芩、栀子、野菊花、金刚刺、山慈菇、夏枯草、干蟾皮、半枝莲、白花蛇舌草、龙葵、猫人参、三叶青等,中药制剂如华蟾素、西黄胶囊、康莱特注射液等,可根据病情的需要灵活选用。

〔唐蕾,陆陈春,王立伟.周维顺辨证治疗胰腺癌经验.浙江中西医结合杂志,2010,20(3):137.〕

二、孙桂芝辨治胰腺癌经验

孙桂芝对各种恶性肿瘤尤其是消化道肿瘤的防治积累了丰富的经验,学验俱丰。她认为胰腺癌预后极差与其自身特点有关,从症状上分别胰腺癌的主要病症应属于中医"脾胃"病之范畴,但从胰腺自身的特点来看其具有"化而不藏"的特点,须保持"腑气通畅"以完成其各项功能,因此孙氏提出了诊治胰腺癌需病证结合识本质、脾胃为本知病机、通散结合止癌痛等重要观点,以此指导临床诊治胰腺癌,取得了较好的疗效。

中医名家肿瘤病辨治实录

(一) 病证结合识本质

胰腺癌主要是指起源于胰腺导管上皮细胞的恶性肿瘤，属于胰腺的外分泌肿瘤。由于胰腺癌早期常无明显症状，中晚期出现的一些症状也常缺乏特异性，病人往往得不到早期诊断和治疗，临床确诊时已大多至中晚期，加之恶性程度高、转移早、手术切除率低（10%~20%），治疗效果极不理想，80%左右的病人在术后1年内死亡，术后5年生存率极低。2007年美国癌症统计数据显示，胰腺癌高居癌症死亡原因的第4位，可见即使伴随着医药科技的飞速发展，其治疗疗效并未得到明显改善。因此，如何有效提高胰腺癌的临床疗效、改善患者生活质量及延长生存期，成为目前亟待解决的问题。孙氏结合自身40余年的临床经验，认为对胰腺癌"病"、"证"相结合，加深认识，是提高疗效之根本。

孙氏结合现代医学研究成果，认为胰腺癌预后极差与其自身特点有关。研究发现胰腺癌的主要临床症状多表现为腹痛、黄疸、消瘦及其他消化道症状，如厌食或饮食习惯改变（不喜欢进食高脂肪、高蛋白食物）、恶心、呕吐、腹胀、腹泻等，因此，辨证来看，胰腺癌的主要病症应属于中医"脾胃"病之范畴。但由于胰腺癌是胰腺的外分泌肿瘤，其原发病灶在胰腺导管的上皮细胞，且目前统计研究表明胰头癌约占60%，胰体尾癌约占29%，全胰癌约占11%，因此其主要对胰液的排泄影响较大，其中胰头癌尤易发生胰管梗阻，导致消化酶（胰酶）排入肠道过程不畅，甚至完全梗阻，直接造成以下两个严重后果。一是肠内蛋白质和脂肪消化不良、吸收障碍，根据中医"脾胃为后天之本"、"有胃气则生"的观点，当消化、吸收功能障碍时，能迅速导致后天营养匮乏，"气血不充"，脏器不断衰竭，遂濒于死亡；二是胰酶不能顺畅排入肠道，便消化、侵蚀胰腺周围组织、血管，浸入血液，导致一系列并发

第六章 胰腺癌

症,如血栓性静脉炎、关节炎、嗜酸粒细胞增多症和脂膜炎等,故以理推断,胰腺虽不属空腔脏器,但其主要功能须在保持胰管通畅的基础上才能顺利完成,此类于中医理论,可以认为其"化而不藏",须保持"腑气通畅"。从上述认识可见,胰腺癌的病因病机须结合中西医现代研究成果来深入领会,临床辨证时,亦须辨病与辨证相结合,才能正确认识胰腺癌之本质。

(二) 脾胃为本知病机

孙氏认为,胰腺是重要的消化器官,其外分泌功能与消化功能密切相关,胰腺癌本质上属于中医"脾胃"病之范畴,为脾胃损伤、癌毒侵犯所致的恶性病变,其中脾胃亏虚为本,癌毒侵犯为标。脾胃亏虚多因饮食不洁或不节、暴饮暴食所致,亦与先天不足、后天劳倦有关。如李东垣认为"饮食劳倦而胃气元气散解,不能滋荣百脉,灌溉脏腑,卫护周身","脾病,当脐有动气,按之牢若痛,动气筑筑然,坚牢如有积而硬,若似痛也,甚则亦大痛,有是则脾虚病也"。但普通的胰腺疾病亦可表现为脾胃虚弱,故单纯脾胃虚损未必为胰腺癌,胰腺癌之所以为恶性病变,必然还与癌毒侵犯有关。癌毒或自外而入,或蕴积而生,客于胰腺,阻滞气血,凝结为痰,痰瘀互阻,气郁而盛,则气血、痰瘀积聚而为肿瘤。因此,治疗胰腺癌必须以脾胃为本,扶正祛邪相结合。基于胰腺尚有"化而不藏"的特点,必须保持"腑气通畅",故治脾同时还需理气通腑,孙氏多根据病情需要以黄芪建中汤或逍遥散为辨病主方,随证化裁。

(三) 通散结合止癌痛

胰腺癌晚期的一个重要临床表现即是癌性疼痛,往往导致患者生活质量下降,影响患者的情绪及生存信心,严重时亦可直接危及患者的生命。孙氏结合自身40余年的临床经验,认为对于胰腺癌的疼痛,治疗时必须予以"通散结合"。盖胰腺癌的疼痛,主要源于肿瘤压迫与胰酶侵蚀两方面。对于肿瘤压迫疼痛,多以散结止痛为主;而对于胰酶侵蚀组织、神经,则须以"通腑"泄酶为法,以疏通胰酶排泄的通路为根本。孙氏散结止痛,通常于半边莲、半枝莲、藤梨根、白花蛇舌草、蜂房、草河车、穿山甲、鳖甲、龟板等清热解毒、软坚散结的基础上,运用小剂量荜茇、细辛以加强辛散散结、通络止痛;对于"通腑"泄酶,则多用柴胡、香附、延胡索、川楝子、乌药、莪术等行气通腑,伴有梗阻性黄疸时,则更须加用茵陈、金钱草等通腑退黄。

〔何立丽,孙桂枝.孙桂芝治疗胰腺癌经验.辽宁中医杂志,2010,37(7):1215.〕

三、刘鲁明辨治胰腺癌经验

病机理论是中医基础理论的重要组成部分,是中医临床分析疾病、认识疾病规律不可缺少之理论。古人认为临床要取得"桴鼓相应"的疗效和达到"工巧圣神"的高深境界,其关键是"审察病机,无失气宜",要求在治疗中"谨守病机,各司其属"。刘鲁明临床经验丰富,运用中医病机理论治疗胰腺癌有其独到的经验,取得了良好的效果,现将其经验简要介绍如下。

(一)胰腺癌病因病机

胰腺癌在中医文献中并无明确的病名,根据其临床表现,见诸于"癥瘕""积聚""伏梁""黄疸"等疾病中。对于其病因病机,当代医家论述颇多,有认为系七情郁结或饮食失调,久而肝脾受损,脏腑失和,脾运受阻,湿热内蕴,瘀毒内结所致;也有认为脾虚是胰腺癌患病的根本原因,尽管也有毒热、湿阻、痰凝,气滞血瘀,但都是在脾虚的基础上演变而

第六章 胰腺癌

来。刘氏根据多年临床实践，并在深入复习历代医家对与胰腺癌相关病证病因病机论述的基础上，将胰腺癌的病因病机概括为内、外两个方面，其中内因包括七情失调，肝气郁结，气机不畅，气郁化火，以及寒温不调，饮食失节，恣食肥腻，醇酒厚味，脾虚生津，湿郁化热，热毒内蕴。外因为湿、热、毒邪直接侵袭人体。在内因和外因的作用下，湿、热、毒邪互结，久之积而瘤。他认为胰腺癌发病的关键环节是湿、热、毒邪的形成，其理论依据如下所述。

1. 常见症状　胰腺癌的常见症状多由湿热内生引起，或为湿、热、毒邪所致。胰腺癌的常见症状有中上腹痛、黄疸、纳差、恶心呕吐等胃肠道症状，以及发热口渴、小便黄赤、腹水、消瘦等。对于胃脘痛，《素问·病能》就指出"则热聚于胃口而不行，故胃脘为痛也"，乃热毒与痰瘀相结，阻塞经脉，不通则痛。关于黄疸，《圣济总录·黄疸门》中记载"多因酒食过度，水谷相并，积于脾胃，复为风湿所抟，热气郁正蒸，所以发为黄疸"；《金匮要略·黄疸病》中指出："黄家所得，从湿得之。"由于气化不利，湿阻中焦，郁而化热，湿热交蒸，肝胆疏泄失职，胆液不寻常道，溢于肌肤，发为黄疸。脾胃为后天之本，气血生化之源，湿热之邪蕴结脾胃，脾虚失运，胃失和降，从而出现纳呆、恶心呕吐；气血生化乏源，肌肤失荣，故表现为消瘦。腹水的产生亦与本病有关，《医门法律》记载"凡有癥瘕、积块、痞块，即是胀病之根，日积月累，腹大如箕瓮，是名单腹胀"。《张氏医通》认为"此得之湿热伤脾，胃虽受谷，脾不运输，故成痞胀"。至于发热、口干、小便短赤、乏力等症状，亦无不与湿热蕴结有关。

2. 胰腺癌的发病特点与湿热毒邪致病特点相合　热为火之渐，火为热之极，热甚为毒。刘氏认为，火热为患，以发病急、变化快为特点，而毒性猛烈，"夫毒者，皆五行标盛暴烈之气所为也"。内生热毒之邪,虽无外感疫毒之传染性,然其致病多具发病急、症危重、变证多的特点,符合临床所见胰腺癌进展迅速,发病后生存期短的特点。清代医家薛生白云"热得湿而愈炽,湿得热而愈横",湿热相合,如油和面,难解难分,造成病情错综复杂,缠绵难愈,这又与胰腺癌病情反复多变,手术切除后的高复发、高转移特性无不相合。由于可见,胰腺癌的发病是由于湿、热、毒邪外侵或脾胃失运,湿热内生,化热成毒,湿、热、毒邪互结日久,聚集不散,阻滞气机,积久成瘤,而"湿热毒聚,积久成瘤"是胰腺癌发病的关键环节,是其基本的病机。

(二)胰腺癌基本治疗原则与方药

基于胰腺癌"湿热毒聚,积久成瘤"的基本病机理论,谨遵《素问·至真要大论》"谨守病机,各司其属,有者求之,无者求之,盛者责之,虚者责之"之旨,刘氏确立"清热解毒,化湿散积"的基本治疗原则,并结合现代药理研究筛选药物,创立"清胰化积方"为基本方。本方由白花蛇舌草、半枝莲、蛇六谷、绞股蓝、白豆蔻等组成。方中蛇六谷化痰散积、解毒消肿为君,白花蛇舌草、半枝莲清热解毒、利湿消肿为臣,绞股蓝扶助正气、解毒消肿为佐,白豆蔻化湿和胃、行气宽中为使。全方治疗以"攻"为主,针对胰腺癌湿热毒邪的病机特点而设。现代药理研究证实,白花蛇舌草、绞股蓝能显著抑制癌细胞的有丝分裂,并能增强机体免疫功能;半枝莲对多种动物移植性肿瘤均有一定抑制作用;蛇六谷的主要成分甘聚糖能有效地干扰癌细胞的代谢,并通过诱导肿瘤细胞凋亡产生抑瘤作用;白豆蔻提取物可破坏肿瘤细胞外围防护因子,使癌细胞容易被损害,同时增强肿瘤免疫功能。临床上,在清胰化积方的基础上可随症加减。黄疸加用茵陈、青蒿、栀子,腹痛者加用延胡索、川楝子、八月札、香附、木

第六章　胰腺癌

香，痞块者加用干蟾皮、蜂房、山慈姑、浙贝母、天龙，消化道出血加用三七粉、茜草、蒲黄、白茅根，便秘加用虎杖、蒲公英、大黄，腹泻者可加用防风、土茯苓，厌食者加用山楂、六神曲、鸡内金、莱菔子，腹水者加用车前子、大腹皮、泽泻等，阴虚者配伍沙参、石斛、芦根等。

临床实践证明，在中医病机理论基础上建立的中药复方清胰化积方，可稳定瘤灶，延长生存期，配合手术、介入及放化疗则能起到增强疗效和减轻毒副反应的作用，提高患者的生存率。

〔王晓戎，刘鲁明．刘鲁明教授运用病机理论治疗胰腺癌经验介绍．云南中医学院学报，2009，32（6）：60.〕

四、沈敏鹤辨治胰腺癌经验

沈敏鹤临床经验丰富，在中医治疗胰腺癌方面有独到的见解，他认为正虚邪积是胰腺癌发病的主要病机，辨证首选责之肝脾，按照人体正气之盛衰、病情之发展辨证论治，确立了以疏肝健脾为主要治法治疗胰腺癌，意在调畅中焦气机，气顺则癥积自消，他以此为指导治疗胰腺癌，取得了较好的疗效。

（一）病因病机

胰腺癌是消化系统常见的恶性肿瘤之一，近年来发病率及死亡率呈上升趋势，往往在确诊时已处于晚期，恶性程度极高，年生存率不足。中医古代文献中无"胰腺癌"之病名，但根据所描述的症状，胰腺癌可归属于中医学"伏梁""黄疸""腹痛""痞块""癥积"等的范畴。这些概念、性质不统一，定位不明确，故而显得杂乱纷繁，缺乏系统的梳理，失于笼统，大致上对病因可概括为湿、瘀、滞、寒交结等。沈氏认为胰腺癌病因繁多，涉及脏腑众多，根据临床实践观察及文献研究将病因归纳为以下三个方面。

1. 饮食不节 《素问·痹论》中说"饮食自倍,肠胃乃伤";又《素问·生气通天论》中说:"高粱之变,足生大丁。"可见饮食不节导致脾胃损伤,运化失常,湿热阻滞,日久成积。正如《济生方》所云:"过餐五味,鱼腥乳酪,强食生冷果菜,停蓄胃脘……久则积结为癥瘕。"而现代人不合理的饮食恰恰是胰腺癌高发的重要诱因。

2. 七情内伤 《素问·举痛论》云:"百病生于气也。怒则气上,喜则气缓,悲则气消,恐则气下……惊则气乱……思则气结。"七情所伤,使脏腑功能失调,影响脏腑气机,且情志内伤最易损伤肝心脾三脏,引起气血凝滞,从而导致各种病理产物生成,继发各种病证。

3. 脏腑亏虚 《内经》云:"邪之所凑,其气必虚。"《诸病源候论》中说:"积聚者,由阴阳不和,脏腑虚弱,受于风邪,抟于脏腑之气所为也。"脏腑功能虚弱,尤其是脾胃运化功能失调,而脾胃为后天之本,上不能输精于肺,肺无卫气御邪;中不能运化水湿,而至痰湿内生;下不能滋养先天肾精,而至生化乏源,日久而至阴阳不和,进而痰饮瘀滞,积聚于内。《医宗必读·积聚》中云:"积之所成者,正气不足,而后邪气踞之。"

沈氏认为,胰腺癌的发生与肝脾二脏的功能失调密切相关。肝脾同属五脏,居于中焦,肝主疏泄,调畅气机,协调脾胃升降,促进脾胃的运化;脾为后天之本,脾胃健旺,运化正常,水谷精微充足,气血生化有源,肝体得养,而肝气冲和条达,气机升降正常。反之,肝脾不调,则气机失常,病理产物滞留于中焦,久则成积。

(二) 辨证论治

胰腺癌的中医辨证分型目前尚无统一,临床上多以各医家自身对该病的认识及诊治经验而作证候分型,组方用药。如周

第六章 胰腺癌

岱翰将本病分为脾虚气滞型、湿热蕴结型、气滞湿阻型、阴津不足型等四个证型；杨炳奎等以辨证论治为原则，将本病分为湿热毒邪型、瘀积气滞型、脾虚湿热型以及正虚邪实型四个证型，分别选用黄连解毒汤合茵陈蒿汤加减、莪术散加减、香砂六君子汤合排气饮加减、参麦散合沙参麦冬汤加减治疗；郁仁存等将本病分为肝郁气滞、肝胆湿热、肝郁血瘀、中虚湿阻等四种证型，这些分型方法都体现了中医辨证论治的思想。

沈氏认为胰腺癌临床症候错综复杂，常规分型论治难以概全。沈氏临证时，常以八纲辨证为主，再根据舌脉症状辨其阴阳表里、寒热虚实，而在春夏温病多发之季，又不忘结合卫气营血及三焦辨证，这样才不至于漏诊。治疗上，《内经》即有"坚者削之"、"结者散之"、"留者攻之"，以及"形不足者温之以气，精不足者补之以味"的治疗原则。沈氏认为，在癌病的发展及治疗过程中，存在着正气与邪气的抗争及标本虚实的变化，故在治疗上存在着是补是攻的观念。邪盛在短时间内无法消除，而正气却日渐损耗，故沈氏将扶正大法贯穿于整个治疗过程，同时辅以祛邪之法。国内著名中医专家、国医大师何任倡导"不断扶正，适时祛邪，辨证论治"的治疗原则。现代医学在胰腺癌的治疗中，有手术、化疗、放疗、靶向治疗等手段，沈氏认为这些治疗手段是一味的攻邪之法，极大地耗伤患者的脏腑生理功能。《景岳全书》指出："治积之要在知攻补之宜。"沈氏对于那些病灶切除或经过化疗、放疗的患者，常采取扶正为主，顾护脾胃，"正气存内，邪不可干"，待其正气恢复，再配合清热解毒之药物祛邪。而对于未手术或化疗、放疗而肿块存在的患者，视其体质，若正气尚强者，则予祛邪为主之法，但亦非一味的祛邪，而是祛邪不忘扶正，遵其"大毒治病，衰其大半而止"这一原则。

在方药的选择上，沈氏尤重经方的运用，《内经》《伤寒论》中条文背诵甚熟，能将仲景病证结合的辨治体系熟练运用于临床治疗中，常以经方为主辨证加减。而病证虚实则主要依赖于脉诊，在判断疾病虚实轻重上首重脉诊。肿瘤疾患大多为内伤杂病一类，对温病具有重要指导意义的舌象在肿瘤疾患中就显得没有脉诊客观和重要，故沈氏在临证中常舍舌而从脉。临证时多选用大、小柴胡汤及半夏泻心汤等，兼顾少阳、阳明二经，调畅中焦，诸症除而病渐康复。

（三）常见症状的治疗

1. 黄疸　黄疸是胰腺肿瘤常见症状之一。《金匮要略》中说："黄家所得，从湿得之。"将黄疸的病因病机呈于后世。《临证指南医案·疸》指出："阳黄之作，湿从火化，瘀热在里，胆热液泄，与胃之浊气共并，上不得越，下不得泄，熏蒸遏郁，侵于肺则身目俱黄，热流膀胱，溺色为之变赤，黄如橘子色。阴黄之作，湿从寒水，脾阳不能化热，胆液为湿所阻，渍于脾，浸淫肌肉，溢于皮肤，色如熏黄。"阳黄即为湿热内蕴，阴黄为寒湿困脾。沈氏认为胰腺癌病人黄疸多由肝郁失泄，气机不畅，影响胆汁的分泌和排泄，致使胆汁不循常道而泛溢肌肤，同时脾胃运化水湿功能失常，不能将水气正常输布，从而形成黄疸。治疗上，《金匮要略》云"诸病黄家，但利其小便"，形成了以化湿、利小便为主的治疗方法。沈氏认为，肝主疏泄，脾不运化，故治疗时应遵疏肝健脾之法，再随证加减。阳黄多以茵陈蒿汤、大柴胡汤为主，佐以郁金、金钱草、车前子等清热利湿之品；阴黄则在茵陈术附汤的基础上配伍些温化寒湿之药，如藿香、佩兰等。

2. 疼痛　胰腺癌患者多表现有腹痛，其痛在上腹部、脐周或右上腹，性质多为绞痛、刺痛等。早在《内经》中即提出了"不通则痛"与"不荣则痛"的两大病机，"不通则痛"是气滞、血瘀、痰湿、热毒等引起脉络闭阻，瘀塞不通，而产

第六章 胰腺癌

生疼痛，是故经曰"客于脉中则气不通，故卒然而痛"。而"不荣则痛"则是久病成虚，气血虚弱，脾肾不足，无以濡养经络而产生疼痛，经云"脉泣则血虚，血虚则痛"。沈氏认为应根据疼痛症状来辨别虚实，从而确立治法。疼痛剧烈、拒按者多属实证，疼痛徐缓隐约、喜按者多属虚证。属实则加行气活血之药，如延胡索、川楝子、香附等，若不效，则加入全蝎、蜈蚣等虫类之品，以通络止痛。属虚则加入黄芪、当归等益气养血之品，诸如小建中汤之类。然癌症患者疼痛往往非单一性质，常虚实夹杂，此时单一方法难以奏效，宜采用《内经》"近者奇之，远者偶之"之法，两类药物一起使用，方可取得不错的效果。

3. 消瘦乏力　此症状可归结于中医的"虚劳"范畴。《素问·玉机真脏论》中说："大骨枯槁，大肉陷下。"此类症状多见于胰腺癌晚期病人，患者胃纳不佳，脾胃极度虚衰，不能生化水谷精微，导致五脏六腑失于濡养，生理功能渐衰，出现消瘦乏力。治疗上，《内经·至真要大论》有"虚则补之，劳者温之，损者益之"之说，故应予补益之法。沈氏认为，患者脏腑功能虚弱，补益之药多滋腻，不宜一味大补，而应平补，用药性味多平淡，以渐复脏腑功能。诚如《灵枢·始终第九》所云："形肉血气必相称也……如是者，则阴阳俱不足，可将以甘药，不可饮以至剂。不已者因而泻之，则五脏气坏矣。"临床上沈氏常以自拟益元汤补益元气，甘而平淡，阴阳气血面面俱到，仍以甘味为主，既不失滋补，亦不致碍胃。

(四) 临证总结

沈氏在多年的临床治疗肿瘤的基础上，结合国家级名老中医吴良村教授治疗肿瘤的经验，以及古代书籍中治疗类似肿瘤的经验中，总结出以疏肝健脾、调畅中焦为主治疗胰腺癌，多用大柴胡汤、半夏泻心汤等加减运用。方中柴胡、黄芩、半夏疏肝和胃降逆，大黄、枳实、厚朴通腑泄热，意在"六腑以通为用"，白芍缓急止痛。以此调和脾胃，升降气机，中焦得畅，则痰湿无所聚，诸症自除，邪去而正自安。

〔姚成，任函承，阮善明．沈敏鹤治疗胰腺癌经验．深圳中西医结合杂志，2011，21（1）：33．〕

五、吴良村辨治胰腺癌经验

吴良村擅长中西医结合治疗晚期肿瘤，对胰腺癌的诊治尤有心得。他强调若要提高治疗胰腺癌的疗效，必须辨病与辨证相结合，中西医综合治疗，将中西医有机结合。

（一）病因病机

古代中医文献中未见有胰腺癌之病名，但有类似胰腺肿瘤的记载，胰腺癌当属中医"伏梁""心积"等的范畴。吴氏认为胰腺癌的发生与脾胃关系较大，认为本病病位在脾，凡外感六淫、内伤七情、饮食不节等因素，均可伤脾生积成癌。如起居失宜，外感湿毒，损伤脾气，脾失运化，湿浊内聚，日久成积；内伤忧思，思则伤脾，脾虚肝乘，肝腑失于调和，气机阻滞，痰浊内生，血行瘀滞，痰瘀抟结成积；饮食不节，喜食脂甘厚味、酒食湿热之品，伤及脾胃，湿热内蕴，日久成积；或由他病迁延不愈，如砂石、虫阻等，正气亏虚，邪毒不去，结合成积。因此，吴氏认为胰腺癌是以脾胃亏虚为本，气血痰毒凝滞为标的本虚标实的顽疾。

（二）辨证论治

吴氏认为，胰腺癌临床症状错综复杂，常规分型论治难免以偏概全。但为便利教学，吴氏在临证指导中仍将其分为下列四型，但反复告诫切勿拘泥于分型，需"谨守病机，各司其属，有者求之，无者求之，实者责之，虚者责之"，进行辨证论治。

第六章 胰腺癌

1. **气滞血瘀型** 吴氏认为此型见瘀阻膈下成积块，腹痛拒按，痛处不移，即可定型，方可选膈下逐瘀汤加减，以活血祛瘀、行气止痛。吴氏认为疼痛为胰腺癌常见的症状，多因脾虚肝乘，肝失条达，气血瘀滞，瘀阻膈下成积块，气血不通，不通则痛，又有疼痛拒按、痛处不移的特点。2009 年 ESMO 胰腺肿瘤研究的 CONKO 004 试验报告提示应用低分子肝素可预防晚期胰腺癌患者有症状的静脉血栓栓塞的发生，可能改善晚期胰腺癌的预后，此结论与吴氏强调对此型胰腺癌须活血祛瘀、行气止痛的观点，有一定的异曲同工之处。《医宗必读·积聚篇》中说："积之成也，正气不足，而后邪气踞之。"《素问·六元正纪大论》中则有"大积大聚其可犯也，衰其大半而止，过者死"的论述。胰腺肿瘤虽然表现在局部，但和整体虚弱有着必然的关系，是以正气不足为主、全身属虚而局部属实的病变。吴氏认为，气滞血瘀之证施治之时虽当急则治其标，但亦不能过量、过长使用，以免伤阴耗气，并在临证中常加入全蝎、蜈蚣、僵蚕等，盖虫类之品乃肝经之药，性善走窜入肝，且具通络解毒之功，伍以诸药，相得益彰，效如桴鼓之应。

2. **肝胃蕴热型** 吴氏认为但凡胰腺癌见胸胁胀痛，或脘腹胀满，嗳气吞酸，呕恶食少，大便时干时溏，面目俱黄，色鲜明，小便不利，舌苔黄腻，脉沉实，即可定为此型。遣方时喜选茵陈蒿汤合柴胡疏肝散加减，认为此型胰腺癌多为饮食不节，喜食肥甘厚味、酒食湿热之品，湿热内蕴日久成积而发病，亦可并发于放疗、化疗后肝功能损害、消化道反应等，当以清热利湿、行气退黄为主治。茵陈蒿汤在《伤寒论》中用治瘀热发黄，《金匮要略》中用治谷疸，皆缘于湿热蕴蒸，胆汁外溢肌肤，故面目俱黄，因热为阳邪，故黄色鲜明。湿热熏蒸，胃浊和胆汁上逆，故见嗳气吞酸，呕恶食少。湿热伤脾，脾虚肝乘，肝经气机不畅，可见胸胁胀痛，大便时干时溏。膀胱为邪热所扰，气化不利，故见小便不利。吴氏对此证尤其重视通利腑气，认为小便不利，则湿热无从分消，小便通利，则湿热得以下泄，而黄疸自退，故常在上方中加车前子、泽泻、蟋蟀等利水之品。若阳明腑盛，大便干燥，则常重用生大黄通腑祛瘀，或加芦荟、玄明粉等，使湿热、黄疸由肠腑而泄。

3. **脾虚湿阻型** 吴氏认为晚期胰腺癌病久、术后、化疗后见食少便溏，胸脘痞闷不舒，舌淡胖或边有齿痕，脉细滑等，即可认为脾气已伤，夹有湿浊，当予健脾化湿，行气化浊。脾胃虚弱，运化无权，水谷不化，清浊不分，故脘腹胀满，食少便溏，甚则脂肪泻。吴氏认为此型必夹气滞，不可因其正气已虚，全然不顾补益之品滋腻碍胃之弊，而一味堆砌用之。且在祛湿消瘤时，尤其重视顾护胃气，故吴氏多选异功散治之，取其既益气健脾，又行气化滞之效，使药性灵动不滞。吴氏并常在上方中加苍术、薏苡仁、炒谷芽、炒麦芽等淡渗利湿消导之品，若痰湿较盛则加用茵陈五苓散。吴氏指出，脾气亏虚日久，则可发展为脾阳亏虚，甚至脾肾阳虚，腹寒泄泻，此时应改予四神丸，并加用附子、干姜等大辛大热之品，温肾暖脾治之。

4. **气阴两虚型** 吴氏在多年临床实践过程中发现，气阴两虚为绝大多数肿瘤晚期阶段的共性，在胰腺癌晚期这种现象更为明显。因为晚期胰腺癌属严重消耗性疾病，久病伤气伤阴，甚至致气阴耗竭。常见少气乏力，咽干口燥，食欲不振，或身微热，舌红或红绛，少苔或光苔，脉细数等。脾气不足，故少气乏力；肺胃阴伤津失上承，故咽干口燥，舌红绛无苔；胃失濡润，故食欲不振。当予益气养阴，生津润燥为主治。吴氏认为益气可提高和振奋机体功能，养阴可补充维持机体物质基础，"阴平阳必，精神乃治"，因此，在生脉饮和沙参麦冬

第六章 胰腺癌

汤的基础上化裁出验方"安体优"。该方主要由北沙参、麦冬、玉竹、太子参、白花蛇舌草、陈皮、鸡内金等组成,方中陈皮使药性灵动而不呆滞;鸡内金消积导滞,使滋阴而不滞腻,以期养阴而不恋邪之效。若阴虚内热,则加滋阴凉血之品;若发展为肝肾阴虚,则选左归丸加减。

吴氏临证遣方选药时又有辨病与辨证相结合、标本兼顾的特点,认为胰腺癌治疗的根本在于抗癌,杀灭肿瘤细胞,才能抑制病情进展。故建议在胰腺癌不同阶段,可酌情加入南方红豆杉、拳参、肿节风、菝葜、野菊花、蛇六谷等清热解毒攻邪抗癌之品。

(三)中西医结合综合治疗

目前对胰腺癌的治疗,现代医学的疗效尚不尽如人意,吴氏据此认为胰腺癌治疗必须中西医有机结合,两者缺一不可。吴氏贯通中西,在临床中善于中西医结合,根据患者分期制订较佳的个体化方案。吴氏认为早期胰腺癌仍以手术切除为首选方案,但胰腺癌术后复发转移极为常见,吴氏认为尽管早期胰腺癌术后,仍应长期服用中药,以期提高5年生存率。胰腺癌胰十二指肠切除术为重大手术,术后患者多较虚弱,尤其胰腺属重大消化器官,术后易发生消化不良、脂肪泻、营养不良等并发症。消化不良可作为脾气不足为治,予以健脾益气;若久泻伤阴或营养不良,又多为阴液不足,拟滋阴补血为主。另外,术后病人又多气滞血瘀,旧血不去,新血不生,可稍佐理气活血之品。总之,术后患者的治疗当以尽快恢复体力,为按期完成下一步治疗方案做准备为目的。此阶段脾虚湿阻、阴虚内热型两者多见,可选用异功散、沙参麦冬汤等方辨证论治,常可取得较好的疗效。胰腺癌对化疗欠敏感,但化疗仍然作为胰腺癌术后辅助或者姑息治疗的一个重要手段。吴氏指出,呕恶是化疗的常见不良反应之一,或实或虚,实乃胆胃不和夹有痰浊，可选蒿芩清胆汤以清胆和胃化痰；虚则脾气不足，胃虚有热，建议予橘皮竹茹汤以益气清热降逆。在化疗期间可加车前子、泽泻等通利小便，加快化疗药物代谢产物的排泄，吴氏认为此时中药当起减少毒副反应的辅助作用，使患者尽快恢复食欲与体力，按期行下一周期的化疗。

胰腺癌属放射治疗不敏感肿瘤，但由于疼痛为常见症状，临床中也常采用放疗来缓解疼痛症状，改善生活质量，但又因胰腺部位较深，放疗可能损伤周围消化器官，产生较为明显的消化道症状。吴氏认为电离辐射是一种热性物质，可蕴热于肝胃，更易耗气伤阴，故放疗阶段以肝胃蕴热、阴虚内热为常见，可酌情选用茵陈蒿汤、柴胡疏肝散或生脉饮、沙参麦冬汤等辨证施治，也有较好的疗效。

吴氏认为，胰腺癌是以脾胃亏虚为本，气血痰毒凝滞为标的本虚标实的顽疾，通过长期临床积累，将其分为气滞血瘀、肝胃蕴热、脾虚湿阻、气阴两虚等四种证型，讲求不同阶段灵活辨证、扶正祛邪、辨病与辨证有机结合、中西医结合综合治疗等原则，取得了较好的疗效，为更好地进行中西医诊治胰腺癌提供了宝贵的经验。

〔王彬彬，沈敏鹤．吴良村论治胰腺癌临床经验探析．浙江中医杂志，2010，45（6）：391．〕

六、尤建良辨治胰腺癌经验

尤建良通过长期临床实践，总结中医及中西医结合治疗胰腺癌的经验，提出健脾为主、调中化积，重视疏肝、减轻癌痛，配合化疗、提高疗效，内服外敷、相得益彰等观点，对于临床辨治胰腺癌具有较高的指导价值，用于验之临床对抑制肿瘤发展、延长生存期、缓解症状、改善生活质量确有疗效。

第六章　胰腺癌

(一) 健脾为主，调中化积

胰腺癌属中医"伏梁"之范畴，其发生发展与后天失养、饮食失调、七情郁结导致机体免疫监控功能失调、基因突变密切相关。"伏梁"之病，正虚而中焦脾胃功能失调是其关键，脾虚则木郁，土虚则生湿，湿郁化热，气滞血瘀，痰瘀湿热相抟结而成本病，患癌之后气虚而郁，胆汁排泄受阻，以致出现阴阳气血逆乱的复杂局面。气机阻遏，则见腹痛；阻滞胆道，胆汁外溢而成黄疸；久病耗气伤正，更伤脾胃。因此，既然本病内在失衡的"关节点"在于中焦，理当集中精力于调理中焦，只有微微调控后天脾胃之枢纽，以后天促先天，调气以调瘀，同时力避滋腻伤中、攻伐伤正，通过调动机体自身的免疫、康复功能控制病情发展，才能延长胰腺癌病人生存期，提高生活质量，最终达到抗癌转移，甚至治愈肿瘤的目的。

尤氏根据以上原理创制调脾抑胰方治疗晚期，在临床上取得了较好效果。此方治疗晚期胰腺癌42例，治后生存半年至1年者17例，1年至2年者20例，2年以上者5年，其中最长者已生存5.5年，平均生存期1年4个月，并能明显减轻胰腺癌腹痛、腹胀、黄疸、食欲不振等症状，减轻症状有效率为92%，明显改善了病人的生存质量，延长了病人的生命。

调脾抑胰方以健脾调中立意，理气化湿，和降消积。其基本药物组成为潞党参10g，炒白术10g，苏梗10g，枳实10g，全瓜蒌10g，茯苓12g，茯神12g，姜半夏12g，陈皮6g，怀山药15g，薏苡仁20g，炒谷芽20g，炒麦芽20g，猪苓30g，徐长卿30g，八月札30g，炙甘草6g。主治胰腺癌腹痛、腹胀、黄疸、食欲不振等，并注意根据患者不同情况辨证加减，腹胀者，加大腹皮、佛手片；腹痛剧烈者，加醋柴胡、延胡索；脾虚食欲亢进者，加黄芪建中汤；恶心呕吐者，加姜竹茹、旋覆花、代赭石；伴黄疸、肿块压迫胆总管严重者，加山慈姑、虎杖、青黛、野菊花、茵陈、山栀、制大黄；大便秘结者，加重全瓜蒌用量，另加决明子、生大黄；伴腹水者，加冬瓜皮、车前子、商陆、甘遂。

（二）重视疏肝，减轻癌痛

胰腺癌患者的疼痛是肿瘤科医生面临的最棘手的问题。肝主疏泄，有协助脾的运化功能，脾主运化，气机通畅，有助于肝气的疏泄。脾失健运，气滞于中，湿阻于内，会影响肝气的疏泄，肝失疏泄，气机郁滞，不通则痛，故胰腺癌患者往往有腹胀、上腹部隐痛或中等程度的疼痛。其痛乃七情郁结，饮食失调，久而肝脾受损，脏腑违和，脾运受阻，湿热内蕴，瘀毒内结所致，尤氏认为治疗胰腺癌在健脾为主的基础上，亦要重视疏肝理气，以减轻癌痛。用药应加大舒肝理气的力度，方以《景岳全书》柴胡疏肝散或《伤寒论》小柴胡汤配合理气散结、清热解毒之抗肿瘤中药，如八月札、枸橘李、徐长卿、枳壳、香附等。气滞易成瘀，常加用活血化瘀抗肿瘤的药物，如三棱、莪术、鬼箭羽等。若疼痛剧烈，可配合三阶梯止痛法；出现黄疸者，先辨其阴阳，阳黄者用茵陈蒿汤化裁，阴黄者用茵陈术附汤化裁；胃肠道出血者加白及、参三七、茜草根、仙鹤草等，并减少中药的量，可用粉剂、颗粒剂以减轻胃肠道负担；气虚加党参、白术、黄芪等，汗多者加玉屏风散、瘪桃干、麻黄根、煅龙骨、煅牡蛎等，阴虚者加鳖甲、知母、地骨皮等，胃中反酸者加黄连、吴茱萸、煅龙骨、煅牡蛎等。

药物用量上亦随症状的不同而灵活运用。如轻痛者延胡索用20g，重痛者用40g。又如山栀子，常用量为10g，大便干结难下宜生用，大便质稀宜炒焦用，若用于清热量可加至20g。再如黄芩，吐酸用10g，低热用20g，高热可用至30g。又比如黄芪，补脾胃用10~15g，补气生血用30~50g。

第六章　胰腺癌

(三) 配合化疗，提高疗效

胰腺紧靠后腹膜，位置深，早期无明显症状，很难早期诊断，多数患者就诊时已近晚期，已失去了手术切除的机会，以往化疗治疗胰腺癌效果令人悲观，因胰腺癌对化疗药物不甚敏感，不少药物的近期疗效低于10%，健择的问世提高了晚期胰腺癌的生存率，改善了生活质量，减轻了病人的痛苦，其一年生存率为18%。用联合化疗治疗胰腺癌，其近期疗效比单一化疗药物治疗效果高，但对生存期延长并不理想，且不管是单药或联合化疗，均有不同程度的化疗反应。化疗反应主要表现为对骨髓抑制、胃肠道反应，以及影响心脏、肝脏和肾脏功能。中医认为这是化疗药物损伤人体气血、精津，损伤五脏六腑功能所致，中医药不仅可以减轻和改善这些不良反应，同时有增效作用。

尤氏在长期中西医结合治疗胰腺癌临床实践经验中总结出了"中药三步周期疗法"，可以减轻化疗的毒副反应，同时可以提高机体的免疫力，增强化疗药对胰腺癌的敏感性，改善患者的生活质量延长生存期。中药三步周期疗效即化疗前益气养阴、扶正固本，化疗中降逆和胃、醒脾调中，化疗后补气生血、温肾化瘀。尤氏认为化疗药物为阴毒之邪，最易损伤脾胃，耗伤人体阳气。如果能防患于未然，化疗前益气培土、补阴敛阳，使藩篱致密，后天之本巩固，就能提高机体的应激能力，建立有效的免疫防御机制，避免出现过于强烈的胃肠道反应和骨髓抑制。即使出现反应，在化疗期及时给予和胃降逆、醒脾调中之剂，就能使化疗引起的消化道反应控制在可耐受的Ⅱ级之内。中药三步周期疗法贯穿健脾消导于始终，药后常可使患者脾气得醒，中州得运，饮食倍增，精神改善，对化疗的耐受性提高。

在临床中，尤氏减轻化疗胃肠道反应常用健脾益气、和胃降逆的中药,如党参、白术、山药、木香、砂仁、焦三仙、法半夏、陈皮等,方剂选用香砂六君子汤、香砂养胃丸之类。对骨髓抑制引起的白细胞下降、血小板下降或红细胞减少,中医认为是伤及脾肾,或损伤气血所致,多用补气养血、益肾生髓之中药,如黄芪、人参、熟地、阿胶、枸杞子、女贞子、鸡血藤、当归、菟丝子、补骨脂之类,方剂如十全大补汤、归脾汤等。

(四)内服外敷,相得益彰

中医学从整体出发,认为胰腺癌的发生发展,主要是由于正气虚损、阴阳失衡、脏腑功能失调,留滞客邪,致使气滞血瘀、痰凝毒聚、相互胶结,蕴郁成肿瘤。治疗应根据疾病不同阶段,或攻或补,或攻补兼营施。但正气虚弱,脏腑失调是发病的内在条件,正所谓"邪之所凑,其气必虚",即使胰腺癌已有热毒之象,也不能用大苦大寒之品内服,否则必伤先后天之本,尤其伤及中焦脾胃,从而错失了以自身免疫力抵御邪气浸淫之良机。而若以内服益气健脾、扶正固本之剂治病求本,加以外用解毒化瘀、消癥散结之剂,就能内外相得益彰。隋唐医家孙思邈在《千金方》,王焘在《外台秘要》中已明确提出肿瘤治疗要内外兼治。

中药敷贴是中医外治法的一种,在消癥化积方面起着重要作用,临床多用芳香走窜、气味浓烈的药物及穿透性强的矿物类药物配以介质配制而成。消癥止痛膏上纯中药的镇痛外敷剂,乃无锡市中医院自制制剂,用于治疗不同程度的癌性疼痛,持续时间长,镇痛起效时间快。它采用透皮给药方式,将药物之气味透过皮肤以至肌肉腠理而直达经络,传入脏腑,调节脏腑气血阴阳,达到全身的治疗作用,从而治愈疾病。消癥止痛膏外贴,靶向性强,攻邪不伤正,避免了体虚不耐峻攻的问题,且保护人体潜在的免疫力,它由中药阿魏、木鳖子、生大黄、冰片等按一定比例配制组成。阿魏疏通经络,辛香走窜,渗透力极强,能减轻痛觉神经受到的刺激,现代药理研究显示该药有消炎、增强免疫力之功;大黄与木鳖子相伍,能荡涤邪气,软坚散结;配以冰处消热消肿,香窜作引,能更好地发挥出全方的止痛作用。冰片的用量取决于疼痛的程度与肿瘤范围大小,一般 1 次用量 5~10g。此方止痛效果显著,且无不良反应。

〔姚新新,尤建良. 尤建良治疗胰腺癌经验. 辽宁中医杂志,2008,35(9):1303.〕

第二节 经典验案点评分析

一、沈敏鹤治疗胰腺癌案

导读:胰腺癌伴发转移,手术化疗后出现气血亏虚、脏腑虚弱、神失所养之证者,其治疗当以扶正补虚为主,方选益元汤加减,同时根据病情变化灵活加减用药,可取得较好疗效。

案体:王某,男,54 岁,2010 年 3 月 4 日因确诊"胰腺癌"在某医院行"胰体尾 + 脾脏 + 肝脏肿块 + 胃部分"根除术。术后病理示胰尾中—低分化腺癌伴淋巴结转移性癌(胃小弯),腺癌浸润或转移(符合胰腺癌转移),(胃壁结节)间质瘤。术后予以 GC 方案辅助化疗 3 周期。手术之前查 CEAO 为 524ng/ml,CA199 为 1598.4U/ml,术后均已在正常范围。2010 年 4 月 23 日查腹部 CT 显示:1. 胰腺癌胃转移、胃间质瘤切除术后,后腹膜淋巴结肿大,少量腹水;2. 右中部分小肠管壁、部分肠系膜网膜增厚;3. 肝内小囊肿,慢性胆囊炎。2010 年 6 月 1 日初诊时,患者神疲体瘦,声低赖言,乏力,纳呆,无明显腹胀腹痛,大便不调,腰背酸痛,舌淡质红,脉沉无力。此为术后化疗后,气血亏虚,脏腑虚弱,神失所养之证。处方:生黄芪18g,太子参30g,茯苓15g,猪苓15g,枸杞子30g,菟丝子30g,广藿香15g,佩兰15g,薏苡仁30g,苦杏仁12g,杜仲15g,槲寄生15g,虎杖根30g,鸡内金15g。取14剂,每日1剂,水煎服。此后每2周复诊1次,神疲乏力情况好转,予以益元汤扶正为主,加减养阴、健胃、利湿之品,此方治疗1月半。至2010年7月27日再诊时,患者精神好转,乏力改善,时有腹痛,便后痛减,小便频多,有尿痛,舌淡红,苔黄腻,脉弱。患者体质好转,正气回复,可以扶正祛邪兼顾,遂改为下方:柴胡12g,炒黄芩9g,太子参30g,白芍15g,枳实15g,厚朴15g,麦冬30g,五味子15g,琥珀9g,肉苁蓉15g,大枣20g,炙甘草10g。此后予以和解攻里为主法,加减养阴、解毒之品。后患者精神体力明显好转,诸症状改善,生活质量提高显著。

〔姚成,任函承,阮善明.沈敏鹤治疗胰腺癌经验.深圳中西医结合杂志,2011,21(1):33.〕

评析:沈氏认为患者经手术、化疗等西医治疗,相当于中医的攻法,正气受损,体质虚弱,脏腑亏虚,阴阳气血不足,治疗以扶正补虚为主,以益元汤补益脏腑元气,调和阴阳,藿香、佩兰芳香健脾,杜仲、槲寄生等强腰膝止痛,虎杖活血通便,鸡内金和胃消食。药后取得成效,效不更方,守方治疗1月余,患者正气来复,脏腑虚弱好转,病机转为正虚邪实,遂改扶正祛邪兼顾,予以大小柴胡汤疏肝健脾、和解攻里,佐以麦冬、五味子养阴生津,琥珀利尿,肉苁蓉补肾润肠,大枣、甘草调和诸药。由于治法得当,用药合理,且能随病情变化灵活变通,所以取得了较好的疗效。

二、陈瑞春治疗胰腺癌案

导读:消化道肿瘤的病机多属肝胆气郁,脾胃不和,治疗

第六章 胰腺癌

应跳出"大补"的俗套,以调理肝胆脾胃为先,以舒肝和胃、理气消胀为主要治法,这对手术、化疗后的恢复确有疗效。

案例:李某,男,67岁,2006年2月27日初诊。患者体检发现胰头癌,于2006年1月18日在上海瑞金医院行胰头癌手术治疗,术后化疗4天出现左胁下疼痛,用止痛药可缓解,但停药即又有反复。近日兼出现饮食异常,腹部胀满,矢气则舒,嗳气不畅,口干微苦,睡眠欠佳,大便溏,便前腹痛,小便正常,无发热,查其面色略苍白,无黄疸,舌质淡,苔白滑腻,脉虚数。此为肝胃气滞,治疗不必拘泥于西医的病名,以舒肝和胃、理气消胀为主,方用小柴胡汤合四逆散加减。处方:柴胡6g,黄芩6g,党参15g,法半夏10g,炙甘草6g,白芍10g,枳壳10g,厚朴6g,青皮10g,陈皮10g,广木香6g,炒谷芽10g,炒麦芽10g。取7剂,每日1剂,水煎服,同时配合健脾益气冲剂,每次10g,每日2次,开水冲服。服药后左胁下疼痛略减,小腹胀气减轻,睡眠、精神亦有改善,效不更方,前后共服上方40余剂,左胁痛基本消失,但仍便前腹痛,便后痛缓,质偏溏,改用四逆散合五味异功散治疗。服14剂后,大便转为日1~2次,自觉无特殊不适而停药。

〔贺兴东,翁维良,姚乃礼.当代名老中医典型医案集·内科分册.北京:人民卫生出版社,2009.〕

评析:凡化疗后的调理,首先要跳出"大补"的俗套,不能乱补,应是辨证用药,补所当补。其次,消化道肿瘤仍应本着调理肝胆脾胃为先,肝胆气郁、脾胃不和是病机的主流。第三,术后所反映的证候,要分清阳虚阴虚,前提不能错,用药很有讲究。本案全程治疗只用小柴胡汤合四逆散、五味异功散合四逆散,其用意已如上述。至于健脾益气冲剂,接诊之后坚持服用,旨在补益肺气,健运脾胃,综合调理,全面提升机体抵抗病邪之能力。

三、周仲瑛治疗胰腺癌案

导读：胰腺癌肝转移以上腹疼痛为主要表现，辨证属肝胃湿热郁毒，久病结瘀者，治宜清化热毒，祛瘀散结，苦辛酸复合并用，并应注意重用抗癌解毒之品，以加强治疗的针对性。

案体：曹某，男，65岁，干部，1996年1月31日初诊。患者嗜酒数十年，1995年3月突发满腹剧烈疼痛，经作腹部CT等检查，诊断为"胰腺癌"，住某总医院做动脉灌注化疗，疼痛一度减轻、消失。1个月后腹痛又起，位在右胁及剑突下，初为隐痛，后转为阵发性剧痛，并放射至背部腰肾区，曾用多种中西医疗法，效果不著。1995年12月8日作腹部CT复查提示胰腺癌动脉灌注化疗后改变，胰头、肝右后叶（3.0×2.4cm）占位，临床诊断为胰腺癌肝转移。初诊时患者形体消瘦，面色萎黄，疲劳乏力，需家属扶持方能来诊，腹痛阵作，痛势有时剧甚，腰背疼痛如割，食纳不馨，腹部气胀，睡眠欠安，口干，舌苔右部有块状黄腻，舌质偏红，脉弦兼滑。此乃肝胃湿热郁毒，久病结瘀而然，治宜清化热毒，祛瘀散结，苦辛酸复合并用。处方：黄连3g，吴茱萸2g，乌梅肉5g，赤芍12g，白芍12g，白花蛇舌草20g，炒延胡索10g，川楝子10g，莪术10g，石打穿20g，炙僵蚕10g，生甘草3g。每日1剂，水煎服。进汤剂14剂后，于2月14日二诊，患者腹痛显减，发作次数亦少，右侧腰背部疼痛基本控制，但有束带感，大便正常，口干较甚，舌质暗红，苔薄黄腻，脉弦缓滑，此乃湿热瘀阻，肝胃不和，原方去甘草、白花蛇舌草（暂时缺货），加片姜黄10g，川石斛10g，以活血行气、滋阴养胃。3月16日三诊，患者前次诊后，曾外出办事疲劳，右上腹疼痛一度发作颇剧，家属前来咨询，考虑病机同前，遂嘱原方加白花蛇舌草续服，现上腹已半月未痛，背后留有紧束感，食纳知味，睡眠已好，可独自前来。查舌质偏暗，苔右部浮腻，口唇紫绀，脉小弦缓，治宜击鼓再进。药用：黄连3g，吴茱萸2g，乌梅5g，炒延胡索10g，川楝子10g，莪术10g，片姜黄10g，石打穿20g，炙僵蚕10g，川石斛10g，天花粉10g。每日1剂，水煎服。4月14日四诊，因腹痛大减，平时一般已不发作，遂思想麻痹，活动过多，近2日症情小有反复，腹痛隐隐，矢气频频。查舌质偏暗，苔黄薄腻，脉来弦缓，此为肝脾不和，湿热内郁，痰阻气滞，腑气不通，原方去川石斛，加白花蛇舌草20g，川楝子改为15g，以加强行气活血、清热解毒之力。前方一直服用至7月10日五诊，患者胁、腹、腰背疼痛完全缓解已2个半月，精神振作，生活自理，无明显不适。1996年7月3日再次腹部CT平扫及增强复查提示胰头、肝右叶（1.9×3.0cm）占位，腹后腔未见淋巴结肿大，病情无进展。病情控制，症状缓解消失，嘱原方继续服用，定期随诊。

〔樊鋆，刘彩妍. 周仲瑛治疗胰腺癌肝转移1例. 中国医药学报，1997，12（3）：38.〕

评析：本例患者经中医辨证治疗半年，胰头、肝右后叶占位虽未消退，但病情得到控制，CT复查肝脏转移灶有缩小趋势，顽固性疼痛消失，精神振作，生存质量改善。从辨证角度看，胰腺癌多表现为肝脾（胃）不和、湿热蕴结、气滞血瘀，治疗宜以调和肝脾、清热化湿、消肿散结、理气活血为大法。因其病机表现为厥阴阳明木土不调，故取辛开苦降酸收复法并用，较快缓解了腹痛，获得比较满意的近期疗效。需要重视的是，本病是恶性肿瘤，发展迅速，因此抗癌解毒之品，如川楝子、莪术、石打穿、白花蛇舌草等必须重用，以加强治疗的针对性。

四、徐景藩治疗胰腺癌案

导读：胰腺癌手术、化疗后，以上腹胀痛为突出表现，中医辨证属于本虚标实，脾气虚弱为本，湿热气滞血瘀为标者，当标本兼治，以清化湿热，抑肝扶脾，理气和中之法治之。

案例：康某，男，59岁，干部，2004年4月15日初诊。患者2002年2月因上腹胀、隐痛就诊，胃镜检查提示"浅表萎缩性胃炎"，在门诊服药治疗，疗效欠佳，于2003年4月经检查确诊为胰腺癌。行胰腺癌根治术（胰尾、脾切除），术后化疗8次，出现肝功能损害，上腹痞胀不适，时有隐痛。今春以来上腹胀痛又作，痛无规律，畏寒肢冷，午后低热，大便溏泄，日行1~2次，神倦乏力，食欲不振，夜寐欠佳。患者平素属过敏体质，手掌皮肤易起水泡，不嗜烟酒，就诊时查体面部色素沉着，舌质暗红，苔薄腻，脉小弦而数，腹部平软，上腹部轻压痛，无反跳痛，后腰无叩击痛，肝胁下未及，无移动性浊音。治拟清化湿热，抑肝扶脾，理气和中。处方：黄连2g，厚朴10g，藿香10g，焦白术10g，山药15g，蝉蜕3g，炒防风6g，陈皮6g，陈香橼10g，五灵脂6g，龙葵10g，益智仁10g，高良姜3g，白芍15g，炙甘草5g，白花蛇舌草15g。每日1剂，水煎取汁，分2次服，同时给予三七粉，每次1g，每日2次冲服。4月22日二诊，患者午后低热已退，便泄未作，脘腹痞胀隐痛未除，畏寒神倦，时有嗳气，舌脉如前，胃镜检查晃反流性食管炎、浅表性胃炎，治以原方加刀豆壳20g，木蝴蝶6g，佩兰10g，青蒿10g，常法煎服。5月10日三诊，患者未见发热，畏寒好转，上腹偏左痞胀隐痛，神倦乏力，大便成形，日行1次，查舌质微红，边有齿印，苔薄白，脉小弦而数，辨证属术后正虚邪恋。处方：黄连2g，厚朴10g，藿香10g，焦白术10g，炒防风6g，青蒿10g，白芍15g，炙甘草3g，陈香橼10g，益智仁10g，建曲15g，海金沙12g，白花蛇舌草15g，谷芽15g，麦芽15g。汤剂常法煎服，同时配合冲服三七粉（每次1g，每日2次），口服六神丸（每次10粒，每

第六章 胰腺癌

日 2 次)。6 月 3 日四诊，患者脘腹疼痛缓解，唯神倦乏力，易汗，大便偏干，查舌质红，苔薄黄，脉小数，因胰属脾，行胰全切术后，脾气脾阴不足，郁热未清，气血不畅，故治拟健脾养阴，清热和中之法。处方：太子参 12g，山药 15g，黄精 10g，五味子 3g，白芍 15g，炙甘草 5g，黄连 1.5g，鸡内金 10g，半枝莲 15g，蚤休 10g，野料豆 15g，谷芽 30g，百合 20g。汤剂常法煎服，三七粉原法继服，六神丸改为每日服用 1 次。

〔周晓虹，徐丹华．徐景藩教授临证治验举隅．江苏中医药，2007，39（3）：35.〕

评析：本例患者以"上腹胀痛"为主诉，属中医学"胃脘痛"之范畴。乃因中阳不振，湿浊内生，湿郁化热，脾运不力，气机不畅，发为本病；复因根治手术与化疗，导致正气受戕，进一步加重气滞血瘀，肝脾失调。本病病位在中焦脾胃，病理性质属本虚标实，脾气（阳）虚弱为本，湿热气滞血瘀为标，治当标本兼治，予以温阳健脾，清化湿热，理气活血。温阳祛寒应避大辛大热之桂、附，而选用温脾暖胃、散寒止痛之高良姜、益智仁，二药温而不燥，与白术、山药同用，还可增强补气健脾温中之功；黄连清热燥湿；厚朴理气燥湿；藿香芳香化湿、醒脾开胃；焦白术、山药益气健脾，配陈皮、陈香橼理气和胃；五灵脂、三七、龙葵、白花蛇舌草活血止痛，龙葵、白花蛇舌草还有清热解毒、抗肿瘤作用；白芍、甘草抑肝和中、缓急止痛；因患者为过敏体质，手掌皮肤易起水泡，故用蝉蜕、防风祛风胜湿，兼抗过敏。经过一段时间中药化裁治疗，患者脘腹胀痛缓解，畏寒肢冷消失，大便反偏干，舌质转红，苔薄黄，脉象小数，此乃脾阳之气渐复，内寒之症渐消，而出现的热盛伤阴证，故转以益气养阴、清热和胃法治疗，并加服六神丸清热解毒、抗肿瘤。因药证合拍，故经调治后临床症状基本消失，食量增加，精神转振。徐氏对消化道肿瘤患者，在辨证服用中药汤剂的同时，还常选用活血止痛、清热解毒之三七粉、六神丸等，以对抗肿瘤。预防复发。三七粉一般每次1g，每日2次冲服，六神丸一般每次5～10粒，每日1～2次口服，用时要注意用量，以防损伤脾胃。

五、黄振鸣治疗胰腺癌案

导读：胰腺癌之治疗应辨明标本虚实，恰当选方用药，并宜坚持服药。胰腺癌放疗后中医辨证属湿热蕴结中焦，气血凝结成毒者，其治疗宜以清热利湿，行气活血，解毒通络为法。

案体：姚某，男，49岁，1988年6月13日初诊。患者既往有胃溃疡病史，曾因胃溃疡出血在某医院行胃1/2切除术。1988年2月始体重减轻5千克，3个月前自觉胃脘胀痛，食欲不振，嗳气，误以为胃病复发，服用多种中西医疗效不显，进食油腻食物后腹胀加重，1个月前突发上腹部剧痛，呈阵发性，恶心、呕吐清水，面目渐黄，急到某医院住院检查治疗，之后症状逐渐加重，全身皆黄，双下肢浮肿无力，腹胀甚，经B超、CT等检查，确诊为"胰腺癌"。经放疗后，仍上腹剧痛，不能平卧，皮肤瘙痒，纳呆，便秘，尿黄，要求服中药治疗。诊时患者一般情况较差，痛苦呻吟，神志清，全身俱黄，消瘦，头发稀疏，腹部膨隆，腹水往，肝肋缘下2.5cm，边界清、质硬，压痛（+），表现不平，左上腹部可触及一个6×5cm的肿块，边界欠清，质中等硬度，表现不平，压痛（+），双下肢浮肿（+++），舌质红绛，边有瘀点，苔黄腻少泽，脉弦数。辨证属湿热蕴结中焦，气血凝结成毒，治宜清热利湿，行气活血，解毒通络。处方：枳实18g，土茵陈30g，鸡骨草30g，大黄（后下）18g，枝花头18g，郁金18g，素馨针15g，白花蛇舌草30g。每日1剂，水煎服，配合口服熊珠

第六章 胰腺癌

丹,每次3粒,每日3次,同时外用丹火透热疗法,肿块处取四点行丹火透热,每日1次。1988年6月16日复诊,患者服药3剂和外治后病情好转,当患者服第1剂药时饮入即吐,遂嘱家人给患者咀嚼生姜2片后缓慢将药液饮下,未吐,服后2剂药时已无呕吐,大便每日二三次,略溏、秽臭,上腹部剧痛缓解,双下肢浮肿减,能进粥水,舌黄腻苔稍减,脉弦滑,中药汤剂改为下方,其余治疗同上。处方:鸡骨草30g,枳实18g,三棱18g,莪术18g,素馨针18g,龙葵30g,白花蛇舌草30g,山慈姑18g,土茵陈30g,大黄(后下)15g,天然牛黄(冲服)0.3g,七叶莲全草18g。1988年6月29日三诊时,患者全身黄疸已明显消退,皮肤瘙痒减轻,胃纳可,仅上腹部隐痛,大便每日一二次,小便黄,舌质暗红,苔黄,脉弦,中药守上方去大黄、七叶莲全草,加广木香(后下)18g,川足4条,土狗干15g,继服20剂,其余治疗同上。1988年7月20日四诊,患者一般情况尚可,消瘦,表现自如,全身黄疸已退,双下肢浮肿消失,胃纳可,二便调,腹平,上腹部略胀,无疼痛,肝肋缘下0.8cm,质中等,无压痛,左上腹可触及3×2cm的肿块,轻压痛,边界清,质中等,移动性浊音(-),舌质暗红,苔白,脉弦,肝功能检查黄疸指数正常,按上方不变再服30剂。1988年8月20日五诊时,患者自述无不适,精神、胃纳可,有时食后少许腹胀,舌脉如上,病情已明显好转,继服上方30剂,以巩固疗效。1988年9月20日六诊,患者无明显不适,再服药20剂后停药。经B超、CT等复查,显示癌肿已稳定。嘱今后定期复查,并间断服用中药,两年内未见反复。

〔黄振鸣,黄永源. 奇难杂症续集. 广州:广东科技出版社,1993.〕

评析:本案患者长期胃病,行胃1/2切除,脾胃已虚,痰湿不化，聚而成毒发生本病。因湿热毒邪内盛，故见腹胀痛、便秘、尿黄、舌苔黄腻等症状；久病必伤正气，故又见消瘦、乏力、纳差等；气虚则血行不畅，故舌边有瘀点，疼痛较剧。此病治疗相当不易，本案患者属本虚标实之证，但以邪实为要，故当以祛邪为先，若先用扶正之品，恐邪恋不去。治疗首先以清泻为主，黄芪认为大黄、枳实可荡涤积热，行气通腑；配土茵陈、鸡骨草、白花蛇舌草、七味莲等以清热解毒利湿；因本病日久气滞血瘀已明，故用郁金、素馨针、三棱、莪术等行气活血；天然牛黄清热解毒散结力量尤胜。待其病情缓解，需及时去大黄、枳实等攻伐之品，以防正气更伤而无力祛邪，同时可加白术、茯苓等健脾扶正祛邪。本病治疗时必须坚持服药，毒邪内盛，并非一时所能清化。

六、屠揆先治疗胰腺癌案

导读：胰腺癌中医辨证属于脾虚失运，湿毒瘀血中阻者，其治疗当以健脾补气，化湿解毒，破瘀消癥为法，只要治法用药得当，并注意灵活变通，坚持用药，定能取得较好的疗效。

案体：许某，女，63岁，工人。患者1983年8月起出现上腹部疼痛，食后尤甚，饮食减少，消瘦明显，随往上海某医院检查，确诊为胰体癌。B超检查示肿块10×5×4cm大小，给予口服呋喃氟尿嘧啶，每次1片，每日3次，1983年9月请屠氏给予中药治疗。就诊时患者面色少华，精神委顿，形体消瘦，食欲不佳，食后不适，上腹部疼痛，二便尚调，查舌苔微黄腻，根部较厚，脉弦，上腹中部可触及鸭蛋大肿块，质较硬，推之不移，触之疼痛。此属脾虚失运，湿毒瘀血中阻，治拟健脾补气，化湿解毒，破瘀消癥。处方：东北白参（另服）5g，茅苍术10g，生白术10g，川黄连7g，肉桂（后下）7g，煅瓦楞子15g，猪苓20g，茯苓10g，参三七4g，生山楂30g，生赤芍10g，生白芍10g。每日1剂，水煎服，并随症略做加减。服药至1984年3月，复查B超示肿块消失。1989年9月复查B超显示肝、胆、脾、胰均正常，全身情况良好。至1992年尚存活，生活能自理，获得良好的临床疗效。

〔宋焱．屠揆先治疗恶性肿瘤验案简介．中医杂志，1993，34（10）：23.〕

评析：辨证论治是中医之特色和优势，本例患者西医诊断为胰腺癌，中医辨证属脾虚失运，湿毒瘀血中阻，治疗从健脾补气、化湿解毒、破瘀消癥立法，药用平平，而疗效显著，充分显示了中医辨证施治的优越性。

七、孙桂芝治疗胰腺癌案

导读：胰腺癌手术后复发，中医辨证属脾胃湿热，瘀毒内阻者，在西医化疗的同时治拟清胃健脾、祛瘀止痛、清热解毒之法，并随病情变化灵活变通，扶正祛邪，可取得较好疗效。

案体：朴某，男，59岁，1987年11月2日初诊。患者1987年7月初开始左上腹疼痛，纳差，消瘦，行B超检查，发现胰尾实性占位病变，考虑胰腺癌。1987年月9日15行手术治疗，切除胰尾部肿瘤及脾脏，术后病理诊断为高分化腺癌，腹腔淋巴结转移。10月初，又感上腹部疼痛，以左上腹为重，持续性疼痛，阵发性加重，伴恶心，不思饮食，尿黄便结，B超及CT检查发现胰体部肿物，4.9×3.6cm大小，诊断为胰腺癌术后复发。就诊时患者自述近两个月来患者左上腹持续性疼痛，阵发性加重，伴有恶心，不思饮食，尿黄便结，查舌质暗红，苔黄腻，脉弦滑，巩膜黄染。西医诊断为胰腺癌，中医诊断为伏梁，辨证属脾胃湿热，瘀毒内阻，治拟清胃健脾，祛瘀止痛，清热解毒。处方：茵陈30g，栀子15g，龙胆草10g，茯苓12g，白术12g，泽泻15g，莪术10g，桃仁10g，延胡索 10g，龙葵 12g，蛇莓 15g，草河车 15g，焦建曲 15g，焦山楂 15g。取 14 剂，每日 1 剂，水煎服，同时给予西黄胶囊，每次 2 粒，每日 3 次，饭后服。11 月 22 日二诊，患者诸症状明显缓解，黄疸基本消退，治以上方化裁，加生黄芪 30g，生薏苡仁 30g，当归 10g，每日 1 剂，水煎服。服用中药 3 月余，并合用化疗丝裂霉素加氟尿嘧啶方案 3 个周期，经 B 超检查胰体明显缩小。继续服中药治疗，同时配合中成药西黄胶囊，每次 2 粒，每日 3 次，饭后服。三诊复查患者肝肾功能、血常规以及二便均正常，腹部 B 超检查未发现胰腺肿物，腹腔淋巴结不大，肝脾无异常，给予征癌片合西黄胶囊，带药回当地继续巩固治疗。随访未见复发，身体状况一直良好。

〔高荣林．中国中医研究院广安门医院专家医案精选．北京：金盾出版社，2005．〕

评析：本案为晚期胰腺癌患者，手术后出现复发，初诊病机为湿热困脾，瘀毒内阻，故以茵陈、栀子、龙胆草、龙葵、蛇莓、泽泻清热祛毒除湿，更以茯苓、白术健脾渗湿，莪术、桃仁、延胡索化瘀散结止痛。二诊后根据张洁古"养正积自除"和"扶正以祛邪"之说，在前法基础上加用健脾益气之品，以扶助正气，疏通三焦，两补气血，消瘀化积治癌。药证相符，坚持用药，取得了较好疗效。

八、钱伯文治疗胰腺癌案

导读：晚期胰腺癌伴肝多发性转移，以胁肋疼痛、体倦乏力、胃纳欠佳为突出表现者，从肝积论治，以疏肝理气，健脾益气，解毒抗癌为治法，方拟加减逍遥散，可收到一定疗效。

案体：袁某，男，63 岁，2005 年 7 月 25 日初诊。患者患晚期胰腺癌伴肝多发性转移，胃大弯侧网膜多发性转移结节，现胁肋疼痛，体倦乏力，胃纳欠佳，舌淡苔薄，脉细弦，此乃肝气郁结乘脾，脾气虚弱所致，治宜疏肝理气，健脾益气，解毒抗癌，方拟加减逍遥散。处方：柴胡10g，田基黄30g，土茯苓30g，陈皮20g，白花蛇舌草30g，仙鹤草30g，制大黄10g，赤芍20g，白芍20g，苍术12g，白术12g，焦山楂20g，生薏苡仁20g，生黄芪20g，苦参20g。每日1剂，水煎服。服药14剂后复诊，患者胁痛稍减，胃纳好转，仍感乏力较甚，时有胀痛，睡眠不佳。原方焦山楂改为30g，生薏苡仁改为30g，加佛手30g，合欢皮20g，继续服用14剂，诸症状明显好转。此后以前法和用药随症加减治之，观察至2006年6月，病情稳定。

〔贺兴东，翁维良，姚乃礼．当代名老中医典型医案集·内科分册．北京：人民卫生出版社，2009．〕

评析：胰腺癌属中医学"癥瘕""积聚""黄疸""肝积肥气""脾积痞气"等的范畴。本案患者晚期胰腺癌伴肝多发性转移，胁痛，体倦乏力，乃肝郁脾虚所致，治宜疏肝解郁，健脾益气，解毒抗癌，以逍遥散加减治之。方中柴胡、白芍疏肝解郁，土茯苓、白术、苍术、生薏苡仁健脾，白花蛇舌草、仙鹤草、田基黄、苦参有一定的解毒抑瘤作用，陈皮、焦山楂理气和胃消食，制大黄、赤芍活血化瘀止痛，生黄芪益气补虚。诸药合用，既可疏肝解郁，健脾益气，又有一定的抗肿瘤作用，药证相符，故能收到一定疗效。

九、赵冠英治疗胰腺癌案

导读：胰腺癌属中医癥瘕之范畴，多表现为肝脾（胃）不和，湿热蕴结，气滞血瘀，对证属湿热郁毒、久病结瘀者，治以清化热毒、祛瘀散结，临床可取得较好疗效。

案体：张某，女，62岁，1997年6月2日初诊。患者素体肥胖，喜食肥甘厚腻，1997年3月突发满腹剧烈疼痛，经

CT检查确诊为"胰腺癌"。住我院行动脉灌注化疗,疼痛一度减轻、消失。两个月后腹痛又作,部位以右胁部为甚,初为隐痛,后为阵发性剧痛,并放散至腰背部,经中西医治疗,效果不显,再做CT复查提示胰腺癌动脉灌注化疗后改变,肝右叶占位(3×4×2cm),临床诊断为胰腺癌肝转移,请赵氏诊治。诊时患者形体消瘦,面色萎黄,疲乏无力,腹部及腰酸痛阵发性发作,痛如刀割,腹胀纳差,口干,舌质偏红,苔黄腻,脉弦滑。病为癥瘕,证属湿热郁毒,久病结瘀,治拟清化热毒,祛瘀散结。处方:黄连6g,吴茱萸6g,生甘草6g,乌梅肉9g,赤芍15g,白芍15g,延胡索15g,白花蛇舌草15g,炒川楝子15g,莪术15g,石见穿15g,白英15g,龙葵15g,草河车15g。每日1剂,水煎服。1997年9月16日二诊,患者进上方14剂,腹痛减轻,发作次数减少,便调,仍口干,查舌质暗红,苔黄腻,脉弦滑,此乃湿热瘀阻,原方加茵陈15g,黄芩15g,石斛15g,再服10剂。1997年9月26日三诊,患者服完10剂后腹痛轻微,未再发作剧痛,便调,口干缓解,查舌质暗红,苔薄,脉弦缓,原方再服30剂。1997年10月28日四诊时,患者自述上方一直口服,诸症缓解,精神振作,生活自理,无明显不适,CT复查示胰头、肝右叶占位,未见腹后淋巴结肿大,病情无进展。嘱患者坚持长期服用,定期随诊。

〔杨明会.赵冠英验案精选.北京:学苑出版社,2000.〕

评析:本例患者病属胰腺癌,经一段时间的中药治疗,胰头、肝占位虽未消退,但病情得到控制,临床症状缓解,生活质量改善。从辨证角度分析,胰腺癌多表现为肝脾(胃)不和,湿热蕴结,气滞血瘀,治疗宜调和肝脾,清热化湿,消肿散结,理气活血为大法,以辛开、苦降、酸收并用,能较快缓解腹痛。本案为恶性肿瘤,发展迅速,因此抗癌之品宜重用,以加强针对性。

十、余桂清治疗胰腺癌案

导读：对于癥疾，宜补消并行，缓缓图之。本例患者西医诊断为胰腺癌，中医诊断为伏梁，辨证属脾肾两虚，治以健脾益肾，兼以祛邪抗癌，并随病情变化灵活变通，其疗效较好。

案体：苏某，男，65 岁，教师，以胰腺癌术后 1 个月，伴上腹隐痛、低热 2 周为主诉，于 1994 年 8 月 25 日初诊。患者因反复发热，并呈进行性消瘦，于 1994 年 6 月经某医院 B 超检查发现胰腺占位性病变（3×4cm），诊断为胰腺癌。同年 7 月在该院做胰腺癌切除术，术中发现肿物与周围脏器粘连即行姑息切除。术后已 1 个月来诊，诊时患者上腹隐痛，午后低热，体温 37.5℃，精神差，消瘦乏力，时有恶心，纳差，腰酸，头晕，大便干，查舌淡苔白，脉滑细。西医诊断为胰腺癌，中医诊断为伏梁，证属脾肾两虚，治以健脾益肾。处方：太子参 12g，枸杞子 9g，怀山药 12g，白术 9g，茯苓 9g，桑寄生 9g，续断 9g，女贞子 9g，熟地 12g，麻仁 9g，延胡索 9g，焦山楂 15g，徐长卿 15g。取 14 剂，每日 1 剂，水煎服。9 月 10 日二诊，患者精神好转，食欲及体重增加，头晕、腰酸减轻，上腹部时有隐痛，午后仍有低热，舌淡红，苔少，脉细弱。证属气阴两虚夹气滞，投以滋阴清热，益气活血。处方：生地 12g，地骨皮 9g，青蒿 15g，沙参 9g，麦冬 12g，太子参 12g，黄芪 15g，厚朴 9g，桃仁 9g，丹参 9g，旱莲草 9g，赤芍 9g，夏枯草 12g，半枝莲 15g，黄精 15g，炒麦芽 15g，扁豆 9g，白英 15g。取 30 剂，每日 1 剂，水煎服。10 月 10 日三诊，患者精神好，面色红润，体重增加 10 千克，食欲好，低热已退，仅胃脘部有轻度不适，查舌质淡红，苔薄白，脉弦细，腹部 B 超检查显示胰头部有一 3×3cm 的肿块，未见肝转移。证属脾肾两虚，治以健脾益肾，兼以抗癌。处方：太子参12g，白术9g，茯苓9g，怀山药12g，郁金9g，黄芪15g，枸杞子12g，龙葵15g，山茱萸12g，菟丝子9g，半夏9g，陈皮6g，半枝莲15g，露蜂房6g，焦三仙各10g，白花蛇舌草15g。每日1剂，水煎服，同时配合服用西黄解毒胶囊（每次2粒，每日3次），二者可交替服用。半年后来院复查，患者精神好，无明显不适，复查腹部B超胰头部肿块为2.1×2.8cm，较前缩小，舌质淡，苔白，脉细。证属气血双亏，治以补益气血，兼以抗癌。处方：太子参12g，补骨脂9g，熟地12g，川芎9g，赤芍9g，白芍9g，白术9g，扁豆9g，茯苓12g，枸杞子12g，黄芪15g，蚤休15g，泽兰10g，郁金9g，露蜂房6g，焦三仙各10g，白花蛇舌草30g。每日1剂，水煎服，间断服用西黄解毒胶囊，服法同上。之后患者再次来诊复查，B超显示胰腺肿块无变化，患者自觉无不适，未见转移，说明肿瘤得到控制，为巩固疗效，仍守上方继续服用3个月。1998年6月，患者因出现黄疸，B超检查显示肝内转移而死亡，胰腺癌术后生存4年1个月。

〔高荣林．中国中医研究院广安门医院专家医案精选．北京：金盾出版社，2005.〕

评析：胰腺癌属中医"伏梁""癥积"等的范畴，多由情志失调、饮食不节导致肝郁脾虚，湿热蕴蒸，瘀毒内阻而成。故治疗多采用舒肝利胆，清化湿热，活血化瘀之法治之。本例患者为术后晚期胰腺癌，正气大虚，徒事克伐，恐欲速不达，故前后数诊始终坚持以扶正为本。对于瘤疾，宜补消并行，缓缓图之，使患者近期症状改善，病情稳定。本例患者病情较重，经中医治疗，术后生存4年1个月，真正体现了中医药治疗的优势。

第六章 胰腺癌

十一、黄振鸣治疗胰腺癌案

导读：治疗胰腺癌当辨明邪正虚实，灵活应用扶正祛邪之法，同时必须坚持用药，缓图以功。对中医辨证属于湿热积聚、蕴结成毒之患者，其治疗当以清热利湿，解毒散结为法。

案体：蓝某，男，54岁，1979年9月16日初诊。患者平素嗜酒，经常酒醉不省，两个月前突发腹部胀痛，胸闷，恶心呕吐，大便秘结，在当地医院以"胃炎"治疗不效。腹痛日增，人渐消瘦，面目俱黄，遂在当地人民医院住院检查，经B超、CT等检查诊断为胰腺癌，未经系统治疗。来诊时患者上腹部胀痛，阵发性加重，纳呆，恶心作呕，乏力，口苦，大便不爽，小便黄，其神志清楚，形体消瘦，呈痛苦面容，巩膜黄染，心肺（-），肝肋下1.5cm，脾肋下2cm，上腹部偏左可触及肿块（约4×6cm），边缘不清，质中等，压痛（+），移动性浊音（-），双下肢浮肿（±），舌质红绛，边有瘀点，苔黄腻，脉弦滑。辨证属湿热积聚，蕴结成毒，治以清热利湿，解毒散结。处方：大黄（后下）15g，茵陈30g，白花蛇舌草30g，泽泻30g，七叶莲全草18g，山慈姑18g，鸡骨草30g，天然牛黄（冲服）0.3g，素馨针15g，土狗干12g，川足4条，枳实18g。1979年9月20日复诊，患者服药后症状略减，大便日二三次，量多，舌脉无特殊变化，效不更方，按上方继服20剂，同时配合服用熊珠丹（每次3粒，每日3次），外用丹火透热疗法，在肿块周围取穴4点，行丹火透热，每日1次。1979年10月10日三诊，患者精神、胃纳明显好转，恶心作呕、腹痛等症状亦明显好转，上腹部转为隐痛作胀，以食后尤甚，大便日一二次，小便黄，舌质暗红，苔白，脉弦。中药汤剂改为下方，其余治疗同前。处方：广木香（后下）18g，枳壳18g，茵陈30g，泽泻30g，土狗干12g，素馨针

15g，川足 4 条，山慈姑 18g，天然牛黄（冲服）0.3g，白花蛇舌草 30g，云茯苓 30g，半枝莲 30g。1979 年 11 月 1 日四诊，患者全身皮肤黏膜无黄染，上腹部肿块变软变小，肝脾肋下未扪及，双下肢无浮肿，上腹部仍有隐痛，食后腹胀，舌质暗红，苔白，脉弦，上述治疗不变。1979 年 11 月 16 日五诊，患者无腹痛，仅食后腹胀，余无不适，经当地人民医院复查认为病情已基本控制，不需化疗或手术。患者再坚持服中药 1 个月停药，两年后，患者因病情复发，并肝转移，于 1982 年底病逝。

〔黄振鸣，黄永源．奇难杂症续集．广州：广东科技出版社，1993．〕

评析：本例患者长期饮酒无度，毒热湿邪内盛，发生胰腺癌。因湿热毒邪内盛，故见腹胀痛、便秘、尿黄、舌苔黄腻等症状；久病必伤正气，故又见消瘦、乏力、纳差等；气虚则血行不畅，故见舌边有瘀点，疼痛较剧。此病治疗宜扶正祛邪，但目前邪实为要，当以祛邪为先，若先用扶正之品，恐邪恋不去。待邪气衰时，同时可加白术、茯苓等健脾扶正之品，扶正以祛邪。本病的治疗必须坚持服药，毒邪内盛，并非一时所能清化。

十二、周仲瑛治疗胰腺癌案

导读：胰腺癌之治疗当权衡邪正虚实之势，扶正与祛邪并施，双管齐下。对胰腺癌化疗后出现形羸便干者，当从虚劳论治，以清热除湿，补脾养肝，化痰消瘀为法，随症灵活变通。

案体：陈某，女，58 岁，2006 年 3 月 16 日初诊。患者 2005 年 9 月因腹前查体诊断为胰腺肿瘤，手术中发现肿瘤广泛转移，已无法施行手术治疗，目前已化疗 1 个疗程。现患者面色萎黄，形体瘦弱，少腹两侧疼痛，小腹有下坠感，大便干

第六章 胰腺癌

结难下,需赖通便药维持,口干,时感恶心欲吐,伴气短咳嗽、痰多,心慌,腿软无力,舌质淡紫,苔淡黄薄腻,脉小弦滑,时有不调,诊断为胰腺癌之湿热瘀毒证。此为湿热瘀毒互结,肝胃失和,腑气不通,加之脾胃虚弱,化源匮乏,气血不充,故见面色萎黄,形体瘦弱,少腹两侧疼痛,小腹有下坠感,大便干结难下,口干,时有恶心欲吐等邪实正虚、虚实夹杂之候。治当清热除湿,补脾养肝,化痰消瘀,以自拟祛瘀化痰方加减。处方:熟大黄6g,黄连4g,吴茱萸3g,赤芍12g,藿香叶10g,苏叶10g,九香虫5g,炒延胡索10g,川楝子10g,青皮10g,乌药10g,法半夏12g,煅瓦楞子20g,独角蜣螂2只,泽漆15g,潞党参12g,北沙参10g,肿节风20g,仙鹤草15g,炒六曲10g,砂仁(后下)3g,蔻仁(后下)3g。每日1剂,水煎服。2006年3月23日二诊,患者腹痛减轻,偶有恶心,稍有吐酸,左侧胁肋气胀不舒,矢气较多,口干黏,舌质紫有齿印,苔薄黄腻,脉小滑数,3月16日处方加陈皮6g,竹茹6g,路路通10g,地枯萝15g,继续服用。2006年3月30日三诊,患者下腹部痛减,口不苦,大便正常,腰酸,稍能进食,泛吐痰水,面黄神萎,舌质紫,苔淡黄腻,脉小弦滑,处方改为3月16日方加制香附10g,陈皮6g,路路通10g,竹茹6g,地枯萝15g。2006年4月6日四诊,患者近来左下腹隐痛,微胀,胸闷,左后腰痛,阴道出血,量不多,有小血块,食纳尚可,大便欠实,日行1~2次,舌质淡紫,苔淡黄,脉小滑数,处方以3月16日方去北沙参,加大麦冬10g,旱莲草15g,炙刺猬皮12g,地枯萝15g,路路通10g,制乌贼骨15g,继续服用。2006年4月27日五诊,患者腰背酸,大便软成形,矢气频多不畅,纳少,口不干,舌质暗有齿印,苔淡黄薄腻,脉小弦,处方以3月16日方加红豆杉10g,晚蚕砂(包)10g,炒枳壳10g,没香(后下)3g,炙刺猬皮15g,

制乌贼骨15g，路路通10g，地枯萝5g，大腹皮10g。2006年5月11日六诊，患者两侧少腹疼痛基本稳定，大便时痛，食纳知味，精神好转，舌质紫，苔淡黄，脉小弦滑，处方以4月27日方加太子参10g，大麦冬10g，丹参10g，继续服用。2006年5月31日七诊，患者吸气时上腹微有痛感，当脘手触不舒，痛感不重，脐周隐痛，嗳气不多，大便日1~2次，成形，每餐可食软饭1小碗，查舌质暗紫，苔淡黄薄腻，脉小弦兼滑，处方以3月16日方加白芍10g，太子参10g，大麦冬10g，丹参10g，红豆杉10g，晚蚕砂（包）10g，炒枳壳10g，沉香（后下）5g，炙刺猬皮15g，炙乌贼骨20g，路路通10g，地枯萝15g，大腹皮10g，继续服用。

〔贺兴东，翁维良，姚乃礼．当代名老中医典型医案集·内科分册．北京：人民卫生出版社，2009．〕

评析：本案邪实正虚，虚者脾胃虚弱，化源匮乏，气血亏损，实者湿热瘀毒互结，腑气不通。权衡邪正虚实之势，当予以祛邪为主，兼以扶正。六腑以通为用，因湿热瘀毒内结则腑气不通，故拟方首选大黄，通腑泻热解毒，佐以理气化痰活血、清热解毒、和胃化湿之品，着力祛除瘀结之湿热痰浊。红豆杉提取物紫杉醇为当代研究证实有抗癌作用，故近年来周氏治疗肿瘤病人多用之，九香虫、独角蜣螂、肿节风、刺猬皮等均为周氏攻逐癌毒瘀结的常用之品。由于扶正与祛邪并施，双管齐下，故病情日见改善。

第七章　肝　癌

肝癌亦即原发性肝癌，是指起源于肝实质细胞或肝内胆管上皮细胞的癌肿，为我国常见的恶性肿瘤之一，其死亡率在消化系统恶性肿瘤中列第三位，仅次于胃癌和食管癌。我国是世界上肝癌主发地区之一，年发病率高于 10/10 万，每年约有 11 万人死于肝癌，占全球肝癌死亡数的 45%。肝癌任何年龄均可发病，但以 40~50 岁为最多，男女之比约为 2~5∶1。原发性肝癌的病因和发病机制尚未完全肯定，可能与病毒性肝炎、肝硬化、黄曲霉素、饮水污染等因素有关，通常是多种因素综合作用的结果。由于肝癌起病隐匿，发展快，确诊时多已属晚期，治疗效果较差，对人民的健康和生命危害极大。

肝癌早期多无明显症状，中、晚期以肝部肿块疼痛、脘痞腹胀、消瘦乏力、黄疸发热为主要表现，属中医学"癥瘕""积聚""黄疸""胁痛""臌胀"等的范畴。中医认为肝癌多因饮食内伤、情志失调致使肝脾受损，气机阻滞，瘀血内停，湿热火毒蕴结，日久渐积而成。肝癌的病位主在肝，与脾、胆密切相关，其病机复杂，统而言之为正虚于内，邪毒凝结。肝癌发病后，病情进展迅速，要全面掌握辨证要点，临证要注意辨虚实、辨危候。肝癌患者本虚标实极为明显，本虚表现为乏力倦怠，形体急骤消瘦，甚至面色萎黄，懒言等；而右上腹有坚硬肿物而拒按，甚至伴黄疸、腹水、水肿、脘腹胀满而闷等属标实的表现。病至晚期，可见昏迷、吐血、便血、胸腹水等危候。

中医治疗肝癌,通常作为手术、化疗、放疗或化疗栓塞治疗的辅助治疗手段配合应用,单独应用疗效欠佳。肝癌患者虚实错杂,急则治其标,当以祛邪为主,常用活血化瘀、消积散结、逐水破气等。一般患者则宜攻补兼施,扶正祛邪,常用健脾益气、养血柔肝、滋补阴液、活血化瘀、理气破气、逐水消肿等法。对于化疗、放疗后的肝癌患者,其治疗多以健脾理气、补养肝肾、活血化瘀、清热解毒、生津润燥、温补气血为法,此有减毒增效的作用。当然,在临证时应根据辨证结果的不同恰当灵活地选用上述治疗法则,并注意与其他治疗方法配合应用。

第一节 中医名家辨治经验

一、罗凌介辨治肝癌经验

罗凌介从事临床工作40余年,临床经验丰富,在原发性肝癌的治疗方面,他提出了"谨守病机,分期论治,辨证辨病合参","注重疾病传变,治肝重脾,防患于未然""柔肝实脾,顾护正气,顺其性而治之"等观点,现将其经验简要介绍如下。

(一)谨守病机,分期论治,辨证辨病合参

肝癌属中医"癥瘕""积聚"之范畴。肝癌的病因不外内外两个方面,外因即六淫之邪,根据海南的地域特点,尤以湿热之邪为主因;内因则以饮食、情志、正虚等为主,其中尤以情志与肝癌的关系密切,情志的过度变化和不良精神刺激可导致气机不畅,脏腑功能失调。朱丹溪在《格致余论》中说:"主闭藏者肾也,司疏泄者肝也。"人体脏腑功能的正常运作,均有赖于主疏泄功能的正常和调节。若肝失于疏泄,则会出现

第七章 肝　癌

复杂的病理变化，不但本经会出现病变，且易旁涉诸多脏腑，导致气机紊乱，肝气不舒，气机不畅，血行瘀滞，日久可见血瘀之征。肝气横逆犯脾，脾失健运，水湿内停，与瘀血抟结于腹，可见痰瘀互结之征。气滞、血瘀、痰浊、瘀毒胶结日久而变生积块，则成肝癌。

罗氏认为，中医应治人而非治瘤，若丢掉中医整体观念和辨证论治的优势，一味地追求肿瘤的缩小，便是舍己之长，就人之短。故在治疗肝癌的过程中，罗氏反复强调治疗应辨清局部与整体的关系，做到辨证辨病结合，融合八纲辨证、脏腑辨证、气血津液辨证的中医理论，谨慎处之。肝癌初期，邪盛正未衰，治疗原则以祛邪为主，积极选用手术、放疗、化疗、局部用药（包括以毒攻毒的中药）等手段，最大限度地消灭癌毒，同时注意顾护正气，缓解以上治疗手段对人体正气的损伤。手术、放疗、化疗之后，无论是邪去正复还是邪去正衰，都应考虑到癌毒虽然大势已去，但并非彻底被消灭，此时根据临床辨证可分别采用益气、养阴、清热、祛湿、化瘀等治则，并在处方用药的选择与配伍中必须考虑到"余毒未尽"的状况，以达清除体内剩余癌毒、减少复发转移之目的。肝癌中晚期，往往表现为正气不足、阴阳失调，治疗当以扶正气、调阴阳为主，适当佐以抗癌之品。总之，肝癌的治疗要谨守病机，分期论治，辨证辨病合参，做到宜补兼攻，综合调理，通过调节人体阴阳、气血、脏腑等的功能状态，使之达到整体水平的平衡与协调，从而使疾病向愈。

（二）注重疾病传变，治肝重脾，防患于未然

根据肝病最易传脾，久病多累及肾、胆和三焦的思想，罗氏提出对肝癌的治疗要注重疾病传变，治肝重脾，防患于未然。中医自古重视"治未病"的思想，《素问·四气调神大论》中说："是故圣人不治已病治未病，不治已乱治未乱，此

之谓也。"罗氏在治疗肝癌时尤其注重将此理论应用于临床，指出肝癌早中期，病即已成，则需防变；肝癌术后，正气已虚，应注重康复，防止复发，根据各阶段特点随证施治。《金匮要略》中说"见肝之病，知肝传脾，当先实脾"，肝癌患者患病日久，每多有情志不畅之症状，肝气不舒则脾失健运，脾之升清降浊功能失常，且肝癌放疗、化疗术中，抗癌药物每多在攻伐毒邪过程中耗损正气，患者多出现纳差、乏力、疲倦等症状，此时亦要以健脾益气扶正为主。故罗氏在治疗肝癌过程中，疏肝健脾贯穿始终。此外，肝体阴而用阳，主升主动，肝病易从火化，故常出现目红颧赤、手足痉挛、狂躁等热盛之象；肝胆互为表里，肝失疏泄，则胆汁排泄不利，出现黄疸；肝气不舒，三焦不利，水液代谢失常，故晚期肝癌常出现一身上下浮肿、腹大如鼓、小便不利等证候；而肝癌日久，入血耗血，肝藏血，血属阴，则毒邪必先伤其阴。先耗肝体，继损其肝，而肝肾同源，肝阴血亏每易致肾水匮乏，故肝癌晚期治疗上又多注重补益脾肾之气、肝肾之阴。

（三）柔肝实脾，顾护正气，顺其性而治之

"夫众病积聚，皆起于虚，虚生百病"。罗氏强调在肝癌治疗中，扶正健脾是为关键。《卫生宝鉴》中说："凡人脾胃虚弱……易致成积聚肿块。"脾胃虚弱不能弊肝精，而致肝体虚，肝郁乘脾，又每多出现脾虚之征，"实脾，则肝自愈"。故罗氏在扶正健脾的具体运用中，常以慢迁肝方为主方，常用药如白术、茯苓、山药、太子参、薏苡仁、白扁豆等。又重视"久病以寝食为要，不必汲汲论病"，故临证时往往加鸡内金、焦山楂、神曲等消导之剂，特别认为鸡内金是消癥积之要药，健脾胃之妙品。另外，肝为刚脏，"宜补肝，不宜伐肝"，"肝体阴而用阳，忌刚喜柔"，养肝则肝气平而血有所归，伐之则肝虚不能藏血，而致肝血虚、肝血瘀，故当顺其性而治之，故

第七章 肝　癌

罗氏治疗肝癌时，在健脾药中多加入阴柔平和的药物以滋养肝阴，遵《内经》"肝欲酸，急食酸以补之"的思想，临床常用乌梅、五味子、白芍、山茱萸等，同时配以甘润生津之品，如生地、太子参、女贞子、墨旱莲、沙参、枸杞子等。

至于兼证，多临证加减。气滞血瘀者，因肝癌患者多有出血倾向，多伍用赤芍、丹皮等凉血活血、化瘀止血的药物，使活血而不动血，鲜用水蛭、虻虫、地鳖虫等药性峻烈、破血逐瘀的虫类药，以防活血过于峻猛，反而导致出血；有出血倾向者，加仙鹤草、茜草、花蕊石等；湿热内蕴者，可适量加用清热解毒药，如白花蛇舌草、半枝莲、半边莲、土茯苓等；软坚散结药，可用瓦楞子、海浮石等；肝区痛剧者，加川楝子、枳壳、延胡索、广郁金等；恶心呕吐者，加陈皮、竹茹、半夏、生姜、旋覆花等；黄疸者，加茵陈、山栀、郁金等；腹水者，加茯苓皮、大腹皮、大腹子、车前子、泽泻、薏苡仁等；有骨转移者，加骨碎补、补骨脂、威灵仙等；肝昏迷者，可用安宫牛黄丸、紫雪丹等。

《素问·五常政大论》云："大毒治病，十去其六；常毒治病，十去其七；小毒治病，十去其八；无毒治病，十去其九；俗肉果菜，食养尽之，无使过之，伤其正也。"罗氏在中药的运用过程中，尤其注意中病即止，不可过用以防伤正，平时注意饮食调摄。因肝癌病人多有食欲减退、恶心、腹胀等消化不良的症状，故应进食易消化食物，如酸梅汤、鲜橘汁、果汁、姜糖水、面条汤、新鲜小米粥等，以助消化而止痛。进食切勿过凉、过热、过饱，早期应多使用含蛋白质丰富的食物，尤其是优质蛋白质，如瘦肉、蛋类、豆类、奶类等，以防止白蛋白减少。肝癌晚期，肝功能明显减退时，要控制蛋白质的摄入，以免过多进食蛋白质诱发肝性脑病。

此外，罗氏在治疗肝癌过程中，尤其注意嘱患者调畅情志，因调节情志也属于扶助正气的范畴。肝癌无论手术与否，根据肝的生理功能，肝癌患者性格多急躁易怒，平日易失眠多梦，这与肝性暴急，体阴用阳，多气火有余、阴血不足的生理特性相符。应顺肝之生理特性，用柔肝缓急之品以敛肝疏木，如白芍、乌梅、酸枣仁、诃子等。除药物治疗调整机体气血平衡外，适当辅助以心理治疗和精神疏导，鼓励病人疏解郁闷，释情开怀，树立战胜疾病的信心，消除对疾病的恐惧心理，对疾病的治疗是十分有益的。

〔杨永和，程亚伟，蔡媛媛．罗凌介治疗原发性肝癌经验．辽宁中医杂志，2010，37（11）：2108.〕

二、周宜强辨治肝癌经验

周宜强从事临床、教学和科研工作30余年，在中医药防治肿瘤尤其是肝癌方面积累有丰富的经验，他治疗肝癌，强调辨证用药审体质，解毒止痛明阴阳，重用虫类善搜剔，中西并用理相融。

（一）辨证用药审体质

肝癌的发生发展，是由于内外环境的变化，使人体系统发生紊乱，导致基因变异所致。治疗应遵循因人、因时、因地制宜，强调诊治疾病时重视人体体质的变化，针对气虚、血虚、阴虚、阳虚、热盛、寒凝、痰滞、血瘀等不同变化，确定适应性强的个体化治疗方案。过去医学界普遍存在"见瘤治瘤不顾人"的倾向，采用手术、化疗、放疗后生存期不足半年，只重视了实验室内针对肿瘤细胞的生物效应，而难以权衡化疗药物及手术、放疗等对人身整体的综合性生物效应。目前现代医学治疗肝癌的模式已从肿瘤的广泛切除转向组织及功能的保存，已从非特异性的细胞毒转向靶向性治疗，出现了多学科综合治疗、治疗方案个体化、保存功能、注意生活质量、重视姑

第七章 肝 癌

息及康复治疗等新的治疗观念。这些治疗观念，越来越多地考虑人体的体质、机体的适应性以及生物、心理、社会等诸多因素，符合中医整体观念和辨证论治的特点。周氏在治疗肝癌时，无论其症状是否明显，病情的轻重缓急，必察色按脉先审体质，选方用药时强调不能过用清热解毒、活血化瘀之品，以防更伤人体正气。

（二）解毒止痛明阴阳

实验研究已证实一些中药，如半边莲、白花蛇舌草、败酱草、蚤休、龙葵等，对肿瘤有一定的毒性作用，能起到抗癌作用。这些中药从其性味、归经及功效上讲，多系清热解毒类药物，于是如今中医在治疗肝癌时有使用清热解毒、活血化瘀、软坚散结的习惯，甚至是三类药物的简单堆砌。这主要是基于"癌乃毒、瘀、坚积"的认识，将着眼点局限于肿块，而忽视了患者的体质。然而，孰不知毒有寒、热、湿、瘀等阴阳之分，痛有气滞、血瘀、经络及脏腑失养等虚实之别，因此在选用解毒止痛药时，周氏强调辨明阴阳。阳热实证宜选用白花蛇舌草、半边莲、虎杖、茵陈、丹参、犀角（现用水牛角代替）、赤芍、玄参等药，阴寒虚证则宜选用蜈蚣、全蝎、麝香、苏合香、三棱、莪术等药。

（三）重用虫类善搜剔

周氏认为，肝癌虽由气滞、痰凝、血瘀发展而来，但它在病理性质上又与气、痰、瘀有一定的差别。因此，仅采用理气、消痰、化瘀的方法，其治疗效果不好，只有配用毒药才能消之。基于这一认识，周氏在辨证论治的基础上，酌加土鳖虫、水蛭、斑蝥、全蝎、蜈蚣等虫类药，以毒攻毒，每每收到意相不到的效果。周氏集 30 余年的临床经验，认为肝癌的基本病机主要为热毒、痰瘀、正虚所致，据此开发研制的清肝消癥解毒丹体现了"以毒攻毒"的学术思想。其方中以人参、白术、茯苓等顾护脾胃、扶助正气，土鳖虫、水蛭、蜈蚣等解毒消肿、活血止痛，白花蛇舌草、半枝莲等清热解毒，诸药合用，共奏解毒抗癌之功效。

（四）中西并用理相融

肝癌病人多邪实正虚，然而因病致虚者多，因虚致病者鲜。对早期肝癌，当务之急为祛邪，使邪去正即安。对中晚期肝癌，多属本虚标实，中医治疗当扶正祛邪，注重整体，重视体质，西医治疗采用手术、放疗、介入等局部治疗及生物免疫治疗。然祛邪之法，对于早期之小肝癌，或手术，或介入，或瘤内无水酒精注射等现代医学之法，皆可应用，不必拘泥于中西医之别。临床所见之肝癌病人大多已至中晚期，多有黄疸、腹水、发热、疼痛等症状，一方面病情重、体质差，另一方面多已出现转移，因此单一疗法往往不能取得预期效果，必须采用中西医结合等综合治疗，西医可选用介入、生物治疗等，中医当四诊合参，辨证论治。若热毒盛，重用清热解毒，药用白花蛇舌草、重楼（七叶一枝花）、半枝莲、金银花、半边莲、败酱草、蒲公英等；若积块硬，重用软坚散结，药用鳖甲、八月札、夏枯草、生牡蛎、穿山甲、浙贝母等；若瘀血明显，重用活血化瘀，药用丹参、三棱、莪术、虎杖、石见穿、平地木、三七、郁金等；若腹水明显，加利水渗湿之品，药用车前子、茯苓皮、生姜皮、泽兰等；若脾虚痰盛，加健脾化痰理气之类，药用太子参、白术、茯苓、陈皮、半夏等；若肝肾阴虚，采用滋补肝肾，药用当归、白芍、沙参、麦冬、枸杞子、鳖甲、生地、山茱萸等。

［蔡小平．周宜强治疗原发性肝癌经验．中医杂志，2003，44（5）：339.］

第七章 肝 癌

三、于尔辛辨治肝癌经验

于尔辛治疗肝癌的学术思想源于仲景《伤寒论》和李东垣《脾胃论》,核心是从脾胃论治肝癌,以健脾理气法为治肝癌的基本大法。于氏根据肝癌的临床表现,认为肝癌早期常见轻微的脾虚、气滞,中期多见虚实夹杂,脾虚而见有气滞、湿阻、湿热之类,后期亦以虚证多见。遵循罗天益所言"大积大聚,衰其大半而止。满实中有积气,大毒之剂尚不可过,况虚中有实者乎"之论述,在治疗肝癌的临床中,80%~90%以健脾为主,兼以理气、消导或清湿热,或予燥湿,以加味四君子汤(人参、白术、茯苓、甘草、黄芪、八月札、枸杞子、神曲、麦芽、生山楂)为基本方,结合临床辨证遣方用药,常可改善临床症状,远期疗效也较好。

(一)肝癌腹水忌用峻泻之剂

于氏治肝癌腹水,主张忌用峻泻之剂,如舟车丸等。认为肝癌腹水系虚损大病所致,峻泻虽取快一时,但腹水迅即生长,愈泻益甚,反致体质日亏,形瘦骨立,腹大如鼓。峻泻则使虚更虚,仿罗天益治腹水法,以健脾益胃、渗泄水湿为主,用加味四君子,参以理气渗湿之木香、大腹皮、车前子、乌药等,使脾运得健,气道通畅,水湿渐消。强调治肝癌腹水用渗湿之药时,必予理气,未见不予理气而得效者。若腹水严重,单用中药效果不佳者,可予西药利尿剂以治其标,缓解腹中之胀急之症。若中西药均乏效者,则应考虑属以下情况:一曰门静脉、肝静脉或下腔静脉癌栓,水液循环之途既窒,自是积液愈甚,而药物失灵之也,如患者情况尚好,可施以手术;二曰癌性腹水,其水液之生成,非由循环失道,而是由癌肿之不断渗出,癌块未除,水液之生成不已,当于腹腔内用药,以抑制之;三曰肝癌破裂而成血性腹水,或施以急诊手术,或静待其破裂愈合，破裂愈合后，血腹水未消者，再用生理盐水冲洗腹腔。

(二) 肝癌黄疸不宜作肝胆湿热辨

黄疸一证，习以肝胆湿热辨之，于氏则指出仲景之论疸，如谷疸、酒疸、女劳疸等，无一与肝胆两经相关，在《伤寒论》中更明言阳明发黄之证，说明黄疸不必在肝胆，脾胃病亦可致黄疸。尤在经说"谷疸为阳明湿热瘀郁之证"，与仲景所谓"瘀热在里"正相吻合。肝癌黄疸正是由阳明瘀郁所致，自当以消阳明之瘀热为治，选用茵陈、栀子、大黄、平地木、田基黄、溪黄草等。仲景说"诸病黄家，但当利小便"，必佐以茯苓皮、车前子或西瓜翠衣、冬瓜皮等。又因黄疸起于阳明之郁，常加神曲、山楂、谷芽、麦芽、鸡内金等消导药。如大便通利者，大黄不必常用。大便轻度不利者，可与半枝莲轻泻。若系阻塞性黄疸，症见大便由黄转淡而发白，周身发痒，仅服中药疗效欠佳，必须中西医结合治疗，或以手术，使胆汁下流有径；或予放疗，使癌肿缩小而胆管通畅；或施以外引流术，使胆汁外流，黄疸可退。

(三) 肝癌肿块疼痛必从脾胃论治

肝区肿块、疼痛为肝癌的常见症状，世俗常以血瘀辨治肿块疼痛，于氏认为肝癌疼痛应遵东垣之论而归于脾虚证。《脾胃论》中说："脾病，当脐有动气，按之牢若痛，动气筑筑然，坚牢如有积而硬，若似痛也，甚则亦大痛，有是，则脾胃虚也。"其中，按之牢若痛，甚则亦大痛，坚牢如有积而硬，种种，东垣均指为"脾病"，明确指出为"脾虚病也"。证之临床，肝癌之症状也多为脾胃症状，按脾胃论治常收佳效。其轻度、中度疼痛服中药缓解者可达91.9%，而不必依赖于杜冷丁、吗啡等麻醉止痛剂。

第七章 肝 癌

(四) 肝癌发热责之脾胃

发热为肝癌常见症状,所谓癌性发热。《内经》云:"有所劳倦,形气衰少,谷气盛,上焦不行,下脘不通,胃气热,热气熏胸中,故内热。"于氏以《内经》此论作为指导肝癌发热辨证施治的大纲,治疗上从脾胃论治肝癌发热。常以两方为主,一为仲景白虎汤,以生石膏为主,治阳明胃经之热,凡肝癌有大热,或肝区大热,有大汗者,均可以白虎汤治之;一为东垣补中益气汤,治阳明虚弱,中气不足之虚热。若用白虎汤不效者,可中西药并治,仿张锡纯阿司匹林石膏法,予消炎痛辈,以生石膏汤和服,亦能收热退、汗止之效。或口服紫雪散,对癌热亦常有效。不同部位之癌肿所至的癌热,其治法不同,肝癌常以白虎汤法,恶心淋巴瘤常以当归六黄汤法,手术后之发热也以当归六黄汤,肺癌发热常予生石膏、寒水石辈。针对众多的癌肿发热,亦可用张耀卿先生之方,以豆豉、清水豆卷治癌热,如有恶寒者,加苏叶,倍豆豉、清水豆卷之用量;如多汗,可加生石膏、寒水石;如热较高者,加银柴胡、青蒿、葛根。

(五) 肝癌不作血瘀辨治

肝癌每从肝炎、肝硬化演变而来,临床体征大多见肝掌、血管痣、腹壁静脉曲张、毛细血管扩张等,加之腹部之肿块,归属于中医血瘀证无疑。于氏认为此说大谬,中医论治肿块,非只瘀血一途,从肝癌形成的病机和临床表现来看,应遵东垣之论述而归于脾虚证,治疗以健脾理气消导为主。若滥用活血攻伐药物,不仅癌肿不见缩小,而且有时可引起消化道出血、肝破裂等并发症。

肝癌若辨证属实痛血瘀者,也可用活血化瘀法,选仲景人参鳖甲煎丸或大黄䗪虫丸。适应症为:1. 甲胎蛋白升高而影像诊断中未见癌块;2. 肝硬化结节疑其将逐渐癌变;3. 手术后癌肿未清；4. 其他治疗后，肝癌已消失时，如有血瘀证，当可用之。如癌肿已明显，则已非"未集"，而系大集，即使血瘀证明显，亦当以别法治之。

〔奚健．于尔辛教授诊治肝癌经验浅介．中医文献杂志，1996，（4）：30.〕

四、彭胜权辨治肝癌经验

彭胜权从事临床工作数十年，擅长治疗肝病、胃肠疾病和疑难杂症，他对原发性肝癌的辨证治疗有其独到的认识，析病因首重湿浊热毒，立治法以清热解毒祛湿为本，强调治养结合，综合治疗，疗效显著。

（一）析病因首重湿浊热毒

原发性肝癌是一种发病急、病情重、预后差的恶性肿瘤，临床上以右肋肿硬疼痛，消瘦，食欲不振，乏力，或有黄疸或昏迷等为主要表现，属中医学"癥瘕""积聚""臌胀""黄疸"等的范畴。本病之成因甚多，历代医家均有论述。脏腑气血虚亏，脾虚湿聚，痰凝血瘀；六淫邪毒入侵，邪凝毒结；七情内伤，情志抑郁等，均可使气、血、湿、热、瘀、毒互结而导致本病的发生。彭氏认为，肝癌的发病因素虽有诸多方面，但其最主要的病因是湿浊、热毒所致。岭南地区地势低卑，滨海傍水，受海洋暖湿气流的影响，雨量充沛，雨季持续时间亦长，河流水网发达，湿气蒸腾，人在其间，吸入为病，所以极易发生湿邪致病。加之岭南地区夏季日数长，内湿自生，内外合邪，则湿浊尤甚。湿邪郁久化热化火，火郁成毒，邪毒结聚，阻塞经络，日久而成癌瘤。又或素体正气亏虚，阴阳气血不足，脏腑功能失调，复感湿热邪毒，深伏体内，留着不去，久则易引起气机逆乱，化癌生变。

第七章 肝 癌

（二）立治法以清热解毒祛湿为本

尽管原发性肝癌病势凶险，目前缺乏特效治疗方法，但及早进行中西医结合治疗对提高疗效，改善患者生存质量和预后仍然具有十分积极的意义。针对本病的病机特点，彭氏在治法上主要以清热解毒祛湿为原则，集中药力以清热解毒，祛除湿浊之邪。其基本方为陈皮、法半夏、茯苓、甘草、竹茹、枳壳、白花蛇舌草、猫爪草、石上柏、山慈姑、八月札。在此基础上，随症加减，以增强疗效。其中温胆汤原本主治胆胃不和，痰热内扰而致虚烦不眠，或呕吐呃逆，以及惊悸不宁、癫痫等证，但彭氏师古不泥，古方新用。彭氏谓水湿痰饮同源而异流，故用温胆汤以祛湿化痰清热，邪去正安；《内经》中有"坚者消之，客者除之"，"结者散之，留者攻之"之说，故以猫爪草、山慈姑以软坚散结，缩小癌肿，又加白花蛇舌草、石上柏、八月札以加强清热解毒抗癌之功，控制病情发展。诸药合用，共奏清热解毒、祛湿化浊、软坚散结之功效。若疲倦乏力，气短，纳呆等脾气虚弱者，加黄芪、太子参、五爪龙、白术、西洋参等；眩晕乏力，盗汗遗精，口干咽燥，舌红少津，脉细数等阴血不足者，可选用沙参、麦冬、玉竹、枸杞子、干地黄、女贞子、鳖甲等；脘腹胀满，或忧郁寡欢，嗳气或矢气则稍舒，脉弦等气滞者，加郁金、香附、佛手、合欢花；疼痛较明显，痛有定处，按之有块，或如针刺，舌紫暗或有瘀斑，脉迟涩等血瘀者，选用桃仁、泽兰、赤芍、丹参、大黄、炮山甲等；大量腹水者，加大黄、牵牛子、车前草等利水消肿；黄疸明显者，加茵陈蒿汤、金钱草等利胆退黄。以上方法用于原发性肝癌者多有良效，统计经彭氏治疗之晚期肝癌绝大部分患者生存期在6个月以上，且生存质量明显提高。

（三）治养结合，综合治疗

彭氏认为原发性肝癌调养尤其不能忽略。首先是要配合饮食调养，宜食用富于营养易消化的软食，忌食生冷油腻及硬性食物，忌用损害肝肾功能及对胃肠道有刺激性的食物和药物。如土茯苓煲穿山甲，有清热解毒、养血活血祛瘀的作用；雪耳炖冰糖，有养阴清肺、生津止渴的作用；生粉葛煲猪瘦肉，有滋阴养血、生津除烦的作用，均可选用。其次是合理休息，起居上要避免过分劳累，在病情许可的情况下也可坚持气功锻炼，以促使气血调和，阴阳平衡，促进新陈代谢。最后，尤其要加强心理调摄，在做好患者思想工作的前提下，可以采取分开性治疗，这样既可以减少患者不必要的猜疑，还有助于患者积极配合治疗。诚如《内经》所说："告之以其败，语之以其善，导之以其便，开之以其所苦。"另外，彭氏常喜以广州中医药大学第一附属医院自制之双柏散水蜜外敷，其以大黄、侧柏叶、泽兰等杵末为散，具有清热解毒、消肿止痛作用，对于癌肿明显、疼痛剧烈者，有较好疗效。

〔丁辉，张琰．彭胜权教授治疗原发性肝癌的临床经验．陕西中医，2005，26（9）：943.〕

五、李佩文辨治肝癌经验

李佩文辨证治疗肝癌，病机重视肝郁血瘀、肝脾肾三脏同病，证分肝郁脾虚型、气滞血瘀型、肝胆湿热型以及肝肾阴虚型四型进行辨证用药，同时注意病证兼顾，首重养血，不忘癌痛的预防，研制有痛块灵口服液，现将其经验简要介绍如下。

（一）病机重视肝郁血瘀，肝脾肾三脏同病

李氏认为，肝癌的发生首先责之于肝气郁结。肝气调达，气机通畅，五脏乃和，六腑则安。若外感六淫或七情内伤，肝气郁结，疏泄无权，造成气滞血瘀，邪毒结聚成块，日久成积。脾为后天之本，脾气健运需要肝气调达，肝郁化火，木旺乘土，横犯脾胃，必致脾虚，肝肾同源，肝肾之阴相互资生，

第七章 肝 癌

肝血不足，肝阳妄动，下劫肾阴，导致肾亏。始于肝气郁结，终于脾虚、肝肾阴虚。故肝癌虽责之于肝，但通常肝脾肾三脏同病。而肝郁血瘀为肝癌发病的主导因素，贯穿于肝癌病证的始终。

（二）证分四型，辨证用药

1. 肝郁脾虚型　初期多为肝郁脾虚，症见抑郁不欢，胁肋胀痛，或可触及肿块，善太息，纳呆便溏，神疲少气等，舌质红，苔白，脉弦。方以逍遥散、柴胡疏肝散、四君子汤加减，药用柴胡、枳壳、郁金、川楝子、当归、白芍、白术、茯苓、川芎、莱菔子、黄芪等。

2. 气滞血瘀型　随着疾病的发展，出现气滞血瘀，症见急躁易怒，胁部胀痛，胁下可有积块，形体消瘦，肌肤甲错，舌紫暗，脉涩。多用化肝煎、膈下逐瘀汤加减，药用赤芍、当归、青皮、陈皮、川楝子、三棱、莪术、丹参、水红花子、延胡索、乌药等。

3. 肝胆湿热型　症见身黄、目黄、小便黄，腹部膨胀，周身困重，大便黏滞不爽，舌质红，苔黄腻，脉滑。多用茵陈蒿汤、五苓散、龙胆泻肝汤加减，药用茵陈、栀子、大黄、金钱草、茯苓、猪苓、大腹皮、陈皮、桑白皮、生薏苡仁、泽泻、生地、车前草等。

4. 肝肾阴虚型　症见低热、潮热，颧红，消瘦，乏力，腰酸腿软，小便短少等，舌质红，少苔，脉细数。方以知柏地黄丸、一贯煎加减，药用生地、牛膝、知母、茯苓、泽泻、丹皮、地骨皮、山药、山茱萸、沙参、石斛、秦艽等。

李氏认为，肝癌中以上四型并不是一成不变的，各证型之间也不是孤立的，而是相互关联和相互转换的。同一个患者，在整个病程中以上各型都可能出现，甚至同时见到数种，而以其中的一种证型为主，治疗中不可拘泥于某一种证型分类，需要四型互参。

(三) 病证兼顾，首重养血

肝为刚脏，藏血，主疏泄，体阴而用阳。从病理变化看，肝阳易亢，肝风易动。故李氏一再强调要充分认识肝体应柔，肝病一定注意养血，遣方用药不忘加入白芍、当归、枸杞子等养血、柔肝、缓肝之品。另一方面，李氏非常重视在中医辨证的同时，佐以"辨病"用药，病证同治。药方中多加入清热解毒、活血化瘀、软坚散结之品，直接针对"积"的治疗，如鳖甲、夏枯草、牡蛎、海藻、白花蛇舌草、水红花子、八月札等。

同时李氏还强调，肝癌患者一方面抗癌治疗需要活血化瘀，另一方面要注意肝癌患者同时有凝血机制的异常，非常容易合并出血的发生，而巨块型肝癌肿物有自发破裂出血的可能，需要慎用活血药，以防造成大出血危及患者生命。有出血倾向的患者可以加入仙鹤草、蒲黄等止血活血药，预防出血，止血不留瘀，尤其是仙鹤草，还有补虚作用。

李氏还重视兼症用药，如口苦加用茵陈、黄连、泽泻，尿少加用茯苓、猪苓、薏苡仁，腹胀加用大腹皮、佛手、木香、枳壳，腹水加用茯苓、车前子、龙葵、椒目，呕吐加用半夏、竹茹、代赭石，黑便加用仙鹤草、白及、棕榈炭、地榆，胁痛加用徐长卿、延胡索、乌药、白屈菜，发热加用地骨皮、青蒿、丹皮、秦艽、鳖甲等。

在肝癌的治疗中，李氏非常重视水红花子、八月札、凌霄花、鳖甲、绿萼梅这几味药的应用。水红花子性寒，味咸，具有散血消癥、消积止痛之功，善治痞块积聚，应用于肝癌的治疗中既有软坚破积之功，又少见出血之弊端，且性寒，尤宜于伴随热象的肝癌治疗，但对血分无瘀滞及脾胃虚寒者，则不宜使用；八月札性甘，味寒，无毒，入血分，功能疏肝理气，活

第七章 肝 癌

血止痛，除烦利尿，利于肝部癌瘤的消除；凌霄花性微寒，味辛，为活血化瘀之药，原用于妇女经闭、痛经，有凉血祛风之效，善治瘀血癥瘕积聚；鳖甲性寒，味甘、咸，有软坚散结、退热除蒸之功效，《神农本草经》称其"主心腹癥瘕坚积，去痞息肉"，李氏将其用在肝癌的治疗中，取其软坚散结之功，利于肿瘤的消散；绿萼梅性平，味微酸、涩，功能疏肝解郁、化痰和中，李氏在治疗肝癌属肝郁气滞时，经常使用这味药，可减轻肝郁气滞之胁肋胀痛、脘腹痞满、嗳气纳呆诸症状，它性平不燥，病证属寒属热均可使用，又没有一般理气药的苦燥伤阴之弊。

（四）癌痛的预防

李氏在临床中发现，长期服用中药的患者，疼痛的发生比例明显下降。为此，曾对300例肝癌患者进行回顾及前瞻性研究，证实中药在一定程度上能预防晚期肝癌患者癌性疼痛的发生，并减少中度和重度镇痛药的应用。

李氏通过长期的临床实践，研制了痛块灵口服液，此药是根据古方越鞠丸和芍药甘草汤加味而成，由香附、川芎、苍术、神曲、栀子、党参、茯苓、菊花、玫瑰花、甘草、白芍、白花蛇舌草等组成。方中重用香附、菊花、玫瑰花疏肝解郁，畅达情志；党参、茯苓、甘草益气健脾，培补后天之本；白芍酸苦，甘草味甘，二者配伍使用，既缓急止痛，又有补气养阴、养血柔肝之功；川芎走而不守，活血祛瘀；苍术、神曲燥湿和胃，栀子、白花蛇舌草清热解毒。诸药合用，共奏疏肝解郁、益气健脾、养血柔肝、通络止痛之效。在疼痛发生之前或疼痛发生之初及时使用，可延缓甚至杜绝癌痛的发生和进一步加重，且经动物实验证实该方具有提高小鼠的痛阈值的效用，并随着用药时间的延长其镇痛效应更加明显。

［李园．李佩文治疗原发性肝癌经验．中医杂志，2009，

50(7):594.]

六、邵铭辨治肝癌经验

邵铭潜心于肝胆病的研究,善于运用中西医结合的方法治疗原发性肝癌,其见解独到,疗效较好,临床强调未病先防,既病防变放首位,健脾益气扶正贯穿始终,活血化瘀药慎用,抗"毒"药物量宜轻,同时重视调畅情志,顺应肝之生理,用药方小力专,配伍精当。

(一)未病先防,既病防变放首位

邵氏认为,当把肝癌防治的重点放在"防"上,以减少肝癌的发病率,提高肝癌的治愈率,延长肝癌患者的生存时间,即"未病先防"。该思想发端于《黄帝内经》,书中指出:"是故圣人不治已病治未病,不治已乱治未乱,此之谓也。"我们应当注重"治未病"的医学思想,切不可一味地"治已病"。

在我国,乙型肝炎病毒感染是引发肝癌的主要病因,而肝癌发病多合并有肝硬化。临床上肝癌多由肝炎、肝炎后肝硬化或者其他肝硬化发展而来,对于这类病人邵氏强调:1. 定期行影像学如 B 超及肝脏肿瘤标志物检测,以达到早发现、早诊断的目的;2. 多与病人沟通,嘱其放下思想包袱,保持心情舒畅,肝主疏泄,畅情志,情志不舒为肝癌的诱因之一,可予疏肝而不伤阴的药物调理气机,如百合、绿萼梅、佛手、麦芽等;3. 一般认为,肿瘤多是在正虚的基础上,多种致病因素相互作用的结果,脾胃为后天之本,脾虚则生化乏源,平时用药当顾护脾胃,辨证运用健脾益气之品,如太子参、茯苓、炒白术、山药等;4. "瘀毒"是肝癌的重要病机之一,对于肿瘤指标偏高,但无肝癌确诊依据,或者结节性肝硬化患者,可适当予薏苡仁、半枝莲、白花蛇舌草等具有针对性抗"毒"

第七章 肝 癌

作用的药物,同时再佐以健脾药物,达到扶助正气,清除毒邪,使其不能发展为"癌毒"而致病。

(二) 健脾益气扶正贯穿始终

肝癌的发生其主要病机为正气不足,正如《医宗必读·积聚》中所说:"积之成也,正气不足,而后邪气踞之。"病位在肝,肝病则木郁,木郁则横逆脾土,致脾胃虚弱。临床广泛使用的手术、化疗、放疗、介入等治疗手段更是无一不损及脾胃,耗伤正气。邵氏认为脾胃虚弱贯穿肝癌发病的始终,临床表现为乏力、纳差、胃脘腹胀、便溏、舌淡苔白、脉缓弱等。脾胃为后天之本,脾胃健旺则癌毒易除,脾胃衰败,正气匮乏,则黄疸、腹水等变症丛生。正如《内经》中所言:"有胃气则生,无胃气则死。"因此,在临床多酌情配伍太子参、白术、茯苓、山药、薏苡仁、鸡内金、谷芽、麦芽、枳壳、麦冬、石斛等益气健脾,理气和胃之品。

(三) 活血化瘀药慎用,抗"毒"药物量宜轻

肝气郁滞则血瘀,日久不愈,形成肿块,是肝癌的发病病机之一。因此,活血逐瘀法亦是邵氏治疗肝癌的主要方法之一,临床多选用丹参、川芎、鸡血藤、地龙在、三七粉等活血而不破血之品,以化瘀抗癌。但是活血逐瘀药应慎用,如三棱、水蛭、穿山甲、土鳖虫等,特别是中晚期肝癌,防止出血,故当慎用,出血患者可适当使用茜草、白及、地榆炭等。抗肿瘤药物,如半枝莲、白花蛇舌草、半边莲等,性多寒凉,易伤及阳气,损及脾胃,邵氏一般用2~3味,且鲜有达30g者,细水长流,力缓不伤正。

(四) 调畅情志,顺应肝之生理

邵氏在治疗肝癌过程中,非常注重与病人沟通,尤其注意嘱患者调畅情志。肝为刚脏,主藏血,主疏泄,喜条达,恶抑

郁。肝癌患者多性格暴躁，或郁郁寡欢，常伴有失眠多梦，这与肝性暴急、体阴用阳、多气多火、阴血不足的生理特性相一致，应顺肝之生理特性，用柔肝缓急之品以舒肝气，柔肝体，养肝阴，如川百合、绿梅花、玫瑰花、乌梅、白芍、瓜蒌皮、酸枣仁、诃子肉等。在药物治疗的同时，适当辅助以心理疏导，鼓励患者培养兴趣爱好，疏解郁闷，释情开怀，转移注意力，消除患者对疾病的恐惧心理，保持良好心态，这对疾病的治疗及预后是十分有益的。

（五）方小力宏，配伍精当

邵氏处方药味不多且药性平和，少见服用后胃肠不适者。临床遣药制方，谨遵法度，"方从法出"，配伍精当，少则4～5味，多则16味左右，方小力宏。邵氏辨证用药，把握"扶正为主"，"辅助驱邪"的原则，处方中"以毒攻毒"的峻猛药物不宜多用。肿瘤患者多需长期服药，早期整体调理与手术、介入等局部治疗配合，晚期则扶正为主，改善症状，提高患者生存质量，可以带瘤生存。

〔庄陈英．邵铭治疗原发性肝癌经验．四川中医，2011，29（10）：15.〕

第二节　经典验案点评分析

一、李真喜治疗肝癌案

导读：本例患者中医辨为脾虚肝郁瘀滞，以消癥、扶正、解毒为法治之，疗效满意。辨证准确，组方合理，坚持服药，以消癥、扶正、解毒三法于一体治疗肝癌，可获得较好疗效。

案体：朱某，男，48岁。患者1987年6月起肝区疼痛，食欲减退，同年10月在广东省人民医院经CT检查显示肝右叶

第七章 肝 癌

巨块型肝癌，肿物直径13.08×8.69cm，同期B超检查显示肝右叶有一13.0×9.0cm的实性光团，查AFP＞400μg/L。同年10月6日患者坐轮椅来诊，查体被动体位，呼吸稍促，无黄疸，锁骨上淋巴结未扪及，心肺听诊正常，腹部稍膨隆，右季肋下可触及5.7cm大小的肿物，质地硬，表面欠光滑，脾在肋下仅触及，腹部有移动性浊音，诊断为原发性肝癌。据其症见肝区痛，上腹胀，纳少，乏力，眠差，腹水，大便干结，尿短黄，舌质淡，脉弦细，中医辨为脾虚肝郁瘀滞之证，以消癥、扶正、解毒为治法。处方：柴胡20g，莪术15g，白术15g，大黄9g，鳖甲（先煎）30g，穿山甲（先煎）30g，鸡内金15g，水蛭6g，半边莲30g，枳实12g，黄芪20g，生晒参9g，干姜6g，黄芩15g，白花蛇舌草50g。服上药60余剂，腹胀、肝区疼痛明显减轻，腹水消退。1988年6月复查B超显示肝脏肿物比前缩小，右肝实性光团5.5×3.3cm，AFP＜25μg/L。此后宗方略有加减，一直用中药治疗2年，1990年1月复查B超肝内未见占位性病变。随访8年肝脏肿物无复发，已恢复正常劳动。

〔李真喜，王蝶蝶．中医治愈晚期肝癌1例报告．甘肃中医，1995，8（5）：12．〕

评析：此例患者临床确诊为肝癌晚期，中医辨证准确，组方合理，患者能坚持服药，故有奇迹出现。肝癌之成，正气内虚，且因肝之积聚而损肝之用，脾运失常，则腹胀、腹水诸症可见。方中以柴胡、枳实、鳖甲疏肝除满，穿山甲、大黄、水蛭、莪术消癥散结，干姜合黄芩辛开苦降，宣通中焦积滞，有助癥积消散，黄芪、白术、生晒参、鸡内金益气健脾，"扶中央以运四旁"，白花蛇舌草、半边莲利水解毒抗癌。全方集消癥、扶正、解毒三法于一体，坚持应用，肝内癌灶渐磨消而病愈。

二、罗凌介治疗肝癌案

导读：治疗肝癌应做到"谨守病机，辨证辨病合参"，在用药上则宜坚持"疏泄不可太过，补脾不可太壅，祛湿不可太燥，清热不可太寒，祛瘀不可太破，养阴不可太腻"之原则。

案体：吴某，男，58岁，2009年7月30日初诊。患者既往有慢性乙型肝炎病史5年，有结肠息肉病史2年。4个月前无明显诱因出现右胁隐痛、乏力、腹痛腹泻，经检查诊断为"原发性肝癌"，行保守治疗，但症状每因劳累或情绪不佳时复加重。2009年7月15日腹部CT检查显示肝右叶巨块性肝癌，并多发子灶形成，门脉右支癌栓形成，肝硬化、门静脉高压、脾大，AFP2911.71ng/ml，CEA291.2U/ml，肝功能检查ALT86U，AST159U，凝血四项检查PT18.7秒，TT23.1秒。初诊时患者右胁部隐痛，伴腹胀，乏力，时有恶心欲吐，纳眠欠佳，小便黄，大便稀黄，每日3~4次，查体浅表淋巴结无肿大，无蜘蛛痣、肝掌及出血点，腹部平软，肝右肋下2cm可触及、质较硬、压痛，脾左肋下3cm可触及、质软边钝、无压痛，肝区叩击痛阳性，腹部无移动性浊音，舌质暗红，苔薄黄，脉弦。西医诊断为原发性肝癌并门脉癌栓，中医诊断为肝郁脾虚（肝癌），治以健脾祛湿，疏肝理气。处方：党参30g，薏苡仁30g，白术15g，茯苓15g，怀山药15g，川厚朴15g，防风15g，白芍15g，柴胡10g，木香10g，砂仁（后下）10g，枳壳10g，甘草5g，陈皮5g。取5剂，每日1剂，水煎服。二诊时首诊症状较前稍减，时有乏力，纳眠一般，小便黄，近日每日解大便2次，便稀黄，中药以升阳益气、健脾祛湿、活血祛瘀为主，改为下方。处方：黄芪20g，茯苓20g，党参15g，白术15g，法半夏15g，泽泻15g，白花蛇舌草15g，

第七章 肝癌

陈皮10g，炙甘草10g，三棱10g，莪术10g，当归10g，半边莲10g，藿香10g，薏苡仁30g，升麻5g，柴胡5g。取5剂，每日1剂，水煎服。三诊时患者症状较前好转，守方再服10剂。2009年8月20日再诊时患者精神明显好转，偶感右胁部疼痛，偶觉腹胀，少许乏力，纳眠一般，小便正常，近日大便每日1次，质稀色黄，复查AFP900.18ng/ml，AST51U，PT17.8秒，TT22.6秒，中药以疏肝健脾为主。处方：党参30g，黄芪30g，柴胡10g，枳壳10g，茯苓15g，白术15g，沙参15g，白花蛇舌草15g，枸杞子15g，当归15g，麦冬15g，甘草5g。2009年9月2日复诊，患者诸症状基本消失，复查AFP301.1ng/ml，肝功能正常。

〔杨永和，程亚伟，蔡媛媛. 罗凌介治疗原发性肝癌经验. 辽宁中医杂志，2010，37（11）：2108.〕

评析：肝癌日久，肝气横逆犯脾，脾失健运，水湿内停，导致脾之升清降浊功能失常，故患者出现右胁隐痛、乏力、腹泻等以脾虚不运为主的症状，治疗以健脾为主，疏肝为辅，方选参苓白术散加减。方中党参、白术、茯苓、薏苡仁、怀山药健脾祛湿；防风、白芍、白术、陈皮合用有痛泻要方之意；白术苦甘而温，补脾燥湿以治土虚；白芍酸寒，柔肝缓急止痛，与白术相配，于土中泻木；陈皮辛苦而温，理气燥湿，醒脾和胃，配伍防风，具升散之性，与术、芍相伍，辛能散肝郁，香能舒脾气，且有燥湿以助止泻之功；川厚朴、木香、砂仁芳香行气，使气行则水行。二诊时患者腹泻症状较前好转，但乏力症状仍存，考虑气虚甚无以行水，故以补中益气汤为主方，并加入清热利湿、活血化瘀之药。患者服后症状明显好转，故守方继续服用，至患者症状基本消失，则在前方基础上去清热利湿及活血化瘀之药物，适当加入养阴之药，以防阴液耗失。本例患者的治疗，体现了罗氏在治疗肝癌过程中始终"谨守病机,辨证辨病合参"的原则,以及在用药上坚持的"疏泄不可太过,补脾不可太壅,祛湿不可太燥,清热不可太寒,祛瘀不可太破,养阴不可太腻"等原则。

三、林盛毅治疗肝癌案

导读:"养正则积消""结者散之,留者攻之"。肝癌患者以虚实夹杂为病理机制,且每有肝郁脾虚的情况存在,以扶正祛邪为治则,采取健脾疏肝,扶正散结之法治之,可获良效。

案体:姚某,男,61岁。患者1997年8月27日在某市医院行肝右叶肝癌根除术,术后病理诊断为肝细胞肝癌,行化疗进一步治疗。1998年7月8日腹部CT检查提示肝右叶后段2个低密度灶,约$12\times12cm$及$10\times20cm$,为肝癌术后复发。遂于1998年8月14日、11月8日先后两次在某医院行介入治疗,其间转移病灶虽曾一度缩小,然不久又见复发,且因患者难以忍受化疗之毒副反应,故当医生第3次要求其行介入化疗时,遭患者拒绝,并于1999年2月22日始到我院服中药治疗。就诊时患者胁下疼痛,胀闷不适,面色萎黄,胸腹胀满,食后更甚,情绪低落,胃纳不佳,时有恶心,大便溏薄,舌质暗红,苔薄白腻,脉弦细,1999年2月1日在某医院查B超肝右后叶可见$18\times18cm$低回声区,边界欠清,考虑为肝右后叶肝癌。根据症状和舌脉之表现,辨其证为脾胃亏虚,肝气郁结,治拟健脾疏肝,扶正散结,药用柴胡、郁金、党参、黄芪、茯苓、白术、白芍、夏枯草、陈皮、八月札、金铃子、山慈姑、莪术、三棱、桃仁、红花等,并注意随证加减。经过治疗,诸症状渐趋好转并稳定,1999年10月11日查B超提示肝硬化、脾大,1999年12月27日查B超提示肝硬化,2000年3月6日查B超提示肝未见占位性病变。CT检查1999年5月20日提示肝右后叶肝癌术后改变,病灶与前比较大小相仿;

第七章 肝 癌

2000年3月10日CT检查提示对照1999年5月20日片未见明显病灶复发等异常变化，实验室检查AFP治疗前后均在正常范围，CEA由治疗前1999年3月3日的74μg/L降至1999年12月27日的29μg/L。

〔林盛毅．中医药治疗中晚期肝癌的体会．辽宁中医杂志，2001，28（7）：425.〕

评析：肝癌因其病情复杂，虚实互见，来势急剧，变化多端而成为难治重症，通常疗效不佳，生存期短，生活质量差。中晚期肝癌多正气亏损，体质虚弱，甚至出现恶病质状态，且得此病者多情绪低落。前人有"养正则积消"，"结者散之，留者攻之"之论，林氏以健脾疏肝、扶正散结之法治疗中晚期肝癌。所用方中柴胡合郁金疏肝解郁，党参、黄芪益气扶正，茯苓、白术、白芍健脾和胃，陈皮、八月札、金铃子理气散结止痛，夏枯草、山慈姑化痰软坚，莪术、三棱、桃仁、红花活血散瘀。诸药合用，攻补兼施，扶正祛邪，并注意随证加减，取得了较好的疗效。

四、邵金阶治疗肝癌案

导读：治疗肝癌应扶正与祛邪兼施，若能坚持应用，可使病情稳定，带瘤生存，提高生存质量。本例患者以扶正固本，活血化瘀，消积软坚，解毒抗癌为治法，取得了较好疗效。

案体：朱某，男，34岁，1996年2月1日初诊。患者1995年11月底始觉右胁部胀痛不适，之后症状日渐加重，检查B超、CT显示肝内占位性病变，甲胎蛋白试验阳性，确诊为原发性肝癌，因化疗不能坚持而要求服中药治疗。现患者形体消瘦，肢软乏力，右胁部胀痛，胃脘胀满不适，纳呆食少，食后胃胀加重，触诊肝大平脐，质硬，表面凸凹不平，查舌质淡紫，苔薄黄，脉弦细。临床诊断为癥积（肝癌），以扶正固本，活血化瘀，消积软坚，解毒抗癌为治法。处方：黄芪20g，太子参18g，赤芍18g，白花蛇舌草30g，半枝莲30g，麦芽30g，生牡蛎30g，柴胡10g，莪术10g，五灵脂10g，延胡索10g，当归10g。每日1剂，水煎3次，共取药液800ml，混合后分2次服。服药20天后，右胁部疼痛减轻，饮食稍增，精神好转。之后多次复诊，宗前方加减共进中药110剂。1997年11月9日来诊，患者右胁部肿块局限、质硬，痛轻微，饮食恢复正常，精神转佳，体重增加2.5kg，查舌质淡紫，苔少，脉细弦，复查B超显示肝上界在右5肋间，下界平右脐，表面被膜光带不平坦，见驼峰征，切面内光点分布不均，见多个大小不等光团，密布全肝，可见部分不规则小液暗区，以左内侧叶内者为大，约为7.6×6.5cm，提示肝内占位性病变。前方加丹参18g，鳖甲（醋制）20g，嘱间断服药，加强调养，后复诊多次，病情稳定。患者带瘤生存5年后死亡。

〔邵金阶. 肝癌案一则. 湖北中医杂志，2004，26（12）：39.〕

评析：肝癌属中医学癥积之范畴，其发病多由肝气郁结，湿热毒邪蕴结，致使气血瘀滞，损伤正气，久而积聚成结，其治疗宜扶正与祛邪兼施。治疗肝癌之组方中，以黄芪、太子参扶正固本，提高自身抗癌能力，麦芽健脾醒胃。《内经》云："大积大聚，衰其大半而止。"罗天益说："满实中有积气，大毒之剂，尚不可太过，况虚中有积乎？"肝癌多为虚中夹实证，故攻伐不可太过，方中以赤芍、牡蛎、莪术、五灵脂、丹参、鳖甲活血化瘀，消积软坚，以白花蛇舌草、半枝莲解毒抗癌，以柴胡、延胡索疏肝理气。诸药合用，扶正与祛邪兼施，患者坚持服用，使病情稳定。

五、张代钊治疗肝癌案

导读：肝癌患者介入治疗后，常呈现阴血不足、痰湿凝结

第七章 肝 癌

之病理机制，可从滋补肝阴、化痰散结入手进行治疗，临床应用有不凡的疗效，可将此作为中医治疗肝癌的一个新思维。

案体：赵某，男，42岁，2006年8月22日初诊。患者因上腹部钝痛间断发作就诊，无高热、寒战，腹部B超检查提示肝右叶有低回声区，边界欠清，其内可见血流信号，为肝内实性占位性病变，考虑肝癌。行肝动脉灌注化疗，介入治疗后有发热、肝区疼痛、乏力等副反应，对症治疗后症状减轻。目前患者腹胀，肝区疼痛，需服止痛药止痛，乏力，纳呆食少，呕吐，口干引饮，小便量少色黄，舌质暗红无苔，脉滑数。临床诊断为原发性肝癌，辨证属阴血不足，痰湿凝结型，治以滋补肝阴，化痰散结，以自拟方加减治疗。处方：生地15g，山萸肉15g，白芍10g，沙参15g，陈皮10g，白术10g，茯苓10g，木香6g，焦三仙各15g，鸡内金30g，龙葵30g，八月札20g，郁金15g，白花蛇舌草20g，鳖甲10g，枳壳10g，怀牛膝10g，延胡索10g。取14剂，每日1剂，水煎服。服药14剂后复诊，患者腹胀较前有所减轻，但小便仍较少，疼痛依然明显，靠止痛药止痛，但因本方中已有足够的理气活血、利水之品，因此效不更方，中药继续服用。门诊随访，生存质量得到提高。

〔贺兴东，翁维良，姚乃礼.当代名老中医典型医案集·内科分册.北京：人民卫生出版社，2009.〕

评析：患者为中年男性，吸烟饮酒多年，饮食不节，积湿生热，脾胃失于健运，水谷反为湿滞，凝聚成痰。肝失疏泄，肝阴血不足，癌毒结于肝，发为肝积。肝失疏泄，胃失和降，则见呕吐；少腹为肝经所络，阴血不足，经失所养，而为疼痛。本例患者病发于阴血不足，痰湿凝结，所用自拟方具有滋补肝阴、化痰散结之功。方中生地、山萸肉为滋补肝阴之品，白芍养肝柔肝，沙参、白术、陈皮、茯苓健脾理气和胃，郁金解郁清心除烦,白花蛇舌草、鳖甲软坚散结,龙葵、八月札清解毒又具有对抗肝癌之药力,怀牛膝为引药下行之品,枳壳理气。诸药配伍,共奏滋补肝阴、化痰散结之功效。肝癌患者介入治疗后中药的使用,功在利水、消胀,滋补肝阴,解毒散结,缓解临床症状,中西医结合治疗,从而延长患者生存期,改善临床症状,提高生存质量。

六、高三民治疗肝癌案

导读:肝癌辨证多属气滞血瘀,瘀血内结,正气亏虚,治疗宜标本兼顾,以扶正祛邪,活血化瘀,软坚散结为法,用经研究证明具有抗癌作用的中药组成的抗瘤煎治疗,效果满意。

案体:霍某,女,53岁,1985年8月28日初诊。患者1个月前因劳累生气感胃脘部胀痛,呕吐不止,寒战高热不退,右上腹渐进性包块增大,先后在西安市中心医院、省红十字会医院等多方检查,B超显示肝右叶可见8.5×4cm回声减弱的异常光团,轮廓不整,光点不均,诊断为肝右叶占位病变,CT扫描显示肝右叶大片放射缺损,诊断为肝占位病变。劝其回家休养,家人让其服中药治疗。诊时患者精神萎靡,形体消瘦,面色晦暗,水肿,痛苦面容,双脚肿胀,右上腹持续性疼痛,呈阵发性加剧,痛连后背,夜间尤甚,恶心纳差,小便短赤,时感发热,辗转难侧,查舌质绛有瘀斑,剥脱苔,脉弦细数。辨证为气滞血瘀,病机为瘀血内结,正气亏虚,治以活血化瘀,软坚散结,方用抗瘤煎。处方:香附12g,陈皮8g,半夏8g,枳壳10g,莪术10g,土鳖虫10g,郁金10g,白术10g,乌梢蛇10g,柴胡15g,猪苓15g,炙鳖甲15g,黄芪20g。服药4剂后,热退痛缓,食欲有所增加,效不更方,再进10剂后,精神好转,剧痛止,可以平卧,查舌质红,苔薄白,脉弦。以此方加减连续服用65剂,临床症状缓解,继以自制化积丹,用党参小米粥送服 3 个月,患者精神好转,饮食正常,复查 B 超显示包块较前缩小一半。患者知患癌症后停止汤药治疗,用抗瘤煎水丸与化积丹同时服用,3 个月后生活能够自理。12 年后,死于肺源性心脏病。

〔高三民. 中药治疗肝癌 20 例. 陕西中医,2000,21(3):104.〕

评析:本例患者确诊为肝癌,属中医"癥瘕""积聚"之范畴,"内有有形之积,不通则痛",故右上腹持续性疼痛,呈阵发性加剧,痛连后背;积之久气血运行不畅,表现为面色晦暗、舌质绛有瘀斑等气滞血瘀之象;正气大伤,虚衰至极故见精神萎靡,形体消瘦;肝病传脾,脾失健运,则恶心纳差,水湿不运故双脚肿胀。以扶正祛邪、活血化瘀、软坚散结为治法,方取抗瘤煎,用经现代研究证明具有抗癌作用的莪术、土鳖虫、乌梢蛇、炙鳖甲、猪苓、郁金等解毒抗癌;以香附、枳壳、柴胡疏理肝气,引诸药归肝经;以半夏、陈皮和胃,黄芪扶助正气。诸药合用,标本兼顾,药后患者症状改善,效不更方,继续服药,病情稳定,效果满意。

七、叶景华治疗肝癌案

导读:肝癌患者虽然多以邪毒内蕴、气滞血瘀形成癥积为主要矛盾,但正气亏虚都不同程度存在;属虚中夹实之证,治疗当以扶正祛邪为原则,在扶正的基础上佐以活血化瘀消癥。

案体:某患者,男,65 岁,干部。患者有肝炎病史已 20 余年,肝功能一直不正常,但经常间断服中药治疗,能坚持工作。1986 年 12 月测定甲胎蛋白(AFP)$>1000\mu g/L$,后至某医院剖腹探查,证实为肝癌,已不能切除,只做了动脉插管治疗。1 个疗程后出院休养,甲胎蛋白测定已降低,但功能异常,麝香草酚浊度 20U,硫酸锌浊度 20U,谷丙转氨酶 62U,

请中医会诊。会诊时患者一般情况尚可，但感乏力，稍有咳嗽少痰，肝区无明显疼痛，纳食可，大小便正常，舌质暗红，舌苔薄，脉弦。辨证为虚中夹实，治以扶正为主，佐以活血化瘀消癥。处方：太子参15g，北沙参15g，黄芪30g，黄精15g，三棱10g，莪术10g，猫人参30g，生薏苡仁30g，桃仁10g，丹参30g，铁树叶30g，石见穿30g，平地木10g，广郁金10g，枳壳10g。每日1剂，水煎服，并服葫芦素片。长期服药至1989年，患者口干引饮，化验血糖偏高，加生地30g，天花粉30g。至1989年12月28日复查肝功能有所好转，甲胎蛋白测定不高，肝功能正常，肝脏触诊有肿块扪及，一般情况尚好，继续服上方治疗。至1991年1月，患者诉乏力，一般情况如前。后来患者至他处诊治3个月，后出现黄疸、腹水，继而呕血、便血、昏迷，经抢救无效，于1991年5月30日死亡。

〔叶进．叶景华医技精选．上海：上海中医药大学出版社，1997．〕

评析：本例患者有肝炎病史已20余年，肝功能一直不正常，病程已长，病久正虚，且又行动脉插管创伤，气血亏耗，正气必虚，实属虚中夹实，其中邪毒内蕴、气滞血瘀是主要矛盾。按一般的规律当把祛邪解决主要矛盾放在首位，然患者正虚已不能耐受攻伐，故叶氏采取扶正为主，佐以活血化瘀消癥之治则。方以太子参、北沙参、黄芪、黄精等扶助正气为主，以三棱、莪术、桃仁、丹参等活血化瘀消癥，以郁金、枳壳等疏理肝气。据此坚持长期服药调理，虽未能使肿块缩小，但对延长生存期起到了一定的效果。

八、钱伯文治疗肝癌案

导读：肝癌属本虚标实之证，治疗宜攻补兼施。年老者更是正气亏虚，不耐攻伐，手术、放疗、化疗等治疗手段患者均难以承受,以中药扶正祛邪,尚能提高生活质量,延长生命。

案体:张某,男,72岁。患者乏力、纳呆,继则肝区疼痛,B超显示肝内占位性病变,经查CT证实为肝右叶后段癌,大小为8×30mm。因年老未行手术,改用中药治疗。诊时症见肝区疼痛,乏力,脘胀,烦热,失眠,舌质偏红,苔黄腻,脉弦细。证属肝失疏泄,湿热阻滞,治拟攻补兼施。处方:香附12g,郁金12g,八月札12g,绿萼梅6g,枸橘梨12g,田基黄15g,平地木24g,水线草30g,土茯苓30g,猪苓15g,白扁豆15g,杭白芍24g,天花粉24g,石斛12g,合欢皮12g。上方随证加减服用1个月后,胁痛缓和,乏力等症减轻,苔腻化,AFP与CEA开始下降。然后更方以益气养阴、疏肝解郁为主,佐以清热利湿之品,连续治疗1年半,病灶稳定。

〔钱心兰.钱伯文运用攻补兼施治疗肿瘤的经验.上海中医药杂志,1993,(6):1.〕

评析:以手术、放疗、化疗等手段治疗肝癌,按中医学的观点属于"攻法"的范畴。肝癌属本虚标实之证,其治疗宜攻补兼施。本例患者年老,体质不能耐受强烈的攻伐,故以中医药治疗。诊时患者无明显的虚证,而肝癌的发生多由于肝失条达,气滞血阻,湿热郁遏,故见肝区疼痛,烦热,苔黄腻;木郁土壅,脾失健运,则乏力,脘胀。治疗组方上,以香附、郁金、八月札疏肝理气,活血止痛;绿萼梅、枸橘梨疏肝和胃;田基黄清热利湿;土茯苓、猪苓利水,使湿从小便去;平地木、水线草解毒;白扁豆顾护脾胃;杭白芍、合欢皮养血柔肝,缓急止痛;天花粉、石斛养阴生津,扶助正气。药后胁痛缓和,诸症减轻,又以益气养阴、疏肝解郁之品继续调治,以稳定病情。

九、赵冠英治疗肝癌案

导读:肝癌(癥瘕)以右上腹部胀满隐痛为主要表现,

辨证属湿热蕴毒、气血瘀结者，治当清热祛湿解毒，调畅气机，方予小柴胡汤、茵陈蒿汤、四君子汤合方加减，效果显著。

案体：董某，男，56岁。患者右上腹部胀满隐痛4个月，医院检查肝脏占位性病变，确诊为肝癌。经两次经皮肝动脉栓塞治疗后，仍觉腹胀、发热、口苦、纳差、乏力，其精神不振，形体消瘦，面色萎黄，查舌质暗红，苔黄腻，脉弦滑。临床诊断为湿热蕴毒、气血瘀结之癥瘕（肝癌），治以健脾祛湿，清热解毒，调畅气机为法，方选小柴胡汤、茵陈蒿汤、四君子汤合方加减。处方：生黄芪20g，黄芩15g，茵陈15g，白花蛇舌草15g，白英15g，党参15g，白术15g，茯苓15g，车前子（包）15g，莪术15g，虎杖15g，柴胡10g，郁金10g，青皮10g，陈皮10g，草河车10g，生三仙各10g，三七粉（冲）2g。取6剂，每日1剂，水煎服，并嘱患者保持精神愉快。复诊时患者腹胀、疼痛减轻，纳食增加，但仍口苦，查舌质暗红，苔黄，脉弦滑，药证相符，上方加佛手10g，川楝子10g，以增强疏肝理气之力。再取6剂，每日1剂，水煎服。

〔贺兴东，翁维良，姚乃礼．当代名老中医典型医案集·内科分册．北京：人民卫生出版社，2009．〕

评析：肝主疏泄，其经络布于两胁，湿热之邪久居肝脏，蕴而成毒，湿毒蕴结，阻滞经络，聚瘀结块，不通则痛；气机不畅，肝病及脾，脾失健运，胃失和降，则纳差食少；口苦、舌质红、苔黄腻、脉弦滑皆为湿毒内盛之象。综观脉证，本例患者当属湿热蕴毒、气血瘀结，治用四君子汤补中益气，小柴胡汤调畅气机，茵陈蒿汤清热祛湿，再少佐清热解毒之品，诸药合用，共治此病，切中其发病机制，故而取效较好。

十、李培生治疗肝癌案

导读：肝癌（积聚）以右胁下肿块，疼痛难忍，腹胀满

第七章 肝 癌

为主要表现,证属肝失疏泄条达,痰火气血瘀阻胳脉,凝聚于胁下者,治以软坚散结,解毒化瘀,方用自拟软肝化积解毒汤。

案体:汪某,男,38岁,1992年12月28日初诊。患者1992年12月上旬发现右上腹肿块,逐渐长大,即而疼痛拒按,某医科大学附属医院彩超检查显示肝癌,肿块约8.9×9cm,甲胎蛋白定量测定为1000U/L,肝脏CT扫描确诊为肝癌。现患者形体消瘦,腹部膨隆,右胁下肿块坚硬,疼痛难忍,面色苍黄,颜面及四肢浮肿,语声低微,腹胀满,尚能饮食,大便每日5~6次,且排泄不爽,小便短少,查舌质紫暗,舌体瘦小,舌底络脉有瘀斑,苔少,脉弦细数。临床诊断为气结血瘀型积聚(肝癌),肝失疏泄条达,痰火气血瘀阻胳脉,凝聚于胁下形成肿块,不通则痛,故见右胁下肿块,疼痛难忍,腹胀满。治以软坚散结,解毒化瘀,方用自拟软肝化积解毒汤。处方:白花蛇舌草30g,半枝莲30g,丹参15g,赤芍15g,白芍15g,醋鳖甲15g,枳实10g,柴胡10g,青皮10g,陈皮10g,黄芩10g,三七粉10g,瓜蒌皮10g,炙蜈蚣10g,炙水蛭10g。取15剂,每日1剂,水煎服,其中取三七粉、蜈蚣、水蛭共研为细末,每次用药汁冲服药末6g,每日3次。药后患者自觉右上腹疼痛减轻,腹胀好转,肿块变柔软,大便日2~3次,小便通利,肿满渐消,饮食尚可,查舌质淡,苔白,脉弦细,药既中的,效不更方,原方加生麦芽30g,土鳖虫10g,茯苓10g,茯神10g,继续服用。上方化裁加减,迭进半年余,右胁肿块渐消,B超显示肿块约5.4×6.4cm,触之较软,疼痛明显减轻,胃纳转佳,二便正常,查舌质暗,苔少,脉弦细。继以上述治法,将下方制成胶囊,坚持服用,处方:白花蛇舌草30g,半枝莲30g,丹参30g,醋鳖甲15g,石见穿15g,赤芍15g,白芍15g,延胡索15g,炒土鳖虫10g,

柴胡 10g，炙水蛭 10g，三七粉 10g，橘核 10g，橘络 10g，制乳香 10g，制没药 10g，炙全蝎 8g，炙蜈蚣 8g。取 5 剂，共研粉末，装入胶囊，每次 5 粒，每日 3 次口服，观察 3 月余，精神颇佳，饮食正常，二便通畅，仅偶觉右上腹有不适之感，查舌质淡，苔少，脉弦细。续服上方制成的胶囊 3 个月，复查 B 超显示肿块约 3.5×2.5cm，触之柔软，病情稳定。持续服汤剂、丸药近 3 年，一般情况较好。

〔贺兴东，翁维良，姚乃礼．当代名老中医典型医案集·内科分册．北京：人民卫生出版社，2009.〕

评析：慢性肝病多系瘀毒胶着，肝癌更是如此，其治疗宜以软坚散结、解毒化瘀为法。本例患者在用药上以白花蛇舌草、半枝莲、黄芩清热解毒，丹参、赤芍、白芍、三七、制乳香、制没药活血化瘀，柴胡、青皮、陈皮、枳实、瓜蒌疏肝理气，鳖甲及诸虫类药通络破积软坚。大队理气破积药兼伍少量养肝药是本案治疗的用药特色。

十一、邵铭治疗肝癌案

导读：治疗肝癌应遵循扶正为主，祛邪为辅的原则，始终不忘顾护脾胃，将健脾益气扶正贯穿始终，活血化瘀药当慎用，抗"毒"药量宜轻，使正气增强，毒邪渐去，则癌瘤可消。

案体：徐某，女，69 岁，2009 年 5 月 27 日初诊。患者既往有慢性乙型肝炎病史，2008 年 9 月因"肝区疼痛不适 1 月余"于当地医院检查 B 超，提示"肝占位"，并行"射频消融"治疗 1 次。现寻求中医治疗，刻下患者胃脘胀满不适，下肢凹陷性水肿，夜寐梦多，小便黄、量可，大便调，舌质偏红，苔薄白稍腻，脉细弦。复查 B 超显示肝占位（3.5×3.0cm），介入术后，脾肿大，脾静脉迂曲，肝脏光点增粗，肝囊肿，胆总管扩张，肝功能检查 ALT16U，AST34U，ALP150U，白蛋白 28.3g/L，TB40μmol/L。辨证属肝阴虚夹湿，以扶正祛邪为治则。处方：玉米须 30g，茵陈 20g，连皮茯苓 15g，白花蛇舌草 15g，炒薏苡仁 30g，半枝莲 15g，酸枣仁 15g，红景天 15g，冬瓜皮 15g，炒枳壳 10g，川百合 30g，炒谷芽 15g，炒麦芽 15g。每日 1 剂，水煎服，并嘱患者适当进食瘦肉等蛋白质含量高的食物。1 月后复诊，患者下肢水肿好转，小腹胀、嗳气、小便黄、腰痛、梦多，舌质红，苔薄白稍腻，脉小弦，复查 B 超显示肝右叶占位（2.2×2.2cm），余基本同前，上方玉米须改为 15g，去冬瓜皮，加炙远志 5g，川牛膝 15g，怀牛膝 15g，车前子（包煎）15g，继续服用。之后定期随诊调方，患者症状逐渐好转。2010 年 11 月 25 日复诊时患者除右胁偶有不适，牵及后背，以及夜间口干外，其他症状不著，再查 B 超提示肝硬化可能，肝囊肿，脾肿大，胆总管扩张。之后患者复查 B 超亦无占位，至今仍定期自行到门诊就诊，服用中药调理。

〔庄陈英．邵铭治疗原发性肝癌经验．四川中医，2011，29（10）：15.〕

评析：本例患者门诊服用中药煎剂两年后，肝脏占位消失，是治疗效果比较好的肝癌病例之一。该患者有肝阴虚、气滞瘀阻及夹湿表现，虚实夹杂，邵氏遵循扶正为主，祛邪为辅的原则，始终不忘顾护脾胃，辅助抗癌"毒"的药物，随证灵活加减用药，药性平和，没有过度攻伐的药物，使患者正气逐渐增强，祛除毒邪，最终癌瘤消失。

十二、何任治疗肝癌案

导读：就临床来看，中医就诊之肝癌患者大多已经过手术、介入、化疗等治疗，同时常有转移之病灶，此类患者正气亏虚，邪气盛实，属正虚邪实之证，其治疗当扶正与祛邪兼顾。

案体：某患者，男，69岁，2005年11月7日初诊。患者素患糖尿病，2002年11月体检发现生化指标异常（CEA56.6μg/L），同年12月检查ECT提示肝脏恶性病灶，临床诊断为肝癌，随即住院治疗，一直间断进行多次介入化疗、诺力刀治疗、口服化疗药及其他相应对症治疗。2005年10月查ECT显示肝脏、肺多处恶性病灶，生化检查显示肝功能异常，肿瘤指标异常（AFP23.42μg/L，CEA791.88μg/L），但患者一直没有明显不适。来诊时者精神萎靡，面色灰暗，语声低微，形体消瘦，舌裂苔薄，脉濡。辨证属癥积病之正虚邪实证，以自拟参芪苓蛇汤加味，并配合薏苡仁单独煎煮当早饭空腹服用来治疗。处方：生晒参6g，黄芪30g，女贞子15g，猪苓30g，茯苓30g，枸杞子20g，猫人参30g，白花蛇舌草30g，焦麦芽10g，焦山楂10g，焦神曲10g，薏苡仁（包煎）60g，干蟾皮10g，绞股蓝20g。取7剂，每日1剂，水煎服。药后患者精神、舌裂纹较前好转，苔薄脉濡，效不更方，原方略行加减继续服用。此后不间断服药，病情稳定。

〔徐光星．何任教授治疗原发性肝癌学术思想探究．中华中医药杂志，2008，23（7）：599．〕

评析：扶正与祛邪兼顾是中医治疗肝癌之重要法则。本例患者虽无明显自觉症状，然经检查发现患有肝癌，肝脏、肺多处恶性病灶，又经介入、诺力刀、口服化疗药治疗，并素患糖尿病之疾。就诊时精神萎靡，面色灰暗，语声低微，形体消瘦，舌裂苔薄，脉濡、热毒深蕴、气阴两伤明显，属癥积病之正虚邪实证，以自拟参芪苓蛇汤加味扶正祛邪，方证相符，故而疗效满意。

第八章 大肠癌

大肠癌包括结肠癌和直肠癌，是常见的消化道肿瘤。大肠癌的发病率在世界不同地区差异很大，以北美、大洋洲最高，欧洲居中，亚非地区较低，在我国，南方特别是东南沿海明显高于北方。我国大肠癌的发病率男性高于女性，男女之比约为2∶1，发病年龄多在 40~60 岁，发病高峰在 50 岁左右，但 30 岁以下的青年人大肠癌并不少见。近年来，诊断技术有了较大的进展，但由于大肠癌早期症状易被忽视，多数病人在确诊时已经偏晚，直接影响治疗的效果和预后。

大肠癌以腹泻、腹痛、肿块、便血、贫血、肠梗阻为主要表现，属中医学"腹痛""便血""癥积"等范畴。《医宗必读》中说："积之成也，正气不足，而后邪气踞之。"中医认为大肠癌是在人体正气不足、阴阳失调的基础上，复加饮食所伤、情志失调、邪毒内侵诸因素，导致脏腑、经络气血功能失调，引起气滞、血瘀、痰凝、热毒、湿邪蕴久积聚，互相结于大肠，乃至形成肿瘤。其病位主要在脾与大肠，涉及肝、肾诸脏腑，总属本虚标实之证。大肠癌的辨证首当辨虚实，依病程长短而言，早期多实，晚期多虚，中期常以虚实夹杂为主。其次当辨阴阳气血盛衰，发病急，可及肿块、疼痛明显，拒按，大便秘结，下鲜血者为阳，气血盛；发病缓慢，隐痛，肿块未及或柔软如绵，散漫不收，大便下暗血者为阴，气血衰。

大肠癌属难治之病，至今中西医均无理想的治疗手段，及早手术切除是目前唯一根治的方法。中医治疗大肠癌以扶正治疗、活血化瘀治疗和抗肿瘤治疗为基本思路，权衡标本虚实，辨证论治，做到祛邪不伤正，扶正勿忘祛邪，"治证"与"治癌"并施。中医治疗大肠癌通常是在手术治疗或放疗、化疗的基础上配合应用，以提高临床疗效，减少化疗、放疗引起的不良反应，或用于不宜手术及放疗、化疗的晚期大肠癌患者，以尽量减轻病痛。

第一节 中医名家辨治经验

一、孙桂芝辨治大肠癌经验

孙桂芝从事恶性肿瘤的临床研究多年，她治疗大肠癌遵古而不泥古，将中医药理论与现代科学研究方法有机地结合起来，疗效显著，现将其经验简要介绍如下。

（一）病因病机

中医古籍中并无"大肠癌"之病名，但从其发病及临床特征分析，应属于中医学"积聚""肠覃""脏毒""肠风""下痢""锁肛痔""盘肛痈"等病证的范畴。孙氏在总结古人经验、吸取现代医学研究成果的基础上，结合自己多年的临床诊疗实践，指出大肠癌的病因病机多归于湿热下注、酒色过度和外感邪毒。

湿热下注者，多因饮食不节，醉饱无度，恣食肥甘，或久染肠疾，久泻久痢，或情志失调，肝脾不和，损伤脾胃，湿热内生，流注肛门，结而为肿，痛连少腹，肛门重坠，大便脓血，排便有碍。酒色无度者，多因纵情酒色，损伤脾肾，脾肾亏虚，虚则致积，积则益虚，气机不畅，毒邪蕴结脏腑，下迫大肠，结而为肿。外感邪毒者，多因不避严寒酷暑，或久坐湿地，恣意待着，久不大便，遂致阴阳不和，关格壅塞，风热下

第八章 大肠癌

冲,乃生五痔。

由于大肠乃六腑之一,司传导之职,清除糟粕,"传化物而不藏",如以上内、外因素的作用致使湿热蕴毒,结聚于内,"藏而不去",反滞胀而为肿,是属大肠癌的标证;脾肾亏虚,正气不足,不能推动大肠致传导司职,是大肠癌病之根本。所以然者,以"正气存内,邪不可干","邪之所凑,其气必虚"故也。

(二)辨证施治

孙氏在深刻阐释大肠癌病因病机的基础上,指出大肠癌的治疗总体应以健脾益肾、扶正固本来推动大肠传导司职,局部予以解毒化湿、散结祛瘀、消积导滞,以利大肠功能的恢复。

在多年临床实践的基础上,孙氏将大肠癌总结归纳为以下证型进行辨证治疗:1. 湿热蕴结,下迫大肠者,治以清热利湿,解毒抗癌,处方以槐花地榆汤加味或芍药汤加味;2. 脾虚蕴湿,毒结大肠者,治以健脾化湿,解毒抗癌,处方以参苓白术散或黄芪建中汤加味,如肝郁脾虚者则以逍遥散加味;3. 脾肾阳虚,寒邪客肠者,治以温补脾肾,祛邪抗癌,处方以四君子汤合四神丸加味;4. 肝肾阴虚,津亏肠燥者,治以滋阴清热,益水涵木,处方以六味地黄丸加味;5. 正虚邪实,气血双亏者,治以益气养血,解毒抗癌,处方以八珍汤加味。

同时,在主方基础上还应注意随证加减,解毒抗癌酌选蜂房、藤梨根、红藤、败酱草、草河车、白花蛇舌草、白英等,热毒炽盛者加土茯苓、地榆、槐花等,泻痢不止者加炒乌梅、石榴皮、诃子肉、炒薏苡仁等,湿重时加利湿止泻药,如猪苓、泽泻、车前草等,出血多者加血余炭、侧柏炭、藕节炭、地榆炭、三七粉等,肿瘤压迫、翻花者加山慈姑、黄药子、夏枯草、生牡蛎、龟板、鳖甲、穿山甲等,疼痛者加郁金、延胡索、乌药、香附、荜茇、桃仁、水红花子、凌霄花等。

(三) 未病先防

现代研究表明，大肠癌的主要癌前病变已确定，约80%的大肠癌系由大肠腺瘤演变而来，从腺瘤演变为癌历时约5～10年，因此孙氏认为在此5～10年间积极予以截断扭转、未病先防，能有效预防大肠癌的发生。"不治已病治未病"是早在《黄帝内经》中就提出来的防病养生谋略，它包括未病先防、已病防变、已变防危等多方面内容，这就要求人们不但要能治已病，而且要防未病，要注意阻断病变发生、发展趋势，在病变未产生之前就采用切实有效的方法，掌握治疗疾病的主动权，达到"上工之术"。孙氏总结多年临床实践，认为鸦胆子对抑制腺瘤、防止癌变有较好疗效。传统中医认为鸦胆子归大肠、肝经，具有清热解毒、截疟止痢、腐蚀赘疣等功效，用于痢疾、疟疾及外治赘疣、鸡眼等均有良效；现代医学研究表明，鸦胆子油乳剂对大肠癌细胞有明显的抑制作用，且与药物浓度及作用时间呈正相依赖关系，对多药耐药也有一定的逆转作用。因此孙氏常用之于未病先防，所需注意者，鸦胆子有毒，且其挥发油对皮肤和黏膜有强烈刺激性，因此用量不宜过大。

〔何立丽．孙桂芝教授治疗大肠癌经验．辽宁中医药大学学报，2009，11（4）：97.〕

二、胡志敏辨治大肠癌经验

胡志敏临床经验丰富，他治疗大肠癌，强调辨证与辨病相结合随证加减，用药着重益气健脾、清热解毒，取得了较好的临床疗效，现将其经验简要介绍如下。

（一）病因病机

大肠癌在古代文献中称"肠风下血""脏毒""肠覃""锁肛痔""积聚""下利"等。胡氏认为大肠癌的病因不外

第八章 大肠癌

乎内因和外因,外因为寒邪客于肠道、饮食不节,内因为素体虚弱、脾肾不足、情志不畅及起居不慎。先天不足,脏腑功能减退,外感邪毒浸淫肠道,气血运行受阻,气滞血瘀,湿毒瘀滞凝结而为病;饮食不节,损伤脾胃,脾胃运化失司,湿热邪毒蕴结肠道而为病;肝气郁结,乘脾犯胃,运化失司,湿浊内生,留滞肠道,日久而成本病;寒温失节,久处湿地,感邪伤及脾胃,升降失常,气机不畅,气滞血瘀,结于肠道而成本病。总之,本病病在大肠,与脾肾关系密切,脾虚湿毒瘀阻为其主要病机,以湿邪、热毒、瘀滞为标,正气不足为本,本虚标实,以虚为主。现代医学认为该病的发病因素不明,通常认为与环境因素、遗传因素、大肠腺瘤、急慢性溃疡性结肠病有关。

(二) 综合治疗

1. 现代医学综合治疗 胡氏强调大肠癌病因病机复杂,需采用综合治疗的方法。综合治疗应该因病而异,因势利导,有计划、合理地安排各种治疗手段,而不是几种治疗手段的盲目叠加。能手术的大肠癌患者应尽可能手术切除,对于晚期肿瘤,则应以全身治疗为主。手术与放疗、化疗、分子靶向治疗和生化调节等非手术治疗相结合的综合治疗,是提高大肠癌治疗水平所推崇的模式。胡氏还认为中医药的运用,可以贯穿在肿瘤治疗的不同阶段,与现代医学治疗相结合,以发挥优势互补,使治疗达到更优的效果。在治疗中,胡氏非常注重辨证与辨病相结合,根据患者的病情和疾病发展的分期来综合治疗。总体来说,患病早期配合现代医学的治疗方法(如手术、放疗、化疗)进行以祛邪为主,扶正为辅的治疗大法;中期者,评价患者的状况,采用祛邪扶正兼顾,且攻且补;患病晚期或中晚期,或手术、放疗、化疗不能耐受者,应以扶正为主,祛邪为辅。

2. 中医药治疗总则　胡氏认为结直肠癌属本虚标实，但早期多为湿热、瘀毒偏盛，治以祛邪为主；晚期则脾肾阴阳气血俱虚，治当以扶正固本为主。正虚是本，因虚致实，本虚标实，脾胃虚弱、气血两虚是大肠癌发病的主要病机之一。《景岳全书》中说："凡脾肾不足及虚弱失调之人，多有积聚之病。"《素问·刺禁篇》中则说"脾胃为水谷之海，气血生化之源，脏腑经络之根"，"五脏六腑皆禀气于脾胃"。故本病的治疗总则为清热利湿，健脾化瘀解毒。

3. 中医药治疗方法　根据脾虚湿热瘀阻的基本病机，胡氏自创肠积消方，具体应用根据病情灵活加减。组方原则为清热利湿，健脾益气，解毒散结。药物组成为藤梨根、红藤、茯苓、薏苡仁、半枝莲、白花蛇舌草、蒲公英，其中藤梨根、白花蛇舌草、红藤、半枝莲、蒲公英合用共奏清热解毒、散瘀散结之功效，薏苡仁、茯苓合用具有扶正健脾之功。现代药理研究表明，半枝莲含有黄芩苷、新型生物碱等，对各种癌细胞均有不同的抑制作用；白花蛇舌草含有三十一烷、豆甾醇、谷甾醇、乌索酸、对香豆酸、白花蛇舌草素等，对消化道肿瘤具有明显的抑制作用。临床中胡氏根据病情辨证论治，腹胀痛甚者加延胡索、赤芍、木香、厚朴等，失眠者加酸枣仁、夜交藤、合欢皮等，纳差者加焦山楂、神曲、鸡内金、炒麦芽等，恶心呕吐者加半夏、竹茹等，便血者加仙鹤草、三七粉、茜草、生地榆、白及等，出虚汗者加浮小麦、黄芪等，大便秘结者加大黄、枳实、厚朴、麻子仁、郁李仁等，呃逆频繁者加丁香、半夏、吴茱萸等。

胡氏还注重对中药针剂及中成药的运用。常用中药针剂有华蟾素注射液，具有清热解毒、利水消肿、化积溃坚的作用；康莱特注射液，含有薏苡仁油，具有扶正抗癌的作用。常用的中成药有平消胶囊，主要成分为郁金、白矾、五灵脂、火硝、仙鹤草、马钱子等药,具有扶正祛邪、活血化瘀、止痛散结、清热解毒的作用;康赛迪胶囊,含有人参、黄芪、斑蝥等多种药物,具有扶正固本、攻毒散结的作用。

(三) 经验体会

在治疗过程中,胡氏始终重视湿热、瘀毒的因素,认为肿瘤局部炎症、感染、癌性毒素的释放在机体可表现出瘀毒的征象。清热解毒类抗癌中药除有直接抗菌、抗病毒作用外,还有直接抑癌和清除癌性毒素的作用,故胡氏在各证型中多用清热解毒类的抗癌中药,如半枝莲、白花蛇舌草、蒲公英等。脾虚气弱是结直肠癌的发病基本,而"瘀毒"留滞则是引发本病的重要因素,是肿瘤形成、生长、转移的直接病理基础,具有强侵袭性、快进展性、重消耗性、易转移性和高致命性的特点,胡氏认为脾胃主运化,脾胃功能正常与否直接关系到气血的生成、抗病能力、人的生存时间和生活质量,胡氏多用鸡内金、谷芽、麦芽、神曲等健脾胃。重视扶正,在发病的各期都不忘扶正,只有正气充足,才能驱邪外出,常用炙黄芪、黄精、菟丝子、鸡血藤、枸杞子等扶助正气。此外,胡氏还经常适当选用一些中成药如西黄丸、参芪片、华蟾素等与汤药起协同作用,使药效更持久。总之,中医药在大肠癌治疗上有着不可忽视的地位,中医药在提高放化疗敏感性、减少化疗药物的不良反应、改善患者生活质量及延长生存期等方面有一定的优势。

〔刘强,胡志敏. 胡志敏教授治疗大肠癌的经验. 世界中西医结合杂志,2009,4 (9):616.〕

三、施治明辨治大肠癌经验

施治明临床经验丰富,他辨治大肠癌,在扶助正气的基础上,强调辨病与辨证相结合,用药首重益气健脾,采用中药内服加保留灌肠的方法,结合脏病之特性,合理应用"攻下"与"收敛"法,在改善大肠癌术后患者生活质量,延长生存期,提高生存率诸方面取得了较好的效果,现将其经验简要介绍如下。

(一) 病因病机

在中医古籍文献中并无大肠癌的病名,类似大肠癌的临床表现见诸于"癥瘕""肠积""肠风""脏毒""下痢""肠覃""锁肛痔"等病证。《灵枢·水胀》中说:"肠覃何如?寒气客于肠外,与卫气覃相抟,气不得荣,因有所系,癖而内著,恶气乃起,息肉乃生。"指出大肠癌外邪入侵、营卫失和的病机。《外科正宗·脏毒论》中云:"又有生平性情暴急,纵食膏粱,或兼补术,蕴毒结于脏腑,火热流注肛门,结为肿。其患痛连小腹,肛门坠重,二便乖违,或泻或必,肛门内蚀,串烂经络。"阐明情志损伤,饮食不节,恣食膏粱肥腻、醇酒厚味,误食不洁之品,以致脾胃受损,运化失司,脾虚则湿毒内蓄,蓄久化热,湿热毒邪流注肠道,导致局部气血运行不畅,湿毒瘀滞凝结而成肿瘤。《景岳全书·积聚》则说:"凡脾肾不足及虚弱失调之人,多有积聚之病,盖脾虚则中焦不运,肾虚则下焦不化,正气不行则邪滞得以居之。"

施氏认为,大肠癌的发病原因不外科内因和外因,外因与寒邪客于肠内、饮食不节有关,内因与情志失畅、肠胃损伤有关。机体阴阳失调,正气不足,脾胃虚弱,复因感受外邪、忧思抑郁、饮食不节,导致脾胃失和,湿浊内生,郁而化热,湿热下注浸淫肠道,气机阻滞,血运不畅,瘀毒内停,痰、湿、瘀、毒互结,日久形成积块而发病,所以本病是因虚致积、因积而益虚的病证。湿热、火毒、瘀滞是病之标,脾虚、肾亏、正气不足是病之本,其病位在肠,与脾、胃、肝、肾关系密切。

第八章 大肠癌

(二) 辨证论治

施氏认为大肠癌属本虚标实之证,患者既有脏腑气血亏虚,又有气滞、血瘀、痰凝、湿毒等标实的情况,临床常将本病辨证分为湿热蕴结、瘀毒内阻、脾虚气滞、脾肾阳虚、肝肾阴虚等类型。由于脾胃损伤,运化失司,湿热内生,流注大肠,气机阻滞,故而临床可见腹胀、腹痛、里急后重、大便黏滞而臭。湿热瘀毒蕴结,日久成块,则腹痛不移,按之更甚,瘀毒熏灼伤络则见便血。若素体脾胃虚弱,或病久损伤脾胃,生化泛源,气血两亏,可见腹鸣、腹胀、便溏、乏力、面色少华、胃纳呆滞等。脾气虚进而伤及脾阳,或久病及肾,致使脾肾阳虚,则表现为消瘦乏力、形寒肢冷、腹痛喜温喜按、舌淡,脉沉;若素体阴虚,或因湿热蕴久化火,损伤阴液,导致肝肾阴虚,可见五心烦热、口干咽燥、便秘等症。

1. 湿热蕴结型　主要症状为食欲不振,腹胀腹痛,大便溏薄或里急后重,黏液血便,舌苔黄腻,脉滑数。治宜清热化湿,方选白头翁汤加减。若腹痛较甚,加延胡索15g,枳壳9g;里急后重加白芍12g,木香9g,甘草6g,升麻15g。

2. 瘀毒内阻型　主要症状为腹胀腹痛,腹块拒按,便下脓血黏液,里急后重,舌质紫暗有瘀斑,苔薄黄,脉弦数或细涩。治宜行气活血,化瘀解毒,方选膈下逐瘀汤加减。如便血不止,去桃仁、红花,加血余炭15g,槐花15g;食欲不振,加生山楂9g,莱菔子9g;腹部肿块加夏枯草12g,海藻12g,昆布12g。

3. 脾虚气滞型　主要症状为纳呆腹胀,肠鸣窜痛,倦怠乏力,面色萎黄,大便溏薄,舌苔厚白,脉濡滑。治宜健脾理气,方选香砂六君子汤加减。如兼血虚者加当归9g,炒白芍12g;畏寒肢冷加补骨脂12g,胡芦巴15g;腹胀者加乌药9g。

4. 脾肾阳虚型　主要症状为面色苍白,消瘦,胃纳减少,腹痛喜按，大便溏泄，次数频多，畏寒肢冷，腰酸膝软，倦怠乏力，舌苔薄白或腻，脉沉细或濡细迟弱。治宜温补脾肾，方选理中汤加减。如见大便溏薄、次数频加赤石脂 30g，禹余粮 30g，煨诃子 12g，升麻 12g，生黄芪 30g，煨益智仁 12g。

5. 肝肾阴虚型　主要症状为头晕目眩，腰酸耳鸣，低热盗汗，五心烦热，口苦咽干，大便燥结，舌质红，苔少或无苔，脉弦细或细数。治宜滋养肝肾，清热解毒，方选六味地黄丸加减。有低热者加地骨皮 15g，银柴胡 30g；腹胀者加大腹皮 15g，八月札 12g；大便秘结者加麻仁 30g，郁李仁 15g；血虚者加当归 9g，白芍 9g。

(三) 治疗特色

1. 防治并举　中医历来强调预防疾病的重要性，常谓"上工不治已病治未病"。治未病包括未病先防、已病防变和病后防复三个方面，施氏认为对于大肠癌更应从这三个方面入手，防治并举。现代研究认为，大肠癌的发生是一个多步骤的生物过程，其发展时间相当长，大约平均 5~10 年，这在大肠癌的预防中具有重要意义。大肠癌的发生与一些大肠疾病和癌前病变有关，如大肠腺瘤、家族性腺瘤性息肉病、大肠息肉、溃疡性结肠炎、克罗恩病、血吸虫病等，均与大肠癌的发病密切相关。因此，施氏认为及时正确地治疗大肠疾病及癌前病变，对于预防大肠癌的发病非常重要。

2. 正确配合放化疗　外科手术为大肠癌的主要根治性治疗方法，根据手术情况，术后需进行放化疗。而中医药对于促进患者肠道功能的恢复，减少手术并发症，恢复元气，促进康复，降低大肠癌的术后复发和转移具有不可替代的作用。施氏认为，化疗期间辅助使用健脾和胃补肾的中药，可明显减轻患者化疗的消化道反应及骨髓抑制等毒副作用，药如姜半夏、姜竹茹、降香、补骨脂、菟丝子等。放疗时辅助应用养阴解毒的

第八章 大肠癌

中药,可改善放疗热毒伤阴之象,减轻放疗局部疼痛等,达到延长患者生命、提高生存质量的目的。

3. **治疗首重益气健脾** 施氏认为,恶性肿瘤的发病是一个复杂的过程,尽管有各种各样的外界致病因素,但归根到底,发病的关键还是人体内环境的失衡,脏腑、经络等的功能失调,即"内虚",因此,脾虚证候贯穿于疾病的始终。现代药理研究证实,健脾药物对癌细胞具有一定的细胞毒作用,同时还有抗癌增效和对正常细胞的保护作用、反突变作用以及对肿瘤转移的抑制作用等。明代张景岳说:"脾肾不足及虚弱失调之人,多有积聚之病。"而脾虚湿毒瘀阻是大肠癌最主要的发病机理,脾虚在大肠癌的发病中尤显重要,所以治疗大肠癌首重益气健脾,施氏临床常用的健脾益气药物有党参、黄芪、白术、薏苡仁、茯苓等。

4. **辨证与辨病结合** 施氏从中医整体观出发,结合对大肠癌本虚标实病机特点的认识,强调在治疗中必须坚持辨证与辨病相结合的原则,遣方用药时尽可能地选用既符合辨证分型的需要,又经现代药理研究证实具有抗癌或抑癌活性的清热、解毒、利湿、理气、化瘀作用的中药组成方剂。如在扶正培本的同时,酌情选用菝葜、野葡萄藤、藤梨根、红藤、败酱草、苦参、芙蓉叶、白头翁等清热解毒之品,以使扶正和祛邪、辨证与辨病相结合,增强疗效。施氏还强调,对于性味峻烈或大苦大寒之品应慎用,以免攻、戕伤真元。

5. **中药内服加保留灌肠双管齐下** 保留灌肠的方法比较适合于直肠癌、乙状结肠癌。方法是将肛管插入至肿瘤部位,滴入每日中药煎剂量的1/3(约200ml),每日1~2次,保留时间越长越好。中药内服加保留灌肠既可以调整患者全身气血阴阳失衡状态,抑制肿瘤的生长,又可以使药物与癌灶直接接触,更好地发挥药物的治疗作用,可谓一举两得。

6. 以通为要，合理应用攻下法和收敛法　大肠为六腑之一，司传导之职，六腑"以通为用，以降为顺"，通降是六腑的共同特性。肠道恶性肿瘤滞碍脏道的通畅，阻滞气血、水湿的运行，因此，治疗大肠癌的目的就是解决"通"与"不通"的矛盾，关键是根据"六腑以通为用"，"泻而不藏"之生理特点，消除肠道肿块，通下腑中浊毒、瘀血等病理产物。

便秘与泄泻是两个相互对立的症状，在大肠癌中十分常见，对此施氏根据病机分别采取"攻下"或"收敛"的方法治疗。若湿毒蕴结大肠导致的便秘，常伴有里急后重、腹胀腹痛，根据"六腑以通为用"的原则，采用"下"法治疗，常选用清热泻下、攻积导滞的大黄、枳实、瓜蒌仁、郁李仁等，以达到荡涤湿热毒邪、消除宿滞瘀血、减轻局部炎症水肿的目的。泄泻同样也可以由于湿热下注、传化失常引起，症见泄泻频作，泻而不爽，伴有里急后重、腹胀腹痛、肛门灼热、便脓血而恶臭，此时应该采用"通因通用"的原则，同样采用"下"法，以消除肠中蕴结之湿毒，达到不止泻而泻自止的目的。"敛"法是指选用具有收涩敛肠功能的药物，如乌梅、诃子、川石斛、赤石脂、禹余粮等，以涩肠敛泻，防止通下太过损伤津液。

〔丁金芳，黄云胜，李明花．施治明治疗大肠癌经验举要．上海中医药杂志，2007，41（5）：43.〕

四、陈锐深辨治大肠癌经验

陈锐深从事中医肿瘤临床工作多年，对大肠癌的治疗有较深的造诣，临床常获良效，现将其经验总结介绍如下。

（一）病因病机

陈氏认为大肠癌属于中医"肠澼""积聚""脏毒""锁肛痔"等的范畴，在中医古文献中虽未见有大肠癌之病名，

第八章 大肠癌

但有许多类似大肠癌的记载。《血证论》中说："脏毒者，肛门肿硬，疼痛流水。"《外科大成》中云："锁肛痔，肛门内外如竹节锁紧，形如海蛇，里急后重，粪便细而带扁，时流臭水"《外科正宗·脏毒论》中则有"其患痛连小腹，肛门坠重，二便乖违，或泻或秘，肛门内蚀，患烂经络，污水流通大孔，无奈饮食不餐，作渴之甚，凡犯些未得见其有生"。这些记载都与现代大肠癌的临床表现极为相似。

至于大肠癌的病因病机，陈氏认为早在古文献中就有论述。如《灵枢·五变》谓："人之善病肠中积聚者……则肠胃恶，恶则邪气留之，积聚乃伤，肠胃之间，寒温不次，邪气稍至，蓄积留止，大聚乃起。"《景岳全书·积聚篇》中提到："凡脾肾不足及虚弱失调之人，多有积聚之病，盖脾虚则中焦不运，肾虚则下焦不化，正气不行，则邪滞得以居之。"《外科正宗·脏毒论》中指出："又有生平情性暴急，纵食膏粱或兼补术，蕴毒结于脏腑，炎热流注肛门，结而为肿。"通过对古文献的整理研究及临床探索，陈氏认为大肠癌之病因主要有内外两方面因素，素体虚弱、脾肾不足是内因，饮食不节、情志不畅、起居不慎、感受外邪是外因。常见的病因病机有嗜食肥甘，饮食不节，损伤脾胃，脾胃运化失司，湿热邪毒蕴结肠道，日久而成病；情志不畅，肝气郁结，乘脾犯胃，运使运化失司，湿浊内生，留滞肠道，日久而成本病；寒温失节，或久坐湿地，感染邪气，致使脾胃受伤，升降失常，气机不畅，气滞血瘀，结于肠道而成本病；年老体弱，正气不足，感受外邪，邪毒下注，浸淫肠道，气血运行受阻，气滞血瘀，湿毒瘀滞凝结而成本病。总之，本病的病位在大肠，发病和脾肾密切相关，而脾虚湿毒瘀阻为大肠癌的最主要发病机理。本病以湿邪、热毒、瘀滞为标，正气不足为本，二者互为因果，是一种全身属虚，局部属实的疾病。

(二) 辨证论治

陈氏结合大肠癌的病因病机，临床上提倡辨证论治，认为大肠癌最常见的证型有湿热蕴结型、瘀毒内阻型和脾肾亏虚型三型。

1. 湿热蕴结型　主要症状为腹痛腹胀，大便滞下，里急后重，大便黏液，时伴有脓血，肛门灼热感，口苦口干，小便短赤，舌质暗红，舌苔黄腻，脉滑数。治当清热利湿，解毒散结，方选白头翁汤加减。

2. 瘀毒内阻型　主要症状为腹痛腹胀，痛有定处，腹有肿块，便下脓血黏液，或里急后重，便秘或便溏，大便扁平或变细，舌质暗红有瘀斑，苔薄黄，脉弦数。治当清热解毒，祛瘀散结，方选槐花汤加减。

3. 脾肾亏虚型　主要症状为腹痛下坠，腹部肿块增大，大便频数，便下脓血腥臭，口淡乏味，少气纳呆，腰膝酸软，形神俱衰，舌质淡暗，苔白，脉沉细。治当健脾补肾，益气活血，方选四君子汤加减。若腹痛甚，加延胡索15g，白芍15g，木香（后下）10g；大便秘结，加枳实15g，槟榔15g；腹泻频数、下痢赤白，加禹余粮30g，木棉花30g，罂粟壳15g；便血不止，加仙鹤草30g，山栀子炭10g，三七粉（冲服）3g；气虚乏力，加党参25g，白术15g，炙甘草6g；血虚眩晕者，加何首乌15g，黄精15g。

陈氏认为大肠癌发病较为复杂，总属本虚标实之证，病程中多见虚实夹杂，临床中难以单用某一证型来概括整个过程，故治疗当中要谨守辨证论治的原则，不可拘于一隅。早期患者其证候特点以湿浊、热毒、瘀阻等表现为主，治疗上以清热祛湿、活血解毒、化瘀消肿为法，以攻为主，可用藤梨根、白头翁、苦参、地榆、黄柏、败酱草以及赤芍、丹皮、忍冬藤、生大黄、三棱、莪术、桃仁等药物；中、晚期患者多以脾肾亏

第八章 大肠癌

虚、气血不足为主要表现,治疗多以健脾益肾、补气生血为法,常用的方药有附子理中汤、参苓白术散、四君子汤、八珍汤、补中益气汤等。

(三) 治疗首重健脾

陈氏认为恶性肿瘤的发病是一个复杂的过程,尽管有各种各样的外界致病因素,但归根到底,发病的关键还取决于人体内环境的失衡,脏腑、经络等的功能失调,即"内虚"。而在各种"内虚"中,脾胃虚弱又是最重要、最关键的病理基础。《医宗必读·总论证治》中说:"积之成也,正气不足而邪气踞之。"明代张景岳说:"脾肾不足及虚弱失调之人,多有积聚之病。"而脾虚湿毒瘀阻是大肠癌最主要的发病机制,脾虚在大肠癌的发病中尤显重要。因为脾为后天之本,主运化,脾虚则运化失常,精微失布,水湿停蓄,凝而不散,结为有形实邪,久则发为本病,治疗大肠癌当首重健脾,临床常用的健脾益气药有党参、黄芪、白术、薏苡仁、茯苓等。

(四) 重视辨证与辨病相结合

辨证论治是中医学的基本特点,也是中医治疗疾病的精华。恶性肿瘤的中医药治疗和其他疾病一样,也要按照中医学的四诊八纲、理法方药进行辨证论治。但由于大肠癌发病的特殊性,陈氏认为还应该在辨证论治的基础上,结合中医药多年的传统理论与经验,针对药物的性味、功效与临床运用特点,选择一些已证实有抗癌功效的药物,即所谓辨病治疗。只有辨病治疗和辨证治疗结合得当,临床上才能获得更好的疗效。常用的对大肠癌有效的药物有白花蛇舌草、半枝莲、七叶一枝花、苦参、仙鹤草、守宫、蜈蚣、薏苡仁等。另外,大肠癌发病病情多凶险,病势进展快,有时恐汤剂药效不够,而现代中药的深入研究以及剂型的改革则可很大程度上弥补这些不足,临床上可根据辨证论治的原则,适当选择一些中成药,常用有效的中成药有金龙胶囊、平消胶囊、复方苦参注射液、康莱特注射液、华蟾素注射液、艾迪注射液、奇宁注射液等。

〔曹洋,刘展华,陈志坚.陈锐深教授治疗大肠癌的经验.中医药学刊,2005,23(10):1750.〕

五、周维顺辨治大肠癌经验

周维顺擅长中医药治疗各种肿瘤,尤其在消化道肿瘤如大肠癌的治疗方面有着独特的经验,其疗效较好,他认为大肠癌的病因病机有内外之分,治疗过程中应注重辨证论治与辨病结合,随症加减,思路独到,现将其经验介绍如下。

(一)对病因病机的认识

大肠癌为消化系统常见恶性肿瘤,主要包括结肠癌和直肠癌,目前大肠癌的发病率已在我国上升到了第四位,本病患者发病平均自然戚时间为14个月,若得到合理治疗,可望长期存活。大肠癌属于中医"肠覃""脏毒""锁肛痔""下血""下痢"等的范畴。周氏认为大肠癌的病因病机分为内因和外因,外因为嗜食肥甘,饮食不节,损伤脾胃,湿热邪毒蕴结肠道;情志不遂,肝气郁结,致使运化失司,湿浊内生,留滞肠道;寒温失节,久坐湿地,感受邪气,致使脾胃受伤,气机不畅,气滞血瘀结于肠道。内因为年老体衰,正气不足,感受外邪,邪毒下注,浸淫肠道而成本病。本病病位在大肠,却和脾肾密切相关,是一种全身属虚,局部属实的疾病。

(二)辨证论治,病证结合

大肠癌确诊后,在早期应尽快争取手术机会,中晚期可结合化疗、放疗、免疫治疗等治疗手段。周氏认为该病临床各期均宜结合中医药治疗,他认为本病早期属邪实,治当清热利湿解毒,活血化瘀消积;中晚期属虚,应注重扶正,健脾益肾,滋阴养血,扶正以祛邪。大肠癌大致可分为湿热下注型、气滞

第八章 大肠癌

血瘀、脾肾阳虚、肝肾阴亏、气血双亏等五种证型进行辨证分型治疗。

1. **湿热下注型** 症见腹痛腹胀，口渴口干，大便黏液时伴脓血，小便短赤，舌苔黄腻，脉滑数。治宜清热利湿，解毒散结，常用方：野葡萄根30g，半枝莲30g，白花蛇舌草30g，苦参10g，蒲公英30g，猪苓15g，茯苓15g，生薏苡仁30g，炒薏苡仁30g，三叶青15g，灵芝30g，马齿苋15g。

2. **气滞血瘀型** 症见腹部刺痛，痛处固定不移，下利紫黑脓血，舌质紫暗有瘀斑，脉涩。治宜理气活血，消瘤散结，常用方：广木香5g，香茶菜15g，佛手片15g，绿梅花12g，丹参30g，延胡索15g，红藤30g，赤芍15g，金刚刺20g。

3. **脾肾阳虚型** 症见面色萎黄，腰膝酸软，畏寒肢冷，腹痛绵绵，喜温喜按，舌质淡，苔薄白，脉细弱无力。治宜温补脾肾，益气固摄，方用四君子汤加减。

4. **肝肾阴亏型** 症见五心烦热，口舌干燥，腰膝酸软，舌质红，脉细。治宜滋补肝肾，常用方：天冬15g，麦冬15g，五味子15g，灵芝30g，女贞子15g，山萸肉10g，枸杞子20g，南沙参20g，北沙参20g。

5. **气血双亏型** 症见面色苍白，体倦懒言，短气乏力，时有便溏，舌质淡，苔薄白，脉细弱无力。治宜补益气血，方用八珍汤加减。

（三）随症加减，特色用药

周氏对辨症论治也颇具心得，十分注重随症加减用药。腹胀痛甚者加延胡索、赤芍、木香、香茶菜等，失眠者加酸枣仁、夜交藤、合欢皮、琥珀等，纳差者加鸡内金、谷芽、麦芽等，恶心呕吐者加姜半夏、姜竹茹等，便血者加仙鹤草、三七粉、茜草等，出虚汗者加浮小麦、瘪桃干、鲁豆衣等，大便秘结者加大黄、枳实、厚朴等，呃逆频繁者加丁香、柿蒂等。

(四) 经验体会

在治疗过程中,周氏始终重视"热毒"的因素,他认为肿瘤局部炎症、感染、癌性毒素的释放在机体都可表现出热毒的征象,清热解毒类抗癌中药除有直接抗菌、抗病毒作用外,还有直接抑癌和清除癌性毒素的作用,故周氏在各证型中多用清热解毒类的抗癌中药,如半枝莲、白花蛇舌草、蒲公英、三叶青等。周氏还重视脾胃功能和睡眠质量,他认为脾胃主运化,脾胃功能正常与否直接关系到气血的生成,睡眠质量好坏又直接影响着人的精气神,两者状态好坏均关系到机体的抵抗力和患者的生存时间和生活质量,周氏多用鸡内金、谷芽、麦芽、神曲等健脾胃,酸枣仁、夜交藤、琥珀等安神助睡眠。重视扶正是应当特别注意的,在发病的各期都不忘扶正,只有正气充足,才能驱邪外出,常用灵芝、薏苡仁、怀山药、党参等扶助正气。此外,周氏还经常适当选用一些中成药,如西黄胶囊、参芪片、参莲胶囊、华蟾素等与汤药起协同作用,使药效更持久。

总之,中医药在大肠癌治疗上有着不可忽视的地位,在杀死癌细胞,缓解患者痛苦,减轻放化疗毒副反应,提高生活质量,延长生命诸方面都有着极其重要的作用,应当充分发挥中医药的优势。

〔唐娟,钱钧,黄芳芳.周维顺教授治疗大肠癌的经验.云南中医中药杂志,2007,28 (7): 1.〕

六、刘伟胜辨治大肠癌经验

刘伟胜辨治大肠癌,强调全面认识病因,动态分析病机,临证做到辨病辨证结合,明辨标本虚实,把握六腑生理特点因势利导,重视中药保留灌肠使药物直达病所,提倡综合治疗优势互补。他以此为依据治疗大肠癌,取得了较好的临床疗效,

第八章 大肠癌

现将其经验介绍如下。

(一) 全面认识病因,动态分析病机

大肠癌的发病原因包括先天禀赋不足,恣食肥腻膏粱、醇酒厚味,或误食不洁、霉变食物,忧思劳累等。刘氏根据《医宗必读》"积之成也,正气不足,而后邪气居之"和《景岳全书》"凡脾肾不足,及虚弱失调之人,多有积聚之病。盖脾虚则中焦不运,肾虚则下焦不化,正气不行则邪滞得以居之"的论述,重视内虚尤其脾肾亏虚在肠癌发病中的作用。即脾肾不足,复因感邪,致脾胃运化失司,湿浊内生,流注大肠,气机阻滞,瘀血内蓄,湿瘀日久,形成积块而发为肠癌。湿瘀为基本病理因素,癌毒成为一种致病因素,正虚邪盛,癌毒侵肝犯肺而为转移。故本病是因虚致癌,因癌而益虚,此亦是不同于其他内科疾病的病因病机特点。手术、放疗、化疗虽然为祛邪的治疗方法,但也可因伤正及其副作用而影响病情变化,如术后伤正、术后留瘀,化疗时致脾胃升降之枢失调而为恶心、呕吐、腹泻,化疗后骨髓抑制表现为气血亏虚、伤精耗髓等,直肠癌放疗后腹泻起初表现为湿热留蓄,后为脾肾亏虚。有鉴于此,刘氏认为大肠癌发病除外常见的内外因并重视内虚外,还需了解特殊癌毒,以及现代医学手术、化疗、放疗对病因病机的影响,如此全面认识病因,动态分析病机,以便更好地指导临床。

(二) 辨病辨证结合,明标本虚实

刘氏主张结合现代医学辨病与中医辨证论治治疗大肠癌。辨病是指运用现代医学检测手段如 CT、肠镜等明确病理学诊断、TNM 分期,了解其转归、预后,是治疗的前提和基础,辨证是中医的治疗特色,辨别大肠癌的部位、寒热、虚实。辨病与辨证相结合,根据现代医学研究进展了解病情转归及预后,以病统证,即在病情发展不同阶段表现为不同证型。脾虚湿毒瘀阻是大肠癌最主要的发病机制，湿热、瘀滞、癌毒是病之标，脾虚、肾亏是病之本，其病位在肠，与脾、胃、肝、肾关系密切。即大肠癌早期偏气滞、湿热、血瘀，晚期多偏脾肾阳虚、肝肾阴虚、气血亏虚。在辨证论治的同时，还须辨病用药，即选择经现代药理研究证实具有抗癌或抑癌活性的中药，如具有清热、解毒、利湿、理气、化瘀作用的白花蛇舌草、半枝莲、莪术、全蝎、蜈蚣、黄药子等；或抗癌中药注射液，如气滞血瘀用榄香烯注射液，脾虚湿阻用康莱特注射液，毒热蕴结用华蟾素注射液，或鸦胆子油乳注射液；配合口服抗癌中成药，如解毒化痰散结用增生平、平消胶囊，肠癌肝转移用肝复乐、金克（槐耳颗粒）冲剂、金龙胶囊等。

（三）把握六腑生理特点，因势利导

在具体辨治大肠癌时，刘氏认为应把握六腑生理特点，即六腑的共同生理特点是受盛和传化水谷。《素问·五脏别论》中说："所谓五脏者，藏精气而不泻也，故满而不能实，六腑者，传化物而不藏，故实而不能满也。"即六腑为泻而不藏，因此形成了六腑以通为补，以降为和的特点。因肠道恶性肿瘤滞碍腑道的通畅，阻滞气血、水湿的运行而表现为胀、痛、呕、闭等症状，因此，治疗大肠癌需根据"六腑以通为用"，"泻而不藏"之生理特点，或峻下，或缓通腑中湿邪、瘀血、浊毒等病理产物，对于因湿瘀毒所至泄泻频作、泻而不爽，伴有里急后重、腹胀、腹痛等症，治以"通因通用"，不能以止敛而闭门留寇，即达不止泻而泻止的目的，如此因势利导，使邪有出路。

（四）中药保留灌肠，直达病所

针对直肠癌、乙状结肠癌患者，刘氏认为可以增加或改变给药途径，保留灌肠。一方面为口服或静脉滴注整体调节中药，局部灌以祛邪解毒中药，直接作用于病变部位，更好地发

第八章 大肠癌

挥药物的治疗作用；另一方面，对于一些出现梗阻而呕吐严重、晚期肿瘤因纳差及长期卧床致肠蠕动减弱、不能耐受口服药物者，可经灌注药物，调整患者全身气血阴阳失衡状态，抑制肿瘤的生长。如口服药物配合灌肠，可用鸦胆子油乳剂肛滴，或配伍解毒消癥药如白花蛇舌草、半枝莲、莪术、蜈蚣、全蝎、枯矾、血竭等水煎后保留灌肠，对于各种原因所致不能口服或不便口服者，灌肠方药可据辨证分型加减。

（五）综合治疗，优势互补

由于大肠癌被确诊时大部分为中晚期，失去了手术根治机会，需要综合治疗。如何构建方案，以发挥中西医优势，提高临床疗效，是医生和患者都十分关注的问题。刘氏认为由于手术、放疗、化疗为祛邪治法，容易伤正，而中医药侧重整体调整，固护正气。在现代医学方面，应遵循循证医学研究最新成果，根据分期、分型，确定相应的治疗方案，如此发挥辨病与辨证论治的优势，即根据中西医治疗方法的特点，各取所长，优势互补，以构建中西医结合治疗方案。在手术期，以中药、针灸、热敷和保留灌肠调整患者的机能状态，更好地耐受手术，防止术后粘连、炎症引起的肠梗阻及复发、转移，争取术后尽快康复。

另外，中医辨证综合治疗可配合化疗、放疗，以减毒增效。中医药能扶正培本，提高免疫功能，对化疗起到减毒增效的作用，有利于化疗的顺利进行。因化疗导致的胃肠功能紊乱、白细胞下降、肝功能受损、神经毒性等毒副反应，使相当一部分人中止或放弃化疗，化疗前以健脾和胃中药预防消化道反应，如恶心、呕吐者用香砂六君子汤加减治疗，化疗期间配合健脾补肾的中药防治化疗药物引起的骨髓抑制，用药如黄芪、党参、补骨脂、骨碎补、菟丝子等。化疗后攻补兼施，能使虚弱的机体尽快恢复，防止病情变化。在放疗期间同时应用中药治疗，多辅以清热利湿，放疗后注意补脾益肾兼化瘀以减轻放疗副反应，提高生存质量，防止复发和转移。

〔白建平，邓宏，张海波．刘伟胜教授治疗大肠癌经验简介．新中医，2010，42（11）：132.〕

第二节　经典验案点评分析

一、刘祖贻治疗大肠癌案

导读：结肠癌术后，并经化疗、放疗，出现下腹胀满、乏力、纳差、两胁作胀刺痛等症状，中医辨证属于气滞血瘀，脾胃气虚，余毒内结者，其治疗当以行气活血，健脾解毒为法。

案体：李某，男，37岁，2003年10月19日初诊。患者结肠癌术后（曾进行放疗、化疗等处理）1个月，下腹胀满、乏力3周，伴纳差，有时两胁作胀或刺痛，口干苦，寐差，查腹部平软，压之无硬块、不痛，舌质淡暗，苔白黄，脉细。考虑为结肠癌术后气滞血瘀，脾胃气虚，余毒内结，治以行气活血，健脾解毒。处方：郁金10g，广木香6g，延胡索10g，莪术10g，砂仁5g，三七粉6g，黄芪30g，党参10g，鸡内金10g，麦芽30g，臭牡丹60g，白花蛇舌草50g，藤梨根30g，菝葜30g。取7剂，每日1剂，水煎服。复诊时患者腹胀、乏力减轻，纳食增加，两胁作胀或刺痛消除，查舌质淡暗，苔白黄，脉沉细，病已经好转，原方减三七粉，加神曲、北山楂，继续服用。

〔贺兴东，翁维良，姚乃礼．当代名老中医典型医案集·内科分册．北京：人民卫生出版社，2009.〕

评析：结肠癌患者术后经化疗、放疗者，治从行气活血，健脾解毒入手，可获较好的疗效。本例患者结肠癌术后又经化

第八章 大肠癌

疗、放疗，正气必然受损，然病人表现以实象为主，即腹胀、胁痛、舌暗、苔白黄，为气血瘀滞之征，亦有如乏力、纳差、脉细等脾胃气虚之征。治当行气活血，健脾消食，又当酌情使用臭牡丹、藤梨根、白花蛇舌草等药以清解余邪毒气。主要症状减轻后，当重视调理脾胃运化吸收功能，酌增消食健脾和胃之品，随证情加减，灵活变通。

二、施治明治疗大肠癌案

导读：肿瘤手术及放化疗往往对脾胃功能造成很大伤害，在遣方用药时要始终注意保护患者的胃气，本例患者证属术后余毒未净，脾胃虚弱，治以益气健脾，理气解毒，疗效满意。

案体：高某，男，37岁，2003年8月22日初诊。患者自2002年4月起经常出现黑便，经治未愈，2003年3月于某医院行B超检查发现右腹部实质肿块占位，即行剖腹探查，术中发现横结肠中段有3个4×5×5cm大小的肿块，横结肠系膜有1个约1×1.2cm大小的淋巴结，行阑尾切除及横结肠部分切除术，病理检查显示"溃疡型黏液腺癌"，术后行化疗4个疗程，胃肠道反应较明显。刻诊患者大便溏薄，日行3~4次，神疲乏力，夜寐尚安，纳后胃脘不舒，舌质淡，苔薄白，脉细缓。辨证为术后余毒未净，脾胃虚弱，治拟益气健脾，理气解毒。处方：太子参12g，白术9g，茯苓15g，川石斛12g，八月扎15g，红藤15g，菝葜30g，野葡萄藤30g，川黄连5g，苏叶9g，生薏苡仁30g，怀山药30g，乌梅9g，木香9g，鸡内金12g，谷芽30g，麦芽30g，菟丝子12g，补骨脂12g。服药14剂二诊，患者大便次数减少，无胃脘不适，纳食增加。原方续服1个月后，大便恢复正常，纳食正常，体重增加。继续以上方为基础随症加减服用，症情稳定，经检查未见复发和转移。

〔丁金芳，黄云胜，李明花. 施治明治疗大肠癌经验举要.

上海中医药杂志，2007，41（5）：43.］

评析：本例患者反复黑便1年余，脾胃虚弱，正气亏损，邪毒瘀阻，术中发现腹腔淋巴结转移，已属晚期，术后邪毒未净，且更伤脾胃。《内经》强调人以"胃气为本"，认为脏腑"皆得气于胃"。所以施氏常依据"有胃气则生，无胃气则死"来判断患者的预后，同时认为肿瘤手术及放化疗往往对脾胃功能造成很大的伤害，在遣方用药时当谨守病机，权衡利弊，始终注意保护患者的胃气。本例患者的治疗，重在调理脾胃，以太子参、白术、茯苓、怀山药、生薏苡仁健脾益气为主，稍佐红藤、菝葜、野葡萄藤活血解毒以祛邪，同时以乌梅、川石斛涩肠，全方扶正祛邪，攻补兼施，切合病机，故取得了较好的疗效。

三、谷铭三治疗大肠癌案

导读：直肠癌术后复发转移，中医辨证属湿热瘀毒泛滥，流注少腹及体表者，其治疗当以清热利湿，解毒散结为法，注意守法守方，并随证情变化灵活加减用药，可取得较好疗效。

案体：王某，男，52岁。患者1988年5月因大便时溏时结，伴有新鲜血液，有下坠感，而到医院就诊。肛门指诊指套上有血，后经直肠镜检查发现在直肠上端有3.0×3.0cm的溃疡面，中间凹陷，覆盖有白色的苔状物，溃疡周边外凸，质地硬，病理诊断为直肠腺癌。同月28日手术，之后两年间先后化疗5个疗程。1990年初，患者出现消瘦，少腹疼痛，下肢浮肿，以右下肢为重，复查诊断为直肠癌术后复发，腹部转移，因拒绝再次手术，前来找中医治疗。1990年4月1日初诊时，患者四肢肌肉瘦削，呈痛苦状，腹部凹陷，肝脾未触及，右下腹可触及时8.0×9.0cm的包块，质地硬，可稍微推移，压痛不甚明显，腹部移动性浊音（-），双侧腹股沟可触

第八章 大肠癌

及花生米大淋巴结数枚，右下肢肿胀不痛，按之如泥，查舌质暗，边有紫斑，苔少，脉弦细。证属湿热瘀毒泛滥，流注少腹及体表，治宜清热利湿，解毒散结。处方：夏枯草25g，槐角20g，金银花25g，败酱草25g，连翘25g，薏苡仁50g，木鳖子25g，三棱25g，莪术25g，乌梅25g，浙贝母15g，黄芪20g。每日1剂，水煎取汁，早晚分服。上方服用10剂后复诊，患者少腹疼痛及右下肢浮肿明显减轻，患者大喜，继续按上述方案治疗。遵医嘱守上方随症化裁又服80余剂，右下腹肿块缩小为6.0×7.0cm，右下肢肿胀消失。之后继续服药，1991年春节患者死于突发性脑出血。

〔谷言芳．谷铭三治疗肿瘤经验集．上海：上海科学技术出版社，2002．〕

评析：本案系直肠癌术后复发转移患者，中医认为此证与湿热内蕴、湿毒滞肠有关。由于病情发展，体质逐渐衰弱，导致湿热瘀毒泛滥，流注于腹腔则成积块，循经流注入体表则浅表淋巴结肿大。治疗当以清利湿热、解毒散结为主。方中夏枯草、槐角、金银花、败酱草、连翘、薏苡仁清热解毒利湿，黄芪益气利水，木鳖子、三棱、莪术、浙贝母软坚散结。由于辨证准确，治法得当，药味集中，药力较猛，顿挫病势，湿毒收敛，病情趋缓。

四、郁仁存治疗大肠癌案

导读：结肠癌手术后化疗期间，其治疗当以健脾补肾、益气养血为法，用以扶正减毒增效，化疗结束后则当扶正与祛邪相结合，扶正以健脾补肾为主，祛邪以清热解毒化瘀为主。

案体：霍某，男，52岁，1999年10月22日初诊。患者既往有高血糖、高脂血症数年，于1999年8月16日行横结肠癌切除术，病理为中分化腺癌，无淋巴结转移，术后曾行化疗

2周期，于横结肠癌术后2月来诊。诊时患者恶心，纳少，大便正常，舌质暗红，有瘀点瘀斑，中有裂纹，舌苔白厚，脉沉弦滑。考虑患者为老年男性，正气渐虚，手术更伤气血，气虚鼓动无力，而致血瘀，化疗复伤气血；舌质暗红，有瘀点瘀斑为血瘀之表现，纳少为脾气不足之征。辨证属气虚血瘀证，化疗期间当以健脾补肾，益气活血为法调理。处方：生黄芪30g，太子参30g，白术10g，茯苓10g，生薏苡仁15g，莪术10g，鸡血藤30g，丹参15g，焦三仙各10g，鸡内金10g，砂仁10g，女贞子15g，枸杞子10g，山萸肉10g，草河车15g。每日1剂，水煎服。1999年11月5日二诊，化疗后患者白细胞偏低，纳少，乏力，舌质暗红，舌苔薄白，脉弦滑数，继以健脾补肾，益气养血为法治之。处方：生黄芪30g，太子参30g，白术10g，茯苓10g，莪术10g，鸡血藤30g，天花粉15g，草决明15g，女贞子15g，枸杞子10g，山萸肉10g，仙灵脾10g，焦三仙各10g，鸡内金10g，砂仁10g，炙甘草6g。2000年8月11日三诊，患者结肠癌术后1年，一般情况可，纳食正常，二便调，偶有腹痛，查舌质暗红，苔薄白，脉沉细弦，化疗结束后中药改为扶正祛邪相结合，以健脾补肾，清热解毒化瘀为法。处方：藤梨根15g，白花蛇舌草30g，白英30g，龙葵20g，白术10g，茯苓10g，土茯苓15g，党参15g，生黄芪30g，枸杞子10g，女贞子15g，焦三仙各10g，鸡内金10g，炙甘草6g。2003年10月31日四诊，患者结肠癌术后4年余，3年来一直服用中药，以上方加减，近期复查未见异常，纳食正常，睡眠可，二便调，查舌质暗，苔薄白，脉沉弦，以处方调理之。处方：生黄芪30g，太子参30g，鸡血藤30g，丹参15g，莪术10g，草河车15g，女贞子15g，枸杞子10g，土茯苓15g，白花蛇舌草30g，焦三仙各10g，砂仁10g。2005年12月2日五诊，患者结肠癌术后已经6年余，一般情况好，脉沉细弦，舌质暗，苔薄白，仍守上方去莪术，每周3剂，继续服用。

〔贺兴东，翁维良，姚乃礼．当代名老中医典型医案集·内科分册．北京：人民卫生出版社，2009.〕

评析：针对手术后化疗期间的结肠癌患者，中医治疗原则是健脾补肾，益气养血，以减轻化疗的毒副反应，保护骨髓造血机能及脾胃消化功能，使患者能顺利完成治疗计划。常用的处方如上方，血象较低者常加紫河车、鹿角胶、龟甲胶等血肉有情之品。本患者化疗期间一直以上方加基础加减治疗，化疗完成较顺利。化疗结束后，中医治疗总的原则是扶正与祛邪相结合，扶正以健脾补肾为主，因肾为先天之本，脾为后天之本，祛邪以清热解毒化瘀为主，治疗大肠癌常用藤梨根、白花蛇舌草、白英、龙葵、土茯苓等药抗癌。本例患者2000年8月11日三诊时的方为用于大肠癌术后、化疗后的长期调理方。本例患者长期服用中药治疗，病情稳定，药味较前有所减少，但总原则仍是扶正与祛邪结合，患者长期以本方随证加减，每半年进行全面复查，身体情况良好，服药至今，中药目前隔日1剂，最后1次就诊时间为2005年12月2日。

五、刘志明治疗大肠癌案

导读：结肠癌切除术后，经配合化疗、支持疗法等，症状虽减一时，然又复发同前，出现胃肠湿热蕴结，气血阻滞之证者，其治疗以清疏消滞，行气活血为法，可取较好的疗效。

案体：蔡某，女，43岁，1981年6月29日初诊。患者于1975年下半年出现左下腹隐痛，大便每日2～4次，便稀带黏液，多次大便常规检查提示白细胞满视野。1976年做纤维结肠镜检查诊断为慢性结肠炎，经西医治疗效果不显。1981年1月起，腹痛加重，并向骶尾部放射，大便偏稀，除黏液外，常有鲜血。1981年2月经北京某医院乙状结肠镜检查及钡剂灌肠显示乙状结肠中段左侧壁有1.9×1.3cm局限扁豆隆起，病理确诊为乙状结肠腺癌。3月初行乙状结肠部分切除及乙状结肠直肠切除端端吻合术，术后配合化疗，症状明显改善，但1个月后腹痛、便脓血又作，虽经化疗、支持疗法，不见好转。西医考虑为"癌扩散"，并与其家属谈话谓"预后不良"，且患者体质每况愈下，不能再接受化疗，遂来我院求治于中医。诊其形体消瘦，面色㿠白，脐周及少腹阵阵作痛，痛甚则欲便，大便每日3~4次，质稀，可见黏液及血，排便不畅，里急后重，口中黏腻而苦，纳呆，心悸乏力，睡眠不实，舌苔黄腻，脉细滑，大便常规检查红细胞、白细胞均满视野。处方：当归、白芍、防风、枳壳、黄芩、黄连、川厚朴、槟榔各9g，生黄芪15g，木香4.5g，生薏苡仁18g，甘草6g。每日1剂，水煎服。1981年7月27日二诊，患者自述服用上方近1个月，腹痛减轻，里急后重基本缓解，大便中脓血亦减少，黄腻苔已化，湿热之证减，仍宗上方进退，去防风、枳壳、黄连、薏苡仁，加太子参12g，苍术9g，陈皮9g，焦三仙各18g，每日1剂，水煎服。以上方加减坚持服用2年余，患者体质明显增强，体重增加，饮食改善，腹痛缓解，大便每日1行，已成形，仅有少许黏液，大便镜查已无红细胞，临床症状基本消失。治后至1983年11月已存活年余，并能从事轻家务劳动，恢复并工作。

〔李仁济. 名老中医肿瘤验案辑按. 上海：上海科学技术出版社，2009.〕

评析：《景岳全书·杂证谟·积聚》中说："治积之要，在知攻补之宜，而攻补之宜，当于孰缓孰急中辨之。凡积聚未久而元气未损者，治不宜缓，盖缓之则养成其势，反以难治，此其所急在积，速攻可也。若积聚渐久，元气日虚，此而攻

第八章 大肠癌

之,则积气本远,攻不易及,胃气切近,先受其伤,愈攻愈虚,则不死于积而死于攻矣。"本例患者腹痛、便脓血已6载有余,西医确诊为结肠癌,行切除术后,症状虽减一时,然又复发同前,乃属胃肠湿热蕴结、气血阻滞之证。便带脓血,滞下不爽,当予清疏消滞,行气活血之法,故取黄芩、黄连等苦寒之品清之燥之,以祛湿热之邪;合木香、槟榔、枳壳、川厚朴等行气导滞之品,气调则后重自除;取当归行血,血行则脓自愈;白芍一味,性味酸甘,有补脾制肝之功,取法于古方芍药汤之意。又因病发6载,气血耗伤,形体疲惫,病至此境,徒攻之则更伤正气,妄补之又滞实邪,两相掣肘,惟邪正兼顾是正途。然清之不可过于寒凉,防伤脾胃,取黄芩、黄连之微清可也;补之又不得过于温燥,防火加油,取生黄芪、太子参之淡补可也。如此,既无兜涩留邪之弊,更无荡涤伤正之害,是为两全之计,终获显效。

六、庞德湘治疗大肠癌案

导读:"有胃气则生,无胃气则死",治疗大肠癌必须时时注意顾护胃气,对于大肠癌术后中医辨证为损伤脾胃、脾胃虚弱者,宜扶正祛邪兼顾,以理气健脾,扶正抗癌之法调治。

案体:李某,男,75岁。患者3年前出现腹痛腹胀,伴肛门排气停止,腹部CT检查示乙状结肠肿瘤,在某医院行"乙状结肠肿瘤根治术",病理显示乙状结肠溃疡型中分化腺癌伴淋巴结转移癌,术后行"MFOLFOX6"方案化疗6周期(12)次,并定期复查。4月前复查CEA升高,再次入某医院,查肺部CT提示肺、胸膜转移可能,于4月前行"左肺楔形切除术+左胸膜活检术",术后病理示转移性腺癌,诊断为"乙状结肠癌术后肺、胸膜转移"。术后在我院行"XELOX"方案化疗5周期,化疗后Ⅱ度骨髓抑制,末次化疗后出现腹泻，大便每日4～5次，为烂便，无发热，无腹痛腹胀，无恶心呕吐。刻诊患者大便溏薄，每日4～5次，神疲乏力，夜寐尚安，进食后胃脘不舒，舌质淡，苔薄白，脉细缓。辨证为术后损伤脾胃，脾胃虚弱证，治宜理气健脾，扶正抗癌。处方：生晒参9g，白术10g，茯苓12g，炒陈皮10g，制半夏10g，炙黄芪30g，炒当归6g，猫人参30g，薏苡仁30g，枸杞子12g，鸡血藤20g，焦三仙各30g，苏梗10g，石见穿20g，白芍6g，大枣20g，炙甘草6g，生姜3片。取14剂，每日1剂，水煎取汁，分早晚温服。服药半个月后，患者大便恢复正常，纳食正常，乏力减轻，病情好转。患者要求继续巩固治疗。

〔刘军清，庞德湘．庞德湘教授辨治大肠癌经验拾萃．内蒙古中医药，2012，31（18）：127.〕

评析：手术、放疗和化疗是现在治疗大肠癌的重要手段，但手术、放疗和化疗对患者正气的严重损害以及所引起的毒副反应越来越引起人们的重视，中医药在减少术后并发症，恢复元气，加快机体恢复以及降低复发转移等方面有肯定的作用，放疗和化疗期间及放化疗之后辅助使用健脾和胃的中药是十分有益的。庞氏在临床中治疗大肠癌始终都强调顾护胃气，对于术后损伤脾胃、脾有虚弱的患者，主张以理气健脾，扶正抗癌之法进行调治。本例患者为化疗后脾胃受损，正气亏虚，庞氏根据《脾胃论》"有胃气则生，无胃气则死"的旨意，在遣方用药时注意保护患者的胃气，以生晒参、白术、茯苓等健脾益气，同时不忘祛邪，以石见穿、猫人参、薏苡仁等扶正抗癌，取得了较好的疗效。

七、张代钊治疗大肠癌案

导读：结肠癌术后，复加化疗损伤正气，中医辨证属于气虚血瘀者，当以健脾和胃，补益气血，解毒散结为治法，冀希

第八章 大肠癌

扶助正气,清除余毒,达到延长生命、提高生活质量的目的。

案体:郑某,女,68岁,2005年6月26日初诊。患者1年前体检行肠镜检查时发现结肠肿物,后于协和医院行乙状结肠癌切除术,术后病理为乙状结肠中分化腺癌,断端净,淋巴结转移3/18,术后恢复好,并行"艾恒+5-FU"化疗3个周期(具体剂量不详)。现患者口苦,肠鸣,纳食可,喜热饮,大便每日2次,基本成形,舌质暗紫,舌苔黄厚腻,脉沉细。临床诊断为结肠癌,属气虚血瘀证,治以健脾和胃,补益气血,解毒散结。处方:太子参20g,白术10g,茯苓10g,陈皮10g,黄芩10g,广木香10g,大枣7枚,焦三仙各15g,鸡内金30g,生薏苡仁30g,山药30g,山慈姑10g,女贞子15g,枸杞子15g。取7剂,每日1剂,水煎服。复诊时患者自述药后稍有腹胀,余症状均减轻,证属气虚血瘀,脾气亏虚,运化失职,因此腹胀,以理气健脾为主,原方适当加减,效不更方,继续服用。随访至今,病情稳定。

〔贺兴东,翁维良,姚乃礼.当代名老中医典型医案集·内科分册.北京:人民卫生出版社,2009.〕

评析:本例患者正气渐衰,气虚血滞,邪毒入侵,瘀毒内结,积于肠道在,而成肠覃,术后余毒未清,正气受损,舌质暗紫,为气虚血瘀,热毒未清之象。方用太子参、白术、茯苓、陈皮、山药健脾益气,广木香行气宽中,黄芩、山慈姑清热解毒,女贞子、枸杞子滋补肝肾,鸡内金、焦三仙和胃健脾。诸药配伍,共奏补益气血,健脾和胃,解毒散结之功。老年患者,重在提高生活质量,宗旨为带瘤生存。该患者结肠癌术后化疗未能完成常规疗程量,说明正气不足,中药主要以减轻症状为主,嘱患者同时自我调护,适当活动,收到良好疗效。

八、乔保钧治疗大肠癌案

导读：直肠癌可有便下脓血黏液、腹痛里急后重等症状，与细菌性痢疾、溃疡性结肠炎等有相似之处，若不注意鉴别容易出现诊治失误，本例患者实属直肠癌便血而初治误为痢疾。

案体：高某，女，30岁，1987年10月24日初诊。患者素体康健，两个月来少腹坠胀疼痛，阵发性加剧，大便夹带血性黏液，里急后重，当地卫生院诊断为"痢疾"，经用呋喃唑酮、庆大霉素等治疗十余天，少腹胀痛不减，血便日益严重，特转我科求治。现患者大便下血，每日数次，血多粪少，夹带脓液，甚则纯血无便，血色鲜红，气味异常，伴少腹胀痛，里急后重，口干喜饮，饮食尚可，查其形体消瘦，精神尚佳，面色晦暗，体温正常，小腹腹肌紧张，按压疼痛，肠镜检查怀疑直肠癌（浸润型），病灶组织经洛阳医专附院病理检查确诊为直肠癌，舌质红，苔黄腻，边不齐，脉弦滑数。此为湿热毒邪结聚，阻滞下焦气机，灼伤肠道血络，治以清热燥湿，凉血解毒。处方：白头翁15g，黄连9g，黄柏10g，苦参10g，广木香9g，槟榔13g，沉香3g，生大黄5g，焦山楂13g，枳壳7g，地榆10g，白芍30g，白花蛇舌草30g。取10剂，水煎顿服。1987年11月10日二诊，服上方显效，胀失痛消，下血明显减少，患者喜不自禁，惟后重不除，查舌质红，苔黄略腻，脉弦滑数。病虽有减，病机未变，治仍宗上方再加槟榔9g，白花蛇舌草30g，继进10剂。两个月后患者登门相告，上药尽剂，血止痛失，精神大振，已恢复正常劳动，遂劝其趁正气不虚及时手术，以求根治。

〔乔振刚．乔保钧医案．北京：北京科学技术出版社，1998.〕

评析：本例患者初诊时少腹坠胀疼痛，阵发性加剧，大便夹带血性黏液，里急后重，当地卫生院忽视鉴别诊断，就按痢疾进行治疗，其结果可想而知。之后经肠镜及病理检查确诊为直肠癌，中医辨证属湿热毒邪结聚，阻滞下焦气机，灼伤肠道血络，以清热燥湿、凉血解毒为治法，药证相符，故而取得了较好的疗效，不过所用中药只是通过辨证以改善症状，非治本之策，所以症状改善、体力恢复后医者劝其趁正气不虚及时手术，以求根治。此病例也从一个侧面说明不囿于西医诊断，中医辨证论治确能缓解直肠癌之临床症状。如若初诊时能重视鉴别诊断，结合辅助检查，则误诊误治不难避免，辨西医之病，查明病因、明确西医诊断，是正确治疗疾病的前提和基础。

九、李合国治疗大肠癌案

导读：详查病因，辨证准确，方能取得好的疗效。本案初治问诊不详，不加分析、不经辨证就认为是手术损伤正气，复加化疗，致使正气更虚，中焦气机阻滞所致，结果治疗失当。

案体：朱某，男，48岁，2005年5月27日就诊。患者2005年3月2日在某医院行结肠癌根治术，病理为中分化腺癌，无淋巴结转移，术后配合化疗2周期，因脘腹胀满、纳差乏力、嗳气恶心1周而来就诊。考虑为手术损伤正气，复加化疗，致使正气更虚，中焦气机阻滞所致，随给予补养气血，滋补肝肾，健脾和胃，调中益肠之剂，方用补中益气汤加减。处方：党参30g，白术15g，茯苓12g，当归12g，黄芪30g，阿胶（烊化）12g，枸杞子15g，女贞子15g，熟地15g，川芎12g，白芍12g，鸡血藤15g，川厚朴9g，陈皮12g，麦芽12g，甘草6g，大枣6枚。取7剂，每日1剂，水煎服。服药5剂，患者脘腹胀满、嗳气恶心诸症状不减反而日渐加重，看似正气虚弱，脾胃运化功能障碍，据此治之为何药后无效？细问之，方知患者脘腹胀满、纳差乏力、嗳气恶心的出现，是因为前两天患者自认为体虚而用人参炖母鸡进补造成的，查其舌质红，苔厚腻，脉弦滑。脉症合参，当属饮食伤胃之证，随以健脾益胃、消食和中、益肠消胀为法，给予保和丸加减治之。服药2剂脘腹胀满、嗳气恶心大减，纳食增加，守方加减继续调治半月，患者自述除仍稍有神疲乏力外，别无明显不适。

〔尹国有，饶洪．胃肠病中医验案点评与误案分析．北京：人民军医出版社，2010.〕

评析：本例患者初治时忽视辨证论治，一见是手术、化疗后出现的脘腹胀满、纳差乏力、嗳气恶心，不加分析、不经辨证就认为是手术损伤正气，复加化疗，致使正气更虚，中焦气机阻滞所致，而没有询问患者其起因，没能详查其舌苔脉象，结果造成误诊误治。后来详查病因，结合舌苔脉象，四诊合参，辨证准确，药证相符，故而疗效较好。如若临证时能仔细询问病史，其发病原因用人参炖母鸡进补可知，再结合舌质红，苔厚腻，脉弦滑，其饮食伤胃之证的诊断不难确立，给予健脾益胃、消食和中、益肠消胀之法，用保和丸加减治之则为正治，辨治失当不难避免。

十、刘祖贻治疗大肠癌案

导读：结肠癌术后出现肺转移，以胸闷、胸痛，牵引背部，有气促压迫感，胃脘不适，纳差为主要表现，中医辨证属痰瘀阻肺，余毒内结者，当以化痰活血、解毒散结之法治疗。

案体：熊某，男，68岁，2003年11月5日初诊。患者半年前因结肠癌在湘雅医院行手术切除，术后化疗、放疗及中药治疗，其间未见任何不适。1个月前出现胸闷胸痛，经胸部CT、支气管镜等检查，发现右肺有一 $4.4 \times 4.5 \times 5.5$ cm 的肿块，多方服药无效。现患者胸闷、胸痛，牵引背部，有气促压迫感，胃脘不适，纳差，口稍干苦，查舌质暗红，苔白厚腻，脉细滑。诊断为结肠癌术后肺转移，证属痰瘀阻肺，余毒内结，以化痰活血，解毒散结之法治疗。处方：浙贝母10g，薏苡仁15g，法半夏10g，瓜蒌壳10g，北山楂10g，山慈姑10g，蚤休15g，猫爪草30g，菝葜30g，生牡蛎30g，丹参15g，郁金10g，太子参30g。取7剂，每日1剂，水煎服。二诊时患者胸闷胸痛、压迫感减轻，但仍觉气促，胃脘不适，纳差，查舌质暗红，苔薄白腻，脉细滑。上方去猫爪草、瓜蒌壳，加鸡内金10g，陈皮6g，杏仁10，枳壳10g，再取7剂，继续服用。三诊时患者自述此次就诊前3天胸闷胸痛、压迫感、气促已缓解，现纳食增加，胃脘无不适，查舌质暗红，苔薄白腻，脉细滑，以二诊方药继续服用。

〔贺兴东，翁维良，姚乃礼．当代名老中医典型医案集·内科分册．北京：人民卫生出版社，2009．〕

评析：结肠癌术后肺转移者，其治疗不能只盯着肠道，应兼顾肺脏，以化痰活血，解毒散结之法治疗。本例患者的治疗体会有三：一是癌症术后转移的患者，邪实正不虚者，仍可以直攻其邪，如本例即用化痰活血、解毒散结之品为主；二是癌毒邪气虽以痰、瘀、毒等结聚为病，临床辨证仍当根据症状、体征辨其多寡有无；三是无论虚证、实证均可酌情使用"调理脏气"（如本例病在肺者宣降肺气、清肺理气等）、"和胃消食"（如本例中加用鸡内金、陈皮、法半夏等）之法。

十一、陈昱治疗大肠癌案

导读：体虚邪实是老年中晚期肿瘤症候的特点，扶正祛邪是其治疗的总法则。对于大肠癌术后呈现脾虚湿蕴症状的患者，其治疗当以益气健脾，渗湿止泻为主，佐以清热解毒抗癌。

案体：李某，女，83岁，2010年9月7日初诊。患者两个月前因大便习惯改变、血便就诊，于 2010 年 7 月 12 日全麻下行腹腔经右半结肠切除术。术后病理回盲部溃疡型肠癌 Ⅲ 级，部分为腺癌，肿瘤大小约 5.5cm×3cm，浸润肠管全层，淋巴结转移 5/37，术后口服希罗达。刻诊患者精神尚可，形体消瘦，无腹痛，大便次数增加，呈糊状，黏腻不爽，腰酸时作，胃纳一般，夜寐一般，舌苔薄黄、根稍厚，脉小滑带涩。辨证为脾虚湿蕴，予参苓白术散加减。处方：党参 10g，白术 15g，茯苓 15g，葛根 15g，陈皮 6g，制半夏 9g，白扁豆 12g，白豆蔻 3g，苍术 9g，焦神曲 15g，生薏苡仁 15g，木香 6g，黄连 3g，莪术 9g，怀牛膝 12g，菝葜 15g，藤梨根 15g，地锦草 18g，凤凰衣 6g。取 14 剂，每日 1 剂，水煎取汁 400ml，分早、晚 2 次温服。2010 年 9 月 21 日二诊，患者大便次数有所减少，胃纳渐增，舌苔白厚，脉滑，上方去焦神曲，加竹茹 6g，大豆卷 3g，枳壳 9g，增加化湿之效，再取 14 剂，继续服用。2010 年 10 月 9 日三诊，患者大便日行 2 次，质软，夜寐欠安，余证同前，上方去葛根、枳壳，加诃子肉 15g，石菖蒲 15g，夜交藤 30g，合欢皮 15g，继续服用。续服 1 年 6 个月，患者大便基本正常，无明显不适，病情稳定。

〔余清清. 陈昱治疗大肠癌验案举隅. 河北中医，2012，34（7）：969.〕

评析：体虚邪实是老年中晚期肿瘤症候的特点，陈氏尤为重视对脾胃的调理。患者耄耋之年，邪气虽实，然正气亦虚，其临床症状所见神疲乏力，大便稀薄黏腻等，反映出脾气虚弱、脾失健运的特点，治疗当扶正祛邪，扶正即扶助正气。脾胃为后天之本，气血生化之源，大便癌术后肠道功能的恢复与脾胃升降功能密切相关。《灵枢·本输》中说"大肠小肠皆属于胃，是足阳明经也"，《素问·灵兰秘典论》中有"大肠者，传导之官，变化出焉"，故大肠癌的治疗尤应重视脾胃的升清降浊。本例患者脾虚湿蕴,治以益气健脾,渗湿止泻为主,佐以清热解毒,以参苓白术散加减最为适宜,加怀牛膝以补肝肾、强筋骨,苍术、白豆蔻燥湿健脾,陈皮、半夏以燥湿化痰,葛根升阳止泻兼有活血之效,藤梨根、莪术解毒抗癌。诸药配合,切中大肠癌术后脾虚湿蕴之发病机制,故而取得了较好的疗效。

十二、何任治疗大肠癌案

导读:结肠癌术后并进行化疗,体质虚弱明显,恶心呕吐,腹痛腹泻,中医辨证属正虚邪存者,治以扶正祛邪与辨证施治相结合,谨慎选方用药,并随证灵活加减,可获较好疗效。

案体:吴某,女,37岁,1990年6月20日初诊。患者于1990年4月初患乙状结肠癌,经某肿瘤医院手术切除并进行化疗,半个月后因体质虚弱明显(血红蛋白62g/L,白细胞1.3×10^9/L),恶心呕吐,乃终止化疗,请求中医治疗。诊时患者腹痛,腹泻(每日15次左右),身困乏力,面色苍白,头晕神倦,毛发稀少枯黄,舌苔白薄腻,脉濡。此乃术后正虚邪存,治以扶正祛邪。处方:人参(另煎)6g,黄芪20g,苍术15g,白术15g,白芍18g,黄连4g,广木香9g,七叶一枝花15g,白花蛇舌草15g,猫人参30g,蒲公英30g,马齿苋30g,薏苡仁(分次煮熟,每日晨空腹服食)100g。6月27日二诊,患者自述服药7剂后腹痛减轻,腹泻次数减少,每日7~10次,药已见效,原方再进。7月12日三诊,患者大便基本正常,每日1~2次,已成形,腹痛基本消失,头晕、虚乏好转,恶心除,精神渐朗,查血常规血红蛋白98g/L,白细胞3.8×10^9/L,饮食渐增,面色略有好转,原方去马齿苋、广木香,加怀山药15g,绞股蓝30g,归脾丸(包煎)30g,继续服用。9月5日四诊，患者病情好转，大便正常，纳食好，夜寐较安，血常规检查正常，唯下肢软乏，上方去黄连，加川断9g、川牛膝9g。11月20日五诊，患者自觉症状消失，二便正常，体力恢复较快，血常规检查正常，病得治愈康复，自感恢复良好，于1992年1月3日上班工作。后又坚持继续服药两年，其中又经3次复查，未见异常。随访至今，康复如常，坚持上班工作。

〔何任．何任临床经验辑要．北京：中国医药科技出版社，1998.〕

评析：《景岳全书·论治》中说："凡脾肾不足，乃虚弱失调之人，多有积聚之病。盖脾虚则中焦不运，肾虚则下焦不化，正气不行，则邪滞得以居之。若此辈者，无论其有形无形，但当查其缓急，皆以正气为主。"本病属于中医学"脏毒"的范畴，其发病主要与胃肠失和、湿浊内生、郁而化热有关，或饮食不节，损伤胃肠，酿成湿热，浸淫肠道，肠道气血运行不畅，日久蕴结化为热毒，致使正气内耗，邪毒内盛而发病成癌。本例患者肠癌虽以手术切除，但症状未改善，又因化疗而正气日虚，体力不支，若继续化疗，或加速恶化重笃。中医治疗本病主要运用扶正祛邪与辨证施治相结合的原则，扶正者，乃参、芪、术、药之类，补气健脾；攻邪者，乃七叶一枝花、白花蛇舌草、蒲公英、马齿苋等，既有抗癌药物，又有清热燥湿解毒之药。唯以合用，才能攻补兼施，抗癌而不伤正气。

第九章 前列腺癌

前列腺癌是发生于前列腺的恶性肿瘤,也是最常见的男性肿瘤之一,年龄越大,发病率越高。在欧美国家,前列腺癌的发病率很高,我国属前列腺癌的低发地区,但近年来随着人口老龄化的加快,以及生活环境、饮食结构改变等因素的影响,前列腺癌的发病率有上升的趋势。前列腺癌的发病原因至今尚未完全阐明,一般认为其发病与体内雄激素和雌激素的平衡紊乱有关。根据流行病学资料的报道,前列腺癌的发病与种族遗传和年龄有关,环境、饮食也是不容忽视的因素,此外慢性炎症刺激、病毒也可能是其发病原因。前列腺癌早期症状并不典型,较易被忽视,一旦被发现多已属中、晚期,给治疗带来诸多困难,尽早发现并及时治疗前列腺癌显得尤为重要。

根据前列腺癌的临床表现,可见其归属于中医学"癃闭""癥瘕"等的范畴。中医认为前列腺癌的病位在膀胱、精室,其主要病因病机为肾气亏虚,痰瘀内阻,湿热下注。年老体弱,或年壮时房劳过度,损伤肾气,以致肾气亏虚,气化不利,水湿痰浊易于内停;肾气亏虚致全身气血运行无力,气滞血瘀,与水湿痰浊等互结,阻于精室,发生肿块。饮食不节,损伤脾胃,湿热湿浊内生,下注精室,与气血抟结,发生肿块。气血水湿痰浊互结,阻于精室,结于膀胱,阻塞水道,则小便不利或闭而难出;湿热内蕴,热伤血络,或日久气血亏虚,气不摄血,则血溢脉外而尿血。前列腺癌总以正气内虚为本,邪气凝结为标,其辨证当辨病之新久,察标本虚实为要点。

前列腺癌的治疗关键要抓一个早字,早期诊断、早期治疗是影响患者生存率的关键,在肿瘤局限在前列包膜内时以手术切除为主,若病变侵犯前列腺包膜以外,则以保守治疗(放疗、化疗)为主,中医药对减轻前列腺癌患者疼痛不适、小便不利诸症状,防止其复发转移,延长生命,提高其生存质量,以及减轻放疗、化疗的毒副反应等方面,均有一定疗效。

中医治疗前列腺癌,要以辨证论治为指导,从复杂多变的症状中探索出其中最主要的症候群,找出证型所在,结合辨病的特殊性,扶正与祛邪兼顾,恰当选法用药。在药物的选用上,要注意在辨证施治的同时酌情加用具有抗癌作用的中药,做到祛邪不伤正,扶正勿忘祛邪,"治证"与"治癌"并施。

第一节 中医名家辨治经验

一、彭培初辨治前列腺癌经验

彭培初认为,前列腺癌的诊治要充分了解掌握西医研究动态,把握中医辨证的主线,进而理清治疗的脉络,做到病症参合,把握主要矛盾,找准切入点。他治疗前列腺癌,提出把握阴阳转归的主线,早期真阴受损,以滋补肾阴为主,晚期阴损及阳,寒凝湿滞,治以温阳散寒为重,以提高患者生活质量,延长生命。

(一)中医对前列腺癌发病的认识及参与治疗的立足点

前列腺腺体位居下焦,下焦为肾与膀胱所居,肾藏精,为生殖发育之源,主骨生髓,《难经》中说:"脏各有一耳,肾独有两者,何也?然肾两者,非皆肾也,其左者为肾,右者为命门。命门者,诸神精之所舍,原气之所系也,男子以藏精,

第九章　前列腺癌

女子以系胞。"故前列腺为藏精之所，属命门之肾。从经络关系看，前列腺属阴器，阴器者筋，为足太阴脾经、足阳明胃经、足少阴肾经、足厥阴肝经所聚，为冲、任、督之汇所。《灵枢·经脉篇》云："肾足少阴之脉，起于小指下……出腘内廉，上股内后廉，贯脊，属肾，络膀胱。其直者，从肾上贯肝、膈，入肺中，循喉咙，挟舌本。其支者，从肺出，络心，注胸中。"清楚地指出前列腺所属的经络走向、转变相通，对前列腺病的论治入手有一定的指导意义。前列腺癌的发病原因较为复杂，从中医角度看无外乎内因与外因两个方面：外因为六淫之邪，内因为正气之不足和七情乖戾，由于致病因素的作用，导致机体阴阳失调，脏腑功能障碍，经络气血运行失常，气滞血瘀，痰凝毒聚，相互交结而发病。

前列腺癌在欧美国家的发病率非常高，西医诊疗的研究较为深入，1941年就提出前列腺是雄激素依赖性器官，绝大多数前列腺癌细胞生长依赖雄激素的刺激，减少体内雄激素的作用可明显抑制前列腺癌细胞的生长的观点，这与《素问·上古天真论》中所说的"丈夫二八肾气盛，天癸至，精气溢泻，阴阳和，故能有子……七八肝气衰，筋不能动，天癸竭，精少，肾脏衰，形体皆极"的认识异曲同工。西医的治疗除了根治性切除或者放疗的手段外，还有依据这一理论进行的睾丸切除或注射雄激素阻断的药物等去势方法来治疗前列腺癌。但疾病的复杂性还在于这种措施不能获得持续性的疗效，癌细胞可以脱离对雄激素的依赖继续进展，称为激素非依赖性，原先得到控制的症状再次发展，西医目前还没有很有效的治疗方法。了解了这样一个西医诊疗的脉络，对于中医治疗是有很大的参考意义的。因为前列腺癌患者的治疗是一个相对较长的过程，患者接受的不是非此即彼的治疗，中医和西医在此期间相互配合，目的是提高患者生活质量，延长生命。

(二) 辨证与治疗

临床上鲜有未经西医治疗的前列腺癌患者，因此中医辨证可以密切地结合西医治疗过程，而分为根治性手术或放疗后、去势治疗期以及激素非依赖期几个节点。

1. 根治性手术或放疗后　此期患者可称为西医学意义上的治愈。彭氏认为，以中医观点来看，肾藏真阴而寓元阳，为先天之本，前列腺癌导致真阴受损，封藏之职失司。术后亦然，失不可得，证多见腰背酸痛、小便滑利等，而术后复发亦非罕见，中医的扶正治疗有相当积极的意义。此期患者以补肾阴为主，用六味地黄丸加减。

病案举例：王某，男，56岁。体检查前列腺特异性抗原（PSA）为6.2ng/ml，肛门指检前列腺有结节，行前列腺穿刺活检Gleason评分3+3。2006年2月行前列腺癌根治手术，术后PSA在0.1ng/ml以下。2006年4月初诊，患者主诉漏尿，勃起不佳，舌质红，苔薄，脉细数。证属肾精不足，肾关不固，治拟补肾培元。处方：熟地15g，山萸肉12g，山药12g，丹皮10g，泽泻10g，茯苓10g，枸杞子9g，何首乌9g。连续服用3个月，诸症状改善，随访3年，生活、工作无妨。

2. 去势治疗期　患者因有转移病灶或有严重的合并症而不宜行根治性手段，或根治性治疗后复发，遂行睾丸切除或以药物去势，并服抗雄激素药物。在此期间疼痛缓解，骨转移缩小、血清PSA显著下降，病情得到控制。但内分泌剧烈变化导致的不良反应和毒性作用比较常见，患者多有五心烦热、口干咽燥、神烦气粗、心悸气短、头晕眼花等阴虚之症，常累及肝肺乃至心等多脏腑。临床多见患者在去势治疗期间死于心脑血管或呼吸系统疾病，而非前列腺癌本身。彭氏指出，这期间的治疗当立足于壮水以制阳光，辅以软坚散结，治以大补阴丸合消瘰丸加减。而乙癸同源，肺为水之上源，肾水不足可累及

第九章 前列腺癌

肝肺，滋水涵木、金水相生可作阶段性治疗的重点，以保护重要脏器功能，防治并发症的发展。

病案举例：吴某，70岁。患者夜尿增多1年，伴腰骶部疼痛2月，肛门指检前列腺质硬有结节，查PSA为48.2ng/ml，行前列腺穿刺活检Gleason评分4+4，骨扫描发现转移病灶，2005年3月行双侧睾丸切除术，并服用氟他胺。2005年5月初诊，患者主诉五心烦热，盗汗，小便淋漓不尽，舌质红，少苔，脉弦细数。证属阴虚火旺，治以滋阴降火。处方：熟地12g，知母12g，黄柏12g，龟板9g，玄参9g，浙贝母9g，牡蛎9g，龙胆草9g，山栀子9g。服用3月，排尿改善，骨痛消失，PSA下降至0.4ng/ml，骨转移灶缩小。2年后停服氟他胺，仅以中药调理，随访至今6年，病情稳定。

3. 激素非依赖期　此期为内分泌治疗失效，病情进展而进入疾病的终末期，病死率非常高。患者病情发展到这个阶段是一个渐进的过程，时间短则数月，长则十几年，关乎最初治疗时的早晚、癌症本身的病理特性以及治疗手段的得当与否等诸多因素。彭氏分析其病机，是病变后期，阴损及阳，肾阳衰败，营血不足，寒凝湿滞，筋骨血脉呈现一系列虚寒之象。此时应当重用温经散寒之剂，以温阳补血，散寒通滞，从而缓解骨转移疼痛等症状，方选阳和汤加减。

病案举例：沈某，82岁。进行性排尿不畅5年，伴骶髂区疼痛，肛门指检前列腺质地坚硬，有结节，查PSA为700ng/ml，行穿刺活检证实前列腺癌骨扫描发现转移病灶，诊断为前列腺癌晚期。2006年9月行双侧睾丸切除，并服用氟他胺，PSA下降至最低4.6ng/ml，2年后PSA升高至16ng/ml，骨扫描出现新转移灶，改用康士得，1月后PSA仍进一步升高至35ng/ml，停用康士得。2009年1月初诊，患者主诉畏寒肢冷，腰酸骨痛，浮肿乏力，舌质淡体胖，苔薄白，脉沉迟。证属阴虚及阳，寒凝湿滞，治以温阳散寒通滞。处方：熟地12g，鹿角霜9g，穿山甲9g，半枝莲15g，白花蛇舌草15g，蜀羊泉15g，附片6g，肉桂6g，炮姜4.5g，麻黄6g，白芥子9g。2周后骨痛好转，浮肿消退，8周后PSA未再进一步升高，随访至今14个月，精神可，胃纳佳。

彭氏强调，前列腺癌有逐渐演进的过程，入手治疗当把握阴阳转归的主线，依脏腑经络之理从肾、从肝、从肺治，意在扶助真元，起到补充、调理和疏导的作用，而非毕其功于一役。尤其需要注意的是，激素非依赖期与去势治疗期没有绝对的分界线，而阳虚的症状出现更早，患者在病情稳定期，PSA还没有出现上升时，就已出现畏寒怕冷、精神不振、舌淡体胖、脉象沉细等症状，此时就应根据辨证情况加用温阳之剂。性激素水平的变化影响到人体的阴阳平衡，但中医的阴阳辨证涵盖的内容和意义要比性激素水平的变化广泛得多。

〔彭煜. 彭培初治疗前列腺癌经验. 中医文献杂志，2010，28（3）：42.〕

二、周维顺辨治前列腺癌经验

周维顺认为，尽管西医根治术对于早期的前列腺癌可以治愈，但从中医学角度来看，虽然肿瘤切除了，并不代表产生肿瘤的因素被消除了，中药对前列腺癌的治疗能起很好的辅助作用，可以减少病人术后及放疗、化疗后的副反应，增加病人的免疫力，提高生存质量。他采用中西医结合的方法综合治疗前列腺癌，取得了满意的疗效，现将其经验简要介绍如下。

（一）病因病机

根据前列腺癌的临床症状，可将其归属于中医学癃闭、淋证、血尿、腰痛等的范畴。其病位在肾和膀胱，是由于肾气不足，气滞血瘀，湿热毒互结于下焦所致。"正气存内，邪不可

第九章　前列腺癌

干"，"邪之所凑，其气必虚"。前列腺癌的发生是内外因共同作用的结果，其病因病机主要有正气虚弱、饮食起居以及邪毒外侵三个方面。

1. 正气虚弱　《素问·上古天真论》中说："丈夫八岁，肾气实……七八……天癸竭，精少，肾藏衰，形体皆极，八八，则齿发去。"阐明男性到 64 岁天癸竭、精少（内分泌改变），而导致肾虚，另外房劳过度等也可引起肾气过早亏耗。肾气耗伤，正气不足，组织器官失于温养，内分泌功能失调，免疫功能低下，气郁血瘀而形成肿块。

2. 饮食起居　古代文献提到厚味过多、过餐五味是肿瘤的病因之一，即《素问·气厥论》中所说的"胞移热于膀胱，则癃，溺血"。饮食内伤，脾胃失于运化，气血生化不足，或痰湿内停，聚于下焦，或居处环境影响，肾之运化失司，而表现出排尿障碍及疼痛等症状。

3. 邪毒外侵　外界毒邪侵袭机体，集于下焦，局部气血运行不畅，郁积日久，形成肿瘤。

（二）辨证分型

周氏认为，按照前列腺癌的病程进展，大致可分为湿热蕴积型、肝肾阴虚型、气血两虚型三种证型。

1. 湿热蕴积型　属病变初期，局部症状不明显，可有轻度尿频，排尿不畅，小便赤涩，阴囊潮湿，大便干结，舌质暗红，苔黄腻，脉滑数。

2. 肝肾阴虚型　属疾病中期，出现排尿困难，尿流变细，排尿疼痛，进行性加重，时有血尿，可有腰骶部及下腹部疼痛，头晕耳鸣，口干心烦，失眠盗汗，大便干燥，舌质红，苔少，脉细数。

3. 气血两虚型　属疾病晚期，神疲气短，面色苍白，纳呆水肿，尿痛尿闭，尿血及腐肉，腰骶部疼痛并向双下肢放射,舌质淡,苔薄白,脉沉细无力。

(三) 临证治疗

1. 手术治疗　包括根治性手术和姑息性手术两种,建议临床分期为T1a～T2b的患者都要行手术治疗,切除癌肿。

2. 内分泌治疗　是晚期前列腺癌的主要治疗方法,目的是对抗雄性激素对前列腺的作用,方法包括双侧睾丸切除术及应用对抗雄激素分泌的药物。

3. 化学治疗　前列腺癌对化疗敏感性差,化疗效果不肯定,且多有不良反应,故化疗仅用于肿瘤已波及前列腺包膜和有盆腔淋巴结转移的晚期前列腺癌和内分泌治疗失败后或激素非依赖性肿瘤,可选用单药或者联合化疗。周氏认为两种药物联合应用的效果较单独使用一种药物好。目前常使用的联合化疗方案有AP方案、FAM方案。

4. 放射治疗　放射治疗常用于A2、B、C期的患者,在一定程度上可缓解骨转移的局部疼痛和减缓病变的发展。

5. 免疫治疗　周氏认为应用免疫治疗药物可以提高机体抵抗力,消除体内残余的少量癌肿组织,更好地配合放疗、化疗等对机体正气损伤极大的治疗手段。

6. 中医治疗　总的治则为清热解毒,利湿化积,慎用温阳。常用药物有半枝莲、半边莲、白花蛇舌草、龙葵、猫人参、猫爪草、生薏苡仁、猪苓、茯苓、蒲公英、山慈姑、夏枯草、王不留行、鸡血藤等,同时需要注意的是临证应根据辨证分型选法用药。

(1) 湿热蕴积型:治宜清热解毒,利湿散结,可用萆薢分清饮加减。方药:土茯苓30g,车前子30g,生薏苡仁12g,白术10g,龙葵30g,半枝莲20g,蒲公英20g,山豆根10g,赤小豆10g,瞿麦15g,萹蓄20g,滑石15g,灯心草12g,山栀子15g,生甘草6g,白花蛇舌草30g,败酱草20g,白茅根 30g。

（2）肝肾阴虚型：治宜滋阴清热，解毒散结。方药：女贞子 15g，旱莲草 15g，山药 12g，枸杞子 10g，山茱萸 12g，熟地 20g，茯苓 10g，黄芪 15g，当归 10g，山豆根 15g，土茯苓 20g，海藻 10g，昆布 10g。

（3）气血两虚型：治宜补益气血，软坚散结，可用十全大补汤加减。方药：人参 10g，茯苓 10g，白术 10g，甘草 6g，生地 10g，当归 10g，川芎 10g，赤芍 10g，大枣 10 枚。

胃纳差者可加炙鸡内金 12g，炒谷芽 15g，炒麦芽 15g；寐差者可加夜交藤 30g，酸枣仁 15g，煅龙骨 30g，煅牡蛎 30g；有骨转移疼痛甚者可加香茶菜 15g，延胡索 20g，徐长卿 15g。经动物实验和大量临床研究证实，对前列腺癌治疗有确切疗效的中成药有华蟾素、西黄胶囊、康莱特等。

〔黄芳芳，钱钧，钱钥. 周维顺治疗前列腺癌经验. 江西中医药，2008，39（1）：30.〕

三、王居祥辨治前列腺癌经验

王居祥临床经验丰富，善于治疗各种肿瘤，对前列腺癌的诊治尤有心得，他治疗前列腺癌，突出肾阴亏耗、肾火偏亢在发病中的特殊地位，采用益阴泻火、和于术数的方法，应用知柏地黄丸为主方进行治疗，提高了患者的生活质量，取得了较好的临床疗效，现将其经验简要介绍如下。

（一）病因病机重在肾阴亏耗

王氏认为前列腺居于下焦，属于男性生殖器官，与肾关系密切。《素问·上古天真论》中说："丈夫八岁，肾气实，发长，齿更；二八，肾气盛，天癸至，精气溢泻，阴阳和，故能有子……六八，阳气衰竭于上，面焦，发鬓斑白……八八，则齿发去。"老年人生理机能减退，天癸渐弱，肾气不足，阴阳失衡，则成病邪，若肾阴不足，肾火偏旺，日久灼液炼津，凝于下焦，渐成此病。同时，《素问·痿论》中说："肾者，水藏也，今水不胜火，则骨枯而髓减，故足不任身，发为骨痿。""骨痿者，生于大热也。"而前列腺癌多见于骨转移，此亦是前列腺癌病因病机强调肾阴亏耗、肾火偏亢的佐证。当然，前列腺癌也是全身疾病的局部表现，年老脏腑虚衰，津液不归正化，可形成湿、热、瘀、毒兼夹为患。

(二) 治法重在益阴泻火，和于术数

王氏临证时，尤其突出肾阴亏耗、肾火偏亢在前列腺发病中的特殊地位，指出本病的治疗重在益阴泻火、和于术数。即益肾阴、泄肾火，使肾阴肾阳重归于平衡，采用知柏地黄丸为主方治疗本病。同时前列腺癌在老年男性中属于常见病、难治病，非一法一方能治之，除采用滋阴泻火为主的治疗大法，尚需配合益气、养血、理气、利湿、化瘀、解毒等多法。该观点用于指导前列腺癌的治疗，对患者具有长期缓解作用，能显著降低前列腺癌的复发，延缓疾病进展，优化生活质量，保持性功能，尤其适用于老年人体质差、多器官功能不全的患者。

前列腺癌的病因尚未完全清楚，但大量临床资料提示与性激素有关，雄性激素水平直接影响着前列腺癌的发病及整个病程。内分泌治疗是针对晚期前列腺癌的激素依赖性肿瘤细胞的治疗方法，虽然只是一种姑息治疗，但是适用于临床大部分患者。治疗的途径包括减少雄性激素分泌和阻断肿瘤细胞雄性激素受体两种，常采用外科去势、抗雄性激素制剂、雌性激素、促黄体激素释放激素类似物等的治疗，这些治疗副反应大，有些患者临床难以接受。王氏认为男性前列腺癌患者内分泌失调，雄性激素过旺，导致肾阴不足、肾火亢旺之证，应当益阴泻火，和于术数，降低患者的雄性激素水平，从而有助于控制肿瘤的生长。

（三）用药善于消补结合

1. 以益阴为纲，配以补益肾气之品　前列腺癌原本在于肾阴亏耗，"壮水之主，以制阳光"，临床常用熟地、枸杞子、女贞子、山茱萸、山药、麦冬等滋养肾水。同时"善补阴者，必于阳中求阴"，故需酌情使用补骨脂、杜仲、肉苁蓉等药。

2. 以清利为主，辅以化瘀解毒　前列腺癌因肾阴不足，出现阴虚火旺，故需用滋阴清火之品，如常选用知母、黄柏等，同时本病又常兼见湿热下注膀胱，需用猪苓、茯苓、薏苡仁等药利湿通淋。本病日久，阴虚火旺灼液成痰，阻滞气机，顽痰、湿热、瘀血聚而成毒，形成癌毒，导致迁延难愈。王氏常选用虫类药，走窜入络，通利水道，如全蝎、水蛭等。因虫类药有毒，临床宜轻用不宜久服，王氏常选用1~2种与滋阴清热之品配伍使用，能明显增强疗效。

3. 以益气养血为佐，兼以理气　王氏认为恶性肿瘤属于消耗性疾病，日久伤精耗血，脾胃为后天之本，故健脾益气养血在本病治疗中也有相当重要的作用。肿瘤病人思想顾虑重重，情志不舒，肝气郁滞，少量配以佛手、柴胡、绿萼梅等疏肝理气，有助于改善自觉症状。

〔卢伟. 王居祥主任医师治疗前列腺癌经验举隅. 南京中医药大学学报，2005，21（3）：186.〕

四、张亚强辨治前列腺癌经验

张亚强多年来一直致力于晚期前列腺癌的临床和基础研究，对中医治疗晚期前列腺癌积累有丰富的经验，现简要介绍如下。

（一）病因病机

前列腺癌属于中医学"积聚""癥瘕"等的范畴，其病机总可归属于正虚邪实，正虚主要责之于脾肾两虚，邪实则主要包括湿、痰、瘀、热（火）、毒等。

1. **正虚**　从脏腑辨证看，晚期前列腺癌患者多属脾肾两虚之证。肾为先天，主骨生髓，肾主水，老年男性年事已高，肾元亏虚，累及五脏阴阳；晚期前列腺癌邪常侵犯膀胱颈部或出现骨转移，直接破坏肾主骨、肾主水的功能。脾主运化、升清、统血，前列腺癌患者多见乏力、食少及白细胞、红细胞、血红蛋白降低等脾气亏虚之证，而放疗、化疗术后患者脾虚更甚。

2. **邪实**　邪实主要包括湿、痰、瘀、热（火）、毒，它们与前列腺癌的产生关系密切。晚期前列腺癌患者脾肾两虚，脾虚则运化失职，肾虚则蒸腾气化不利，导致水湿不化，聚而成湿，停而为痰；痰湿阻滞脉道，血行不畅，瘀血内停；痰、湿、瘀互结，郁而生热；湿、痰、瘀、热壅结，生成湿毒、痰毒、瘀毒、热毒，相互抟结，酿成癌毒，引起肿瘤的发生；湿毒、痰毒、瘀毒、热毒不断流注脏腑、经络，而导致肿瘤的转移。

（二）分型论治

基于以上病机，张氏在继续刘猷枋教授学术经验的基础上，以扶正培本为治则，采用补益脾肾、清热利湿、祛瘀解毒为主要治法，创制了前列消癥汤（黄芪、山药、黄精、猪苓、薏苡仁、龙葵、白英、白花蛇舌草、土贝母、莪术），并随证加减运用。

1. **湿热蕴结型**　证见小便不畅，尿线变细，或见尿道灼热，偶伴血尿，口干口苦，会阴部胀痛不适，大便秘结，舌质红，苔黄腻，脉滑数。方用前列消癥汤合八正散加减，药用车前子、萹蓄、瞿麦、滑石、猪苓、薏苡仁、龙葵、白英、土贝母、莪术、甘草。便秘者加大黄、麻仁，尿血者加大蓟、小蓟、仙鹤草，小便灼热者加竹叶、生地。

第九章　前列腺癌

2. 瘀毒互结型　证见尿频，少腹部、腰骶部、会阴部胀痛，胁肋疼痛，消瘦乏力，舌质暗红，或有瘀点、瘀斑，脉涩、沉弦。方用前列消癥汤合四物汤加减，药用当归、熟地、丹参、三棱、莪术、山药、猪苓、薏苡仁、龙葵、白英、白花蛇舌草、土贝母、陈皮、甘草。乏力重者加黄芪、太子参，失眠者加远志、酸枣仁、夜交藤，食欲不振者加焦山楂、神曲，骨痛者加延胡索、蒲黄，下肢水肿者加泽兰、赤小豆。

3. 脾肾亏虚型　证见小便不畅，少腹部胀痛不适，双下肢水肿，腰膝酸软，纳差乏力，周身疼痛，舌质淡，苔白，脉沉细无力。方用前列消癥汤合六味地黄汤加减，药用熟地、山药、白术、山茱萸、泽泻、黄芪、太子参、猪苓、薏苡仁、龙葵、白英、莪术。潮热者加女贞子、墨旱莲，盗汗者加浮小麦，心悸者加薤白、枳实，小便不利者加川牛膝、冬葵子、淡竹叶，血虚者加紫河车、当归，咳嗽咯痰者加瓜蒌、陈皮。

（三）慎用补肾阳药

晚期前列腺癌患者常出现正气不足之证，加之去势手术、抗雄性激素治疗或放疗、化疗治疗后，患者不可避免地会出现雄性激素缺乏所致的机能低下状态，临床多表现为烦躁、自汗、盗汗、畏寒、乏力、纳呆等气阴两虚证，因此，宜用益气、养阴、滋肾等补益药物以调节机体阴阳。但前列腺癌的发生、发展与转归多与雄激素有关，一些补肾壮阳之品，如鹿茸、人参、冬虫夏草、淫羊藿、肉苁蓉等有类似雄性激素样作用，因此临证须慎用补肾阳药物，以免加重病情。

〔宋竖旗，李灿．张亚强治疗晚期前列腺癌经验．中国中医药信息杂志，2010，17（1）：85.〕

五、孙桂芝辨治前列腺癌经验

孙桂芝从事中西医结合肿瘤防治工作 40 余年，积累了丰富的经验,尤其是治疗前列腺癌,经验独具特色。她治疗前列腺癌,强调中西医结合参明病机,方证对应精选方药,同时重视临证加减,其效果卓著。

(一) 中西医结合参明病机

孙氏认为,前列腺癌属于中医学癃闭、癥积等的范畴,中医古籍中没有前列腺癌之病名,也没有前列腺的脏腑、解剖命名,但有与前列腺癌小便淋漓、排尿困难、前列腺硬结、会阴部疼痛等症状类似的记载。《素问·气厥》中说:"胞移热于膀胱,则癃,溺血。"《杂病源流犀浊》中谓"血淋者,小腹硬,茎中痛欲死","闭癃之异,究何如哉,新病为溺闭,点滴难通也,久病为溺癃,屡出而短少"。

孙氏指出,前列腺癌的病因病机,当中西医合参,方能透彻。该病多发生于老年男性,青壮年少见,随着年龄的增长,发病率上升,提示与人体的生理规律有联系。《内经》中记载男子二八肾气盛,天癸至;五八肾气衰;六八阳气衰竭于上;七八肝气衰竭;八八天癸竭,精少,肾脏衰。前列腺癌的发生,与肝肾之精的亏虚存在密切关系。肝肾同源,人体正气、精血亏虚是发生该病的前提和基础。

年老脾阳不振,脾气亏虚,或高脂肪饮食、过量饮用咖啡和酒类,即嗜食肥甘厚味,脾胃运化失司,化生湿热,蕴久成毒,也是该病发生的必要条件,并且湿邪重浊,易积滞在前列腺所处的下焦,湿热伴随着前列腺癌发生、发展的始终。

雄激素和雌激素平衡的失调,特别是雄激素的变化,与前列腺癌的发生有着相关性。睾丸切除、用药去势,对前列腺癌的治疗有显著疗效。在青春期切除睾丸则不发生前列腺癌,说明前列腺癌的发生与人体气血阴阳的平衡失调有关,而性激素的变化波动,从中医学的角度认识,又与冲任二脉气血阴阳、与人之天癸盛衰密切联系。冲任气血不足,温煦不能,推动无

第九章 前列腺癌

力,下焦阴寒,滞而成瘀;阴精不足,残阳无制,渐成阳毒;又天癸势微,局部精血槁枯,污秽渐生,日久化毒。

环境污染,暴露于放射线,过多接触镉等外界毒邪侵袭人体,积于下焦。前列腺所处部位与肝经循行密切相连系,故肝之气血与疾病的发生发展也有一定的相关性。前列腺的解剖与尿道、膀胱紧密联系,后者受癌肿侵犯时,多见有小便不通、血尿等症状。

(二)方证对应精选方药

孙氏指出,在前列腺癌的治疗中,当仔细推敲其具体的病机,辨准正邪虚实、寒热、气血的关系,再以主证选方,结合兼证,灵活加减,并辅以解毒抗癌,方能取得较好的疗效。

1. 脾肾亏虚　孙氏认为,前列腺癌患者年老精衰,脾胃虚弱,正虚为病证的关键,所以施治以扶正为第一要义,"正气存内,邪不可干","养正积自除"。考虑到老年人命门火衰,肾阳亏损,脾阳不振,湿邪积存,选方多以右归丸合四君子汤加减。方用熟地、枸杞子滋补肾阴,阴中求阳;山药、山茱萸、五味子补益肝脾,收涩固精;党参、茯苓、白术益气健脾;附子、肉桂温补肾阳,化气行水,兼暖脾阳。若见气虚不流血之血尿,予黄芪补气,血余炭、蒲黄炭止血。考虑到前列腺癌的雄激素依赖特性,滋补肾阳之药,如肉苁蓉等有类雄激素之嫌,故在初起温肾、肾阳得生之后,应酌情减少温肾之力;反过来,在初起温补之时,也必须辅以滋养肾阴之药,防止"独阳无制"、"阴不制阳",化为阳毒。

2. 湿热蕴结　湿热蕴结是前列腺癌发生过程中的重要病理状态,伴随疾病的始终。清利湿热,一能解放被困之脾阳,二能改善前列腺处排泄不畅所致的秽浊环境,阻止湿热兼夹秽浊继生癌毒,方选八正散合小蓟饮子加减。方中以瞿麦、萹蓄通利下焦湿热;栀子清三焦之湿热,使湿热从小便而出;通草、灯心草通窍利水；生薏苡仁、车前子、滑石利水清热祛湿，滑利尿道；甘草梢缓急止痛；小蓟、蒲黄、白茅根凉血止血；蒲公英清热利湿，解毒抗癌。

3. 瘀毒互结　前列腺癌局部瘀血癌毒凝结，气血不通，药力难达，术后残存癌毒又易与局部血瘀再次胶着生变。孙氏认为适当的活血化瘀在前列腺癌的运用是必要的，但活血力度不宜过大，和血行血足以，禁用破血。同时必须配以益气药，增强统摄能力，防癌毒因活血而扩散，再配解毒抗癌药，借活血药力直捣癌灶，并对散漏之毒形成围攻之势。方多选用四物汤加减。方中以当归、赤芍、川芎、桃仁、红花、穿山甲活血化瘀，祛瘀散结；黄芪、党参、生地益气扶正；蒲公英、白花蛇舌草清热解毒抗癌。

4. 气血双亏　前列腺癌终末期，疾病长期消耗，癌毒扩散，伤阴耗气，气血巨亏。又有手术后反复化疗，正气愈弱。临证多见尿流变细，甚则排出无力或点滴不通，面色无华，疲乏无力，腰身疼痛，潮热盗汗，甚则卧床不起。孙氏认为，此时应以补益气血为主，兼以消解癌毒。方选生脉饮合八珍汤加减。方中以太子参、麦冬、五味子滋阴敛津；四物汤养血调血；四君子汤益气健脾，助生化之源；何首乌、枸杞子补益肾精；龟板、鳖甲滋阴益肾，软坚散结。

(三) 临证加减效果卓著

孙氏指出，前列腺癌患者多为老年人，除了前列腺癌外，常伴有其他脏器或系统疾病，会有各种各样的兼证。在辨证与辨病相结合，集中精力治疗前列腺癌的同时，对其他疾病予以适当兼顾，这样才能最大限度地提高整体疗效。前列腺肥大，小便不畅者，予灵芝、白果、桃仁；四肢酸软无力、关节行动不利者，予牛膝、杜仲、补骨脂；若有指尖、趾尖麻木，则另加桂枝尖少许；肺转移者，予百合、僵蚕、鼠妇、九香虫、金荞麦；肝转移者，予八月札、凌霄花、炮穿山甲、鳖甲、龟板；骨转移者，予鹿衔草、补骨脂、骨碎补、续断；骨转移疼痛者，予萆薢、细辛、延胡索；下腹部、会阴部疼痛者，予小茴香、乌药、荔枝核、马钱子；胁痛者，予柴胡、郁金。

前列腺癌患者摘除睾丸去势治疗，或是用激素行化学去势治疗，将导致机体机能低下，冲任不调，气血逆乱，表现为畏寒、纳差、发凉、烦躁、潮热、自汗、盗汗等症状。孙氏认为当从调理冲任、平和气血的角度予以论治，常予仙茅、淫羊藿、熟地、枸杞子、地骨皮、乌药、香附等调理阴阳平衡、气血顺逆。

〔王辉，孙桂芝．孙桂芝教授治疗前列腺癌经验介绍．新中医，2011，43（10）：148.〕

六、郭军辨治前列腺癌经验

郭军长期从事中西医结合泌尿男科临床、教学和科研工作，对中西医结合治疗前列腺尤有心得。在发病机制方面，他强调主要在于肾气亏虚、气化无力，血瘀痰凝、湿热下注，以及邪毒蕴积、脏腑蓄毒不流几个方面，治疗上根据病情的进展不同进行辨证论治，同时注意中西医结合治疗，其临床疗效较好。

（一）病因病机

在中医学中无前列腺癌病名之记载，根据其症状表现，可归属于中医"肾岩""癃闭""淋证"的范畴。其形成原因较为复杂，中医学不仅强调外因，而且更重视内因。郭氏认为，前列腺位于会阴部，中医认为病位在膀胱、尿道，与肝、脾、肾密切相关，是以肾虚、阴阳失调、气化不利为其本，以湿热内蕴、气滞血瘀、痰瘀交结为其标，正所谓"邪之所凑，其气必虚"，但是由于病因病机的差异，而表现出多种多样的临床证型。究其基本病机，无外乎以下几种。

1. 肾气亏虚，气化无力　中医认为肾为先天之本，内藏元阴元阳，为水火之脏，与膀胱相表里，司开阖，主二便。许多原因可以导致肾气亏虚，包括先天因素和后天原因，先天因素主要指先天肾气不足，而后天因素很多，包括房室不节、年老体衰、久病耗气等，皆可导致肾气虚衰。肾阳不足，则命门火衰，使膀胱气化无力，而肾阴不足，多致虚火自炎，阳无以化，水液不能下注膀胱而致小便频数，淋漓不畅，故多表现为一方面小便不畅、淋漓不尽，伴血尿、会阴疼痛等，而另一方面多见神疲、头晕、耳鸣、口干、便燥、舌红苔少、脉来细数等。

中医以辨证论治为基础，郭氏结合临床经验，参考现代医学解剖的认识，指出前列腺部位正为足厥阴肝经循行所经之地，故将其归属于足厥阴肝经，因此前列腺病变引起的肾岩、癃闭、淋证等，可视为肝经积聚所致，多为老年肾亏，经脉失和，相火妄动，煎熬津液，痰凝瘀阻，郁结肝经所致。

2. 血瘀痰凝，湿热下注　肾气亏虚为本病发病的根本原因，而因虚致实，痰湿为其主要的病理产物，同时也是重要的致病因素。《丹溪心法》中说："凡人上中下有块者多是痰……痰之为物，随气升降，无处不到。"由于肾气亏虚，气化无力，导致气机不畅，日积月累，阻碍气血，进而使痰浊、瘀血、邪毒互结，致使正气更虚，邪气更盛，进而使前列腺肿块迅速扩散。

3. 邪毒蕴积，脏腑蓄毒不流　华佗《中藏经》曾记述肿瘤的发病并非气血的壅滞而导致，更与脏腑的蓄毒不流密切相关。所以，只有体内气血痰湿的郁结，而没有致癌的"邪毒"，是不会患癌症的，这也是前列腺癌发病的直接原因。因此郭氏在治疗药物的选择上，多选择毒性药物来对抗体内邪

第九章 前列腺癌

毒,目的就是"以毒攻毒"。而前列腺癌的邪毒不同于一般普通的致病因素,而是体内的致癌物,有先天因素,也有因后天失养而使体内产生的邪毒,再加上一定的外界因素的诱发,致使脏腑蓄毒不流,进而发病。

(二) 辨证论治

疾病的进程不同,其临床表现也不同,治疗方法也应各异。一般前列腺癌患者的早期临床症状都不明显,多是由于肛门指诊触及硬结而就诊,舌脉多无异常。此时邪毒多还局限于前列腺局部,尚未影响机体其他部位,所以此时治疗当以活血化瘀、清热解毒为主,方药选用八正散加减,药用萹蓄、瞿麦、黄柏、白花蛇舌草、滑石、茯苓、泽泻、猪苓、丹参、龙葵、甘草梢、白茅根、生薏苡仁,车前子,各药用量随证加减。

随着疾病的发展,邪气渐盛,损伤正气,是故临床检查多有前列腺指诊质地较硬,触及大小不等结节,舌质偏暗,舌苔黄,脉弦。中期症状多表现为排尿困难、小便踌躇、尿线变细、夜尿增多等,伴午后潮热、盗汗、咽干、小便黄赤等。此时邪毒湿热互结,治疗上当以化瘀散结、清热利湿为主,方药选用膈下逐瘀汤加减,药用当归尾、赤芍、桃仁、红花、甲珠、丹参、王不留行化瘀散结,败酱草、瞿麦、猪苓、薏苡仁清热利湿。

疾病后期,由于病程持久,正气渐衰,此时临床可出现面色萎黄、形体消瘦、心悸气短、畏寒肢冷、失眠多梦等气血皆虚之象。而邪毒日盛,故前列腺癌瘤进一步增大,使排尿梗阻症状进一步加重,临床指检触及前列腺十分坚硬。而正气日衰,邪毒日盛,则可出现癌症的转移情况,可扩散至脏腑、骨骼及全身。治法以补益气血,扶正祛瘀为主,方药选用金匮肾气丸加减,药用附子、肉桂、仙灵脾、仙茅温补肾气,熟地、女贞子补肾阴，黄芪补肺益肾，甲珠、鸡内金刺猬皮软坚散结。

(三) 中西医结合治疗

中西医结合治疗肿瘤是当今防治肿瘤的一条新路，在各方面都有其独特的优势。一方面可以提高治疗效果，防止肿瘤细胞的转移和复发，揭示癌症发病及各证型的本质，阐明中医药治疗中的一些常用法则的机制；另一方面，中医药配合西医放疗、化疗可以增强患者的免疫力，提高生活质量，为进一步治疗前列腺癌提供基本的内在动力。郭氏在临床实践中尤其重视中医整体观察与辨证施治相结合，因人施治。强调不可僵化教条地使用中药，应结合病人的具体情况，在中医理论指导的基础之上辨证施治。

在西医治疗的同时应用具有抗癌作用的中药，可以有效地控制癌症的发展，使癌细胞发生退行性改变及坏死，增强宿主的免疫力，提高患者的生活质量，扩大治疗效果。多选用土茯苓、百部、蜈蚣、斑蝥、莪术、山慈姑、露蜂房、龙葵、半枝莲等药物。

由于西医的放疗、化疗对机体的损伤很大，故应尤其重视患者自身正气的维护。在临床上多用具有补益气血、扶助正气的药物，如党参、白术、山药、阿胶、当归、黄芪、茯苓、熟地、何首乌、麦芽、沙参、白芍、龟板、鸡血藤等。另外放疗还可导致胃肠道反应，引起食少、纳呆、腹痛、腹泻、便秘等症状，宜结合不同证型采用不同的中药治疗。偏于胃阴虚者，可选用滋阴药物，如沙参、麦冬、生地、山药等；偏于气虚者可适当加入补气药物，如党参、白术、山药、神曲、麦芽等。

〔董长喜. 郭军教授治疗前列腺癌经验. 环球中医药，2008，(1)：25.〕

第九章 前列腺癌

第二节 经典验案点评分析

一、徐福松治疗前列腺癌案

导读：前列腺癌手术后出现小便失禁者临床中时常可以见到，此类患者中医辨证多为肾气伤残、膀胱失约所致，当以补肾阴、摄膀胱之法调治，方剂可选桑螵蛸散合缩泉丸加减。

案体：罗某，男，64岁。患者因前列腺癌先后行前列腺及两侧睾丸切除术，术后创口愈合良好，但小便失禁，不能控制，晨起口干，脉细。辨由肾气伤残，膀胱失约所致，故拟补肾阴、摄膀胱之法调治。处方：桑螵蛸10g，益智仁10g，怀山药10g，台乌药3g，党参10g，茯苓10g，煅龙骨（先煎）10g，炙龟甲10g，沙苑子10g，白花蛇舌草12g，菟丝子10g。取5剂，水煎服。二诊时患者小便失禁已有好转，晨起口干亦减，但尿时有热感，其色微黄，脉数，前法佐以清泻，原方加黄柏5g，继续服用。前方又服12剂三诊，患者小便失禁已基本控制，尿色不黄，热感亦消失，唯口干，查舌质较红，脉有数意，原方加生地10g，继续服用。此后尿失禁诸症状完全消失，两年后追访，未见复发。

〔徐福松．徐福松男科医案选．北京：人民卫生出版社，2011.〕

评析：《内经》中说"膀胱不约为遗溺"，"水泉不止者，是膀胱不藏也"。又云："虚则遗溺，遗溺则补之。"此病得于前列腺癌手术后，其肾气之伤残可以概见；而年逾六十，下元本亏；肾气既虚，则膀胱约束无权，是以小便失禁；但口中干，溲黄而有热感，舌质偏红，脉有数意，阴既不足，火亦妄动，与《明医杂著》所谓"因肾水不足，膀胱火邪妄动，水不得宁，故不能禁，而小便频数也，老人每多患此"若合符节。故治用补肾阴，摄膀胱，泻相火之法，方取桑螵蛸散合缩泉丸加减。方中炙龟甲、怀山药、沙苑子、菟丝子、煅龙骨补肾阴，固精气；益智仁、桑螵蛸、台乌药暖下焦，缩小便；配茯苓以祛湿热，白花蛇舌草以抗癌肿。复诊时因其舌质偏红，脉有数意，阴虚火旺之象较著，故又加入生地、黄柏滋肾阴，清相火。肾阴既复，相火得平，膀胱约束有权，故而小便失禁渐愈。

二、周维顺治疗前列腺癌案

导读：前列腺癌术后多处骨痛，夜间盗汗，大便秘结，晨起呕逆频频，辨证属气阴不足、胃失和降者，其治疗以标本兼顾为原则，拟益肾养阴止痛，佐以降逆止呕为法，疗效较好。

案体：朱某，男，61岁，患者因持续性腰痛10个月，于2005年7月15日入院。在我院行穿刺活检后，确诊为前列腺低分化腺癌，并在泌尿外科行双侧睾丸切除术，术后未行放疗、化疗。刻诊患者全身多处骨痛，夜间盗汗，大便秘结，晨起呕逆频频，舌淡苔薄白，脉滑数。治拟益肾养阴止痛，佐以降逆止呕。处方：生地15g，怀山药20g，山茱萸15g，补骨脂15g，猪苓15g，茯苓15g，泽泻12g，生薏苡仁30g，枸杞子15g，白花蛇舌草15g，半枝莲15g，车前子（包）30g，炒谷芽15g，炒麦芽15g，炙鸡内金12g，大枣30g，瓜蒌仁30g，香茶菜15g，延胡索20g，徐长卿15g。每日1剂，水煎服。每周门诊随访，诸药随症加减，至今已治疗两年，仍健在。

〔黄芳芳，钱钧，钱钥．周维顺治疗前列腺癌经验．江西中医药，2008，39（1）：30.〕

评析：本例患者患前列腺低分化腺癌，行双侧睾丸切除术后未行放疗、化疗，因全身多处骨痛，夜间盗汗，大便秘结，

第九章 前列腺癌

晨起呕逆频频而要求服中药治疗。查其舌淡苔薄白，脉滑数，辨证当属气阴不足，胃失和降，采取标本兼顾之原则，以益肾养阴止痛，佐以降逆止呕为治法。由于药证相符，治标与治本兼顾，扶正与祛邪并施，并注意随病情变化灵活加减，持之以恒地坚持治疗，取得了较好的疗效。

三、方伯英治疗前列腺癌案

导读：老年前列腺癌晚期患者，中医辨证属肾气不足，膀胱气化失司，瘀浊结成肿块，阻于尿道者，治疗当攻补兼施，以补益为主，拟益气补肾、化浊行瘀散结、清利尿道之法。

案体：俞某，男，70岁，1984年5月13日初诊。患者血尿1月余，伴淋漓不尽、尿频、尿痛，经某医院泌尿科肛检，发现前列腺Ⅲ度肿大、质硬。经左髂窝深淋巴结穿刺活检，证实为前列腺癌伴左髂窝淋巴结转移，已无手术指征，乃求治于方氏。诊时患者神疲乏力，形体消瘦，面色萎黄，胃纳不佳，肛门有下坠感，不能久坐，更不能久立，小便不畅，淋漓不尽、尿频、尿痛、尿赤，舌质暗淡，苔黄腻，脉沉弦细。证属肾气不足，膀胱气化失司，浊邪瘀血结成肿块，阻于尿道。治拟益气补肾，化浊行瘀散结，清利尿道。处方：生黄芪15g，潞党参12g，淫羊藿12g，肉苁蓉6g，巴戟天6g，枸杞子12g，制何首乌12g，穿山甲15g，牛膝12g，制大黄6g，炒黄柏10g，知母6g，土茯苓15g，重楼12g，白花蛇舌草15g，杭白芍15g，炙甘草6g。每日1剂，水煎服。以上方为基本方，随证加减，血尿重者加小蓟、墨旱莲、生地、阿胶等补虚止血，小便不畅者加沉香、郁金、台乌药等，小便疼痛重者加延胡索、王不留行、三棱、莪术等，小便黄浊、下焦湿热者加车前子、萹蓄、瞿麦、金钱草、滑石、萆薢等。经过1年多的精心治疗，患者诸症状基本消失或减轻，精神良好，一餐三两，行动自如，自觉无特殊不适。1985年5月到上海市瑞金医院复查，髂窝部肿块消失，两次前列腺液沉淀物检查均未找到癌细胞。

〔包素珍．肿瘤名家验案精选．北京：人民军医出版社，2006.〕

评析：本例为老年前列腺癌晚期患者，外院认为已无手术指征，方氏根据临床症状，认为患者系老年肾气不足，继而形成浊邪瘀血成块，阻塞于膀胱、尿道之间，病属中医癃闭之范畴，治宜攻补兼施，以补益为主。方中用黄芪、党参补气，淫羊藿、巴戟天、肉苁蓉益肾阳，并适当加入枸杞子、制何首乌等养阴之品以防纯补其阳而生燥热，同时用活血化瘀散结的穿山甲、牛膝、制大黄、土茯苓等药，加入清热解毒化浊的重楼、白花蛇舌草、黄柏、知母、萆薢、金钱草等攻邪，又用白芍、甘草缓急止痛。综观全方，十分严谨，并注意根据病情变化适当加减药物。由于方氏紧紧抓住了扶正祛邪这一总的治疗原则，从而取得了较好的疗效。

四、赵冠英治疗前列腺癌案

导读：患有高血压、糖尿病、前列腺癌等多种疾病、多脏腑虚弱的老年患者，中医辨证属元气虚衰，五脏俱虚者，宜抓住益气健脾，培补后天这一关键治疗，方取补中益气汤加减。

案体：张某，男，77岁，离休干部，1997年6月5日初诊。患者1996年查体发现前列腺癌，并行手术治疗。术后自觉乏力，气短，纳食减少。1997年3月为行化疗入院。曾患有高血压、糖尿病、心肌梗死、脑梗死等多种疾病，入院后检查发现血糖空腹时为10.6mmol/L，餐后为17.02mmol/L，Cr为367.5μmol/L，血红蛋白为102g/L。给予降压、降糖、扩张血管等多种药物治疗，症状控制不佳，要求服中药治疗。诊时

第九章　前列腺癌

患者神疲乏力，心慌气短，头晕自汗，纳差食少，腰酸腿软，双下肢浮肿，大便溏软，次数多而不畅，舌质淡，苔白，脉细弱。病为虚劳，证属元气虚衰，五脏俱虚，法当益气健脾，培补后天，方取补中益气汤加减。处方：人参8g，白术15g，黄芪15g，茯苓15g，丹参15g，石菖蒲15g，砂仁6g，石斛10g，当归10g，升麻10g，鸡内金10g，焦三仙各10g。每日1剂，水煎服。服药14剂二诊，患者纳食增加，出汗减少，再进14剂。三诊时因近日天气变化，心脏病复发，自觉胸闷气短，出汗心慌，畏寒肢冷，纳食不香，查舌质淡，苔薄白，脉细弱，上方加熟附片6g，瓜蒌皮10g，取7剂，继续服用。四诊时患者心慌胸闷，畏寒肢冷减轻，仍纳差便软，舌脉同前，上方再服14剂。五诊时患者心脏病未发作，仍纳差食少，大便溏软，次数多，排便不畅，上方去瓜蒌、当归，加补骨脂15g，枳实10g，再进14剂。六诊时患者食欲改善，体力增加，出汗减少，大便次数减少，排便通畅，守上方继续服用。巩固治疗30余剂，患者病情好转，诸症状减轻，血红蛋白升至112g/L。

〔杨明会．赵冠英验案精选．北京：学苑出版社，2000.〕

评析：同时患有多种疾病是老年人常见现象，也成为老年病的特点之一，这也是老年病诊治的困难所在。本例患者患有高血压、糖尿病、心肌梗死、脑梗死和前列腺癌等多种疾病，由于年老多病，疾病之间的相互影响，以及多种治疗药物对脏器功能的损害，还导致了肾功能和骨髓造血功能的障碍，现代医学称为多脏器功能衰竭，中医学则称为虚劳。本例患者年老体弱，久患者数病，元气衰少，五脏俱虚。心气不足则神疲心慌，自汗出；脾气不足则纳差食少，食欲不振，大便溏软，传化无力则大便不畅，肾气不足则腰酸腿软。对于这种多脏腑虚弱的患者，赵氏采用益气健脾、培补后天的方法，可谓抓住了关键。只有脾胃健壮，气血化源充足，五脏才能得以充养，功能才能得以恢复。也正因为五脏皆衰，气血阴阳俱损，治疗起来才更难以取得明显的效果，才更需要医患双方共同的耐心与信心，同时需要医生的细心，认真细致地诊察，及时调整处方。本例患者的治疗，辨证准确，治法用药得当，并能随病情变化及时调整治法用药，守治有恒，所以取得了较好的效果。

五、谭新华治疗前列腺癌案

导读：前列腺癌辨证属正虚血瘀毒结证者，治疗当以扶正祛邪为原则，做到扶正而不留邪，祛邪而不伤正，以补肾扶正，解毒祛瘀，消瘤散结为法，方用六味地黄汤合失笑散加减。

案体：陈某，男，58岁，1993年6月17日初诊。患者自1992年7月开始出现排尿障碍，尿频（夜尿多）逐渐加重，B超检查显示前列腺肥大。1993年5月到湖南省肿瘤医院经前列腺穿刺病理检查确诊为前列腺癌，同位素检查发现T_{10}、L_2骨转移，诊断为前列腺癌、膀胱内受侵、骨转移。经化疗、放疗、免疫治疗月余，疗效不理想，建议中医治疗。就诊时患者小便细缓不畅，尿意频频而难出，夜尿3~5次，小腹、会阴、腰骶部胀痛不适，面色少华，精神困倦，夜寐欠安，舌质暗红，脉弦细，肛检前列腺Ⅲ度肿大，边缘欠规则，质较硬，右上、左下各可扪及一绿豆大的结节，质硬，无压痛，中央沟消失。中医辨证为正虚血瘀毒结证，治以补肾扶正，解毒祛瘀，消瘤散结，药用六味地黄汤合失笑散加减。处方：熟地15g，茯苓10g，丹皮10g，泽泻10g，怀山药12g，五灵脂（包）10g，蒲黄（包）10g，莪术10g，蚤休12g，白花蛇舌草30g，半枝莲30g，土鳖虫10g，龙葵15g，黄芪15g，白英15g，墨旱莲15g。每日1剂，水煎取汁，分早晚2次温服。复诊时患者小便通畅，小便次数特别是夜尿次数明显减少，每晚1~2

第九章 前列腺癌

次,小腹、会阴、腰骶部胀痛消失,精神转佳,饮食、睡眠好,查舌质红体胖,脉弦细,拟原方稍作加减,继续服用。又服 36 剂,病情稳定,9 月 30 日 X 线及 B 超检查显示第 5 骶椎有少量骨质增生,未见骨质破坏征。后结服上方加减,随访年余,患者病情一直稳定,未见复发。

〔谭新华,张作明,李德宏. 前列腺癌. 湖南中医杂志,1995,(2):18.〕

评析:前列腺癌属于中医学"癃闭""癥瘕"等的范畴,多由年老体虚,脏腑功能减退,特别是肾气虚衰,加上血脉瘀阻,邪毒内陷而成,以肾虚、血瘀、毒结为主要发病机制,治疗宜以补肾扶正、解毒祛瘀、消瘤散结为法。处方用药以六味地黄汤合失笑散扶正祛瘀;加黄芪以益气扶正,增强机体抵抗力,提高机体抗癌能力;莪术活血化瘀,软坚散结,以增强失笑散活血祛瘀的作用;蚤休、白英、白花舌蛇草、半枝莲、龙葵诸药清热解毒,消瘤散结。综观全方,扶正而不留邪,祛邪而不伤正,用药丝丝入扣,理法一脉相通,其疗效较好。

六、张亚强治疗前列腺癌案

导读:前列腺癌去势手术后出现气阴两虚症状者,以益气养阴为主,佐以解毒利湿、活血安神为治法,在服用中药的同时配合口服比卡鲁胺,中西医结合治疗,可取得较好疗效。

案体:某患者,男,75 岁,2006 年 8 月 1 日初诊。患者 2006 年 4 月体检时发现血清总前列腺特异抗原(TPSA)17.7ng/ml,游离前列腺特异抗原(FPSA)2.65ng/ml,前列腺指诊显示前列腺体积增大,中央沟变浅,前列腺质韧,左右侧叶均可触及结节,全身骨显像示第四、五腰椎放射性增强区。经某医院行超声引导下前列腺穿刺活检术(13 点,Eskew 法),4、11 点穿刺结果阳性,Gleason 评分 3 + 3 = 6,诊断为中分化前列腺癌 T2$_c$N$_0$M$_1$ 期（Ⅳ）期。2006 年 7 月 1 日行去势手术，7 月 28 日复查 TPSA 为 0.748ng/ml。刻诊患者腰骶部疼痛不适，尿频，夜尿 3~4 次，腰膝酸软，乏力，潮热，盗汗，恶心，纳呆，眠差，舌质红，少苔，脉细弱。证属气阴两虚，治以益气养阴为主，佐以解毒利湿，活血安神。处方：山药 30g，熟地 15g，黄芪 20g，太子参 15g，黄精 15g，酸枣仁 30g，远志 9g，猪苓 15g，泽泻 15g，丹参 15g，川芎 9g，山楂 30g，浮小麦 10g，蛇莓 15g，龙葵 15g。取 30 剂，每日 1 剂，水煎服，同时配合口服比卡鲁胺，每次 50mg，每日 1 次。2006 年 9 月 2 日复诊，患者腰骶部疼痛明显缓解，腰膝酸软、乏力、盗汗改善，夜寐安，服药期间患者大便干，2 日 1 行，继续守上法治疗，在原方基础上加大黄 9g，厚朴 10g。2006 年 9 月 16 日再诊，患者腰骶部疼痛明显好转，腰膝酸软、乏力、盗汗、纳食均明显改善，夜寐安，大便调，复查 TPSA 为 0.1ng/ml。2006 年 9 月 20 日患者因反复胃脘部不适查胃镜，诊断为慢性胃炎，上方去熟地、厚朴、浮小麦，大黄减至 6g，加白术 15g，白芍 15g，甘草 6g，继服 30 剂。2006 年 10 月 20 日再诊时患者腰骶部疼痛不适基本消失，纳可眠宁，小便正常，大便调，复查 TPSA 为 0.925ng/ml。之后患者坚持中药结合间歇内分泌治疗，每隔 3 月复查 1 次，TPSA、FPSA 均在 0.1ng/ml 以下。随访逾 1 年，患者自我感觉良好。

〔宋竖旗，李灿. 张亚强治疗晚期前列腺癌经验. 中国中医药信息杂志，2010，17（1）：85.〕

评析：本例患者病属前列腺癌去势手术后，就诊时腰骶部疼痛不适，尿频，夜尿 3~4 次，腰膝酸软，乏力，潮热，盗汗，恶心，纳呆，眠差，舌质红，少苔，脉细弱。中医辨证属典型的气阴两虚证，治以益气养阴为主，佐以解毒利湿，活血安神，在服中药的同时配合口服比卡鲁胺。药后腰骶部疼痛明显缓解，诸症状改善，之后坚持用药，定期复查，随访逾1年，患者自我感觉良好，彰显了中医西医结合治疗肿瘤，中医辨证论治，标本兼顾，扶正祛邪的优势。

七、曾小菊治疗前列腺癌案

导读：前列腺癌辨证属湿热蕴结下焦，肾阴不足，兼以脾虚者，以清热利湿通淋，益肾养阴，佐以健脾为治法，在应用半枝莲、龙葵、卷柏等抗癌的同时，宜加入六味地黄丸之意。

案体：罗某，男73岁，1994年5月30日就诊。患者于1993年元月无明显诱因出现小便淋漓不尽、刺痛、坠胀，经某县医院给予抗生素及对症治疗，病情未见好转，即到上级医院诊治，以做骨骼CT检查等，结果全身多处骨代谢旺盛（骨转移），前列腺癌，侵犯精囊腺，疑有膀胱下部侵犯，病理报告为前列腺低分化腺癌。诊时患者小便淋漓不尽、刺痛、坠胀，夜间尿频，达10余次，纳差，厌油腻，形体消瘦，面色萎黄，精神萎靡不振，舌质红，少苔，脉细数。证属湿热蕴结下焦，肾阴不足，兼以脾虚，治以清热利湿通淋，益肾养阴，佐以健脾。处方：车前子20g，木通15g，半枝莲30g，白花蛇舌草30g，龙葵30g，卷柏30g，生地20g，枣皮15g，怀山药15g，茯苓15g，泽泻15g，白术12g，鸡内金15g，三七10g，枸杞子40g。每日1剂，水煎取汁，分4次服。服药3剂后上述症状明显改善，继上方去木通、鸡内金，加金樱子30g，芡实20g，又服4剂，患者自觉小便淋漓不尽、刺痛、坠胀消失，夜尿次数明显减少到2~3次，饮食如常，精神转佳，面色红润。继续服用原方半年，1995年1月6日到上级医院做B超检查，提示前列腺肿块影像消失，腺体呈现半球状，向膀胱内突起，以中叶为明显，考虑前列腺肥大胖轻度增生。仍然服用原中药处方巩固治疗，随访未见复发。

〔曾小菊．前列腺癌治验．湖南中医杂志，1996，（3）：39.〕

评析：本例患者系老年男性，其证有肾阴不足的一面，也有湿热蕴结下焦、膀胱气化不利所致诸症。肾中精气乃是机体生命活动之本，对机体各方面的生理活动均起着重要作用，故在应用半枝莲、白花蛇舌草、龙葵、卷柏等一系列抗癌中药的同时，加入六味地黄丸之意，起到补益肾中精气的作用。方中龙葵、卷柏可激活机体免疫监视系统，提高人体抗癌能力，减少肿瘤转移扩散的可能，增强放疗、化疗效果；三七、枸杞子可增强机体免疫力，增强机体代谢，抑制癌细胞的生长，使恶化者减少。本例患者的治疗，辨证准确，治法用药得当，并能守法守方，坚持治疗，取得了较好的疗效。

八、孙桂芝治疗前列腺癌案

导读：年老体衰之前列腺癌，手术后出现小便滴沥、小便浊、小便有热感、下腹部胀痛不舒等症状，证属湿热蕴结者，当标本兼顾，以清利湿热、行气扶正为治法。

案体：张某，男，78岁，2008年9月首诊。患者有前列腺肥大病史已10余年，因小便滴沥不尽、尿频、尿痛加剧，腰骶部疼痛，就诊于当地医院，诊断为前列腺癌，第四、五腰椎骨转移。病理检查为高分化腺癌，行睾丸切除手术，术后给予放疗及氟他胺内治疗。就诊时患者小便滴滴，小便浊，小便有热感，下腹部胀痛不舒，时有烦躁，燥热，大便偏干，纳食可，睡眠差，查舌苔黄腻，脉滑数。中医诊断为癃闭、癥结（手术后），证属湿热蕴结，治宜清利湿热，兼行气扶正。处方：生薏苡仁15g，太子参15g，草河车15g，半边莲15g，土茯苓30g，生白术30g，萹蓄10g，滑石10g，瞿麦10g，车前子10g，小蓟10g，栀子10g，麦冬10g，五味子10g，何首乌

10g，枸杞子10g，骨碎补10g，续断10g，小茴香10g，荔枝核10g，乌药10g，合欢皮10g，酸枣仁10g，生甘草10g。取14剂，每日1剂，水煎服。药后诸症好转，上方略有加减，继续服用，患者病情稳定，现在继续治疗中。

〔王辉，孙桂芝．孙桂芝教授治疗前列腺癌经验介绍．新中医，2011，43（10）：148.〕

评析：本例患者年老体衰，接受手术切除癌肿，癌毒负担减轻，但天癸渐竭，肾精亏空，脾虚不运，湿浊下注，蕴生痰热，故见小便滴滴，小便浊，小便有热感，下腹部胀痛不舒，舌苔黄腻，脉滑数。肾虚不固，骨体不强，不耐毒侵，为骨转移发生之根本。手术去势和内分泌治疗后，又导致激素阴阳平衡失调，症见烦躁，燥热，睡眠不安。孙氏标本兼治，治标为主。予八正散加减，清热祛湿；以四君子汤健脾扶正，断生湿之源；以土茯苓易茯苓，取其清热、解毒、利湿之功；生白术易炒白术，取其润而不泻之性，并治大便干燥之症；骨碎补、续断强肾修骨，抗骨转移；麦冬、五味子、何首乌、枸杞子敛阴益肾，又以小茴香、荔枝核、乌药温通下腹气机。诸药合用，发挥平调阴阳、理气和络之功，减轻激素紊乱所致症状。同时用合欢皮、酸枣仁安神助眠，草河车、半边莲解毒抗癌。全方法度严谨，用药精当，丝丝入扣，足堪师法。患者服此方后诸症好转，则加强健脾益肾、扶正固本之力，继续治疗，患者病情稳定。

九、王居祥治疗前列腺癌案

导读：前列腺癌以小便淋漓不尽、刺痛、腰酸、小腹坠胀，夜间尿频，盗汗为主要表现，证属肾阴不足、湿热蕴结下焦者，以益阴泻火，利湿通淋，佐以健脾为治法，其疗效较好。

中医名家肿瘤病辨治实录

案体：李某，男，73 岁，2000 年 10 月 20 日初诊。患者 2000 年 2 月开始无明显诱因出现小便淋漓不尽，尿线变细，小腹坠胀，当地医院抗感染治疗，效果不明显。同年 4 月初就诊于其他医院，查血清 PSA540ng/ml，前列腺 CT 检查提示前列腺癌，侵犯精囊腺，全身骨扫描见全身多处骨代谢旺盛，考虑肿瘤转移所致，经直肠穿刺活检，病理示前列腺低分化腺癌，诊断为前列腺癌。患者拒绝行双侧睾丸切除术，后服"氟他胺"治疗，服用 4 周后，排尿症状略有好转，查血清 PSA300ng/ml。继续服药 5 个月后，复查血清 PSA500ng/ml，患者小便淋漓加重。就诊时患者小便淋漓不尽、刺痛，腰酸，小腹坠胀，夜间尿频，盗汗，胃纳差，查舌质红，苔少，脉细数。证属肾阴不足，湿热蕴结下焦，治宜益阴泻火，利湿通淋，佐以健脾。处方：熟地 15g，枸杞子 15g，黄柏 6g，知母 10g，山药 15g，黄芪 20g，猪苓 12g，茯苓 12g，薏苡仁 30g，赤芍 10g，野菊花 6g，全蝎 6g，半枝莲 30g，龙葵 30g，甘草 5g。服药 7 剂后，小便不利有所改善，后以上方为基础加减，服用 1 个月后，小便淋漓不尽、刺痛以及小腹坠胀等明显改善，复查血清 PSA 水平有所下降，前列腺 CT 检查以及全身扫描提示病情稳定。长期服用中药，3 年余无特殊变化，全身状况佳。

〔卢伟．王居祥主任医师治疗前列腺癌经验举隅．南京中医药大学学报，2005，21（3）：186.〕

评析：本例为前列腺癌晚期患者，已丧失手术根治的机会，患者拒绝去势治疗，服用"氟他胺"治疗又失败，因体质差不宜化疗。王氏据辨证用"益阴泻火，和于术数"的治法，延长了患者的生命，提高了患者的生活质量，取得了较好的效果。本此患者的治疗告诉我们，对于不宜手术的晚期前列腺癌患者，宜采用中医药疗法，确实能达到减轻患者病痛，延

第九章 前列腺癌

长其生命的目的。

十、戴裕光治疗前列腺癌案

导读：高年本元已亏，复因手术损伤气血，脾胃虚弱之前列腺癌患者，治以虚者补之，先调补后天，拟香砂六君子汤加味，收效后巩固调养，加强益气养血，可起到稳定病情作用。

案体：廖某，男，71岁，2007年4月15日初诊。患者既往有冠心病、心动过缓史，1年前出现小腹不适，经检查确诊为前列腺癌，行手术及化疗未见明显好转，身体极度虚弱，并肺部转移而转中医诊治。诊时患者面色苍白，形体消瘦，胸闷、心悸、气急、夜寐不佳、身疲乏力、腿软无力，左手颤抖，纳食不馨，大便稀溏，尿短、尿频，夜尿每晚3~4次，双下肢浮肿，舌质红，苔薄腻，脉沉。此乃高年本元已亏，复手术损伤气血，脾胃虚弱，治以虚者补之，先调补后天，拟香砂六君子汤加味。处方：党参30g，苍术20g，白术20g，茯苓15g，山楂12g，扁豆12g，薏苡仁12g，法半夏12g，炙甘草9g，干姜9g，陈皮6g，砂仁（后下）6g，竹叶6g，黄连3g，肉桂4g，泽泻10g。每日1剂，水煎取汁，分3次服。二诊时患者纳食、睡眠稍好转，大便每日1次，质软，小便改善，双下肢浮肿减轻，乏力亦减，惟腿软、胸闷、心悸、气急改善不明显，查舌脉如前。患者脾胃之气渐复，治以心脾气血同调，并加强温补心肾之力，拟四君子汤、生脉散、桂枝加龙骨牡蛎汤合真武汤，酌加调气血、交通心肾之品。处方：党参30g，桑寄生30g，龙骨30g，牡蛎30g，淫羊藿15g，白芍15g，益母草15g，麦冬15g，茯苓15g，大枣15g，五味子9g，桂枝9g，炙甘草9g，干姜9g，附子（先煎）9g，丹参9g，白术20g，牛膝12g。取7剂，每日1剂，水煎服。三诊时患者纳食可，大便、小便均正常，双下肢稍浮肿，胸闷、心悸、气急缓解,仍乏力、腿软,查舌质淡红,苔腻,脉沉,正气尚未复,前方去淫羊藿、益母草,取14剂,每日1剂,水煎服。四诊时患者面色淡白,形瘦,身疲乏力,腿软,自觉日渐恢复,左手已不颤抖,胸闷、心悸、气急等明显减轻,纳食可,能入寐,二便正常,双下肢无浮肿,查舌质淡红,苔薄腻,脉稍沉,守方加当归9g、黄芪25g,取15剂,2日1剂,水煎服。调理半年,病情稳定。

〔贾煜,戴裕光. 戴裕光教授治疗疑难重病验案. 新中医,2008,40(5):18.〕

评析:本例患者高年本元已亏,术后损伤气血,化疗又伤正气,表现为一派虚象,尤以脾胃虚弱为突出。虚者补之,先从调补后天着手,逐步先后天同补。先以香砂六君子汤加味,收效后巩固调养,并加强益气养血。随症调理半年,病情稳定,疗效较好。

十一、徐福松治疗前列腺癌案

导读:前列腺癌术后,小腹疼痛不止、小便不畅,辨证属于瘀血败精留而不去,瘀结成块,阻塞于膀胱尿道之间,血不归经,其治宜活血化瘀,利水散结,方选膈下逐瘀汤加减。

案体:卞某,男,67岁,2004年3月8日初诊。患者患前列腺癌5年,年前手术后一直小腹疼痛不止。现患者小便通而不畅,小腹胀满作痛,时痛剧难忍,查舌质紫暗,或有瘀斑瘀点,脉涩或细数。证属瘀血内结,治宜活血化瘀,利水散结,方选膈下逐瘀汤加减。处方:当归尾10g,桃仁10g,红花10g,赤芍15g,延胡索15g,蒲黄(包)6g,丹参15g,炮穿山甲10g,马鞭草30g,萹蓄30g,瞿麦30g,猪苓30g。取15剂,每日1剂,水煎服。3月25日二诊,患者疼痛有所缓解，舌脉同前，拟原方加蜀羊泉 15g，木馒头 15g，再取 15 剂，继续服用。三诊时其疼痛大减，续用前方。7 月 21 日来诊，述劳累时稍有隐痛，不碍日常生活。

〔徐福松. 徐福松男科医案选. 北京：人民卫生出版社，2011.〕

评析：瘀血败精留而不去，瘀结成块，阻塞于膀胱尿道之间，血不归经，故小便滴漓，尿如细线，或癃闭不通，时见血尿。瘀血停滞，气机阻滞，不通则痛，故见小腹胀满作痛，时痛剧难忍，舌质紫暗，或有瘀点瘀斑，脉涩或细数。治以活血化瘀，利水散结，方选膈下逐瘀汤加减。方中当归尾、桃仁等为膈下逐瘀汤主药，以活血化瘀，行气止痛；加蒲黄、丹参、炮穿山甲增强活血祛瘀消积之功，配马鞭草以清热解毒，配萹蓄、瞿麦、猪苓以增强利水通淋之功。诸药合用，共奏活血化瘀、利水散结之功。本例患者的治疗，辨证准确，治法用药得当，疗效较好。

十二、李昌源治疗前列腺癌案

导读：前列腺癌术后以尿频、尿急为主症，辨证属命门火衰，痰瘀互结者，以扶正固本为主，以温补元阳、益气摄精为治法，方用大补元煎加味，同时应根据病情变化灵活变通。

案体：卞某，男，76 岁，因尿频、尿急 4 个月就诊。患者曾在贵州省人民医院确诊为"前列腺癌"，并于 1992 年 8 月 3 日在贵州省肿瘤医院行双侧睾丸切除术。术后尿频未能缓解，稍不及时则尿湿衣被，尿量中等、色淡，偶有尿道灼痛，夜难成寐，苦不堪言，胸闷心悸，腰膝酸软。诊见其形体消瘦，面色晦暗，精神委顿，声低气短，腹部平软，耻骨联合上缘处可扪及直径约 10cm 的固定肿块，表面光滑、质硬，无明显压痛。肛门指诊前列腺左叶肿大，质硬如石，呈结节状、压痛，查舌体胖大瘀紫，苔黄腻虚浮，脉律不整，欠柔和，轻取浮大，按之中空，两尺盛大，B超检查提示晚期前列腺癌，双肾积水。辨证属命门火衰，痰瘀互结，治以温补元阳，益气摄精，方用大补元煎加味。处方：炙黄芪30g，太子参20g，丹参20g，生地20g，怀山药20g，山萸肉10g，益智仁10g，巴戟天10g，仙灵脾10g，白术10g，乌药10g，五味子10g，金樱子10g，诃子10g，仙茅5g，炙甘草5g。每日1剂，水煎服。随证加减服近60剂后，患者尿频、尿急明显缓解，白昼每2小时1次，夜间睡醒才小便，精神旺盛，肌肉渐丰，面色转为红润，查舌体胖淡紫，苔腻稍厚，脉缓，偶有一止，两寸、左关按之空，两尺沉而有力，再予滋养肝肾，活血化瘀之法治之。药用：炙黄芪20g，丹参20g，莪术20g，赤芍15g，白芍15g，当归尾10g，三棱10g，乌药10g，红参10g，炙甘草10g，鹿角胶（烊）5g，龟甲胶（烊）5g，桂枝5g。随证加减又服近30剂后，查B超肝、脾、肾、前列腺正常。

〔周道红．学习李昌源教授病证合参治疗前列腺癌的心得．贵阳中医学院学报，1996，18（1）：15.〕

评析：患者以尿频、尿急为主要症状，偶有尿道灼痛，舌苔黄腻，脉浮大，两尺滑盛大，俨然下焦湿热之象。但仔细推敲，患者年过古稀，肾中精气早已枯竭，且睾丸业已切除，小便数急，入夜尤甚，腰膝酸软，精神委顿，系命门火衰、肾关不固所致。苔虽黄腻，但虚浮如堆砌，于舌面固着不紧密，当因胃气不健而起；脉虽浮大，但按之中空，实为虚阳上浮之象，故不作清利祛邪之举，而以扶正固本为法。本案的治疗从补肾入手，以山萸肉、生地、怀山药、五味子、龟甲胶、鹿角胶等滋肾填精，巴戟天、仙灵脾、仙茅、益智仁、乌药等温补

第九章　前列腺癌

肾阳，炙黄芪、太子参、红参、白术、炙甘草等益气培中，金樱子、诃子等收敛固涩。待精神、饮食大进，尿频、尿急明显缓解后，逐步酌加活血化瘀、解毒散结之品。本例患者的治疗，由于辨证准确，治法用药得当，并能守法守方，坚持治疗，故而药后疗效较好。

第十章 膀胱癌

膀胱癌是泌尿系统最常见的恶性肿瘤。膀胱癌的发病是一个多因素混合、多基因参与、多步骤形成的过程，目前比较公认的观点是病毒或某些化学致癌物作用于人体，使原癌基因激活成癌基因，抑癌基因失活而致癌。吸烟和职业接触芳香胺是目前明确的膀胱癌危险因素，此外饮水中的致癌物、服用某些药物以及家族史等也与膀胱癌的发病密切相关。膀胱癌的发病率男性高于女性，男女之比约为3～4∶1，发病年龄以50～70岁居多。近年来，我国膀胱癌的发病率有逐渐上升的趋势，国内大城市中如北京、上海、天津，膀胱癌的发病率已位列男性常见恶性肿瘤的第六位，而死亡率列第七位，所以必须重视膀胱癌的防治。

膀胱癌以无痛性血尿、尿频、排尿困难为主要临床表现，属中医学"血尿""血淋""癃闭"等的范畴。中医认为膀胱癌的发生与心、小肠、膀胱以及肝、脾、肾等脏腑有关，心火下行移热于小肠或湿热下注膀胱，或肾虚气化不利，水湿不化，瘀积成毒，湿毒化热下注膀胱而发病，同时脾虚水液运化失常、肝气郁滞疏泄不利也是引发膀胱癌的重要因素。膀胱癌总以正气内虚为本，邪气凝结为标，以湿热毒结积聚久郁为主要发病机制，其辨证当以辨病之新久、察标本虚实为要点，临证宜从"毒"（热毒）"虚"（阴虚气虚）"痰"（痰湿）"瘀"（气滞血瘀）四个方面综合考虑。

现代医学治疗膀胱癌主要采用膀胱手术治疗（部分切除

第十章 膀胱癌

术、全膀胱切除术），放射治疗亦为膀胱癌的主要治疗方法之一，化疗（全身用药、局部用药）亦贯穿治疗过程始终。膀胱癌治疗方法较多，效果较其他肿瘤为好，但复发率高，中医药治疗膀胱癌可起到补肾益气、清热利湿、消肿散结等扶正祛邪的作用，又可调整机体的功能及抑制癌肿的发展，从而减少或防止其复发的可能性，达到改善症状、延长生存、巩固疗效的目的。中医治疗膀胱癌要以辨证论治为指导，结合辨病的特殊性，找出证型所在，做到扶正与祛邪兼顾，恰当选法用药。

第一节 中医名家辨治经验

一、周维顺辨治膀胱癌经验

周维顺临床经验丰富，他经过 30 余年的反复临床实践，采用中西医结合综合治疗的方法治疗膀胱癌，取得了显著疗效，现将其经验简要介绍如下。

（一）膀胱癌的病因病机

膀胱癌属于中医学"癃闭""溺血""血淋"等范畴，其发病机制主要是由于肾气不足、水湿不化、脾肾两伤、运化失职、毒热内生、蕴结膀胱，且经久不愈，毒邪腐肉瘀积膀胱而成。

（二）膀胱癌的诊断

50～70 岁患者出现间歇性无痛性血尿，或有时合并有尿频、尿痛，甚则出现排尿困难，尿液涓滴不畅，下腹部可触及肿块，并有低热、消瘦等恶病质体征，在排除增生性、放射性膀胱炎、前列腺结节性增生、结核性肉芽肿、原发性膀胱淀粉样瘤、膀胱软斑症外，应首先考虑到本病的可能。

(三) 膀胱癌的治疗

膀胱癌是泌尿生殖系统中最常见的一种恶性肿瘤,尤以男性更为多见,多数病人在确诊时已属晚期,手术机体早已错过,多采用中西医结合综合治疗,中医中药及免疫治疗仍是本病的主要治疗手段之一。

1. 治疗原则　0～Ⅱ期患者行保留膀胱的手术、电烙术、激光冷冻等,术后灌注化疗药物、必要时术后放疗。Ⅲ患者可选择性行部分膀胱切除术,术前、术后放疗,术后巩固化疗等。Ⅳ期患者则以放疗和化疗为主。

2. 局部治疗　对于复发的浅表膀胱癌通常采用腔内化疗,可减少肿瘤复发的数目及降低手术切除过程中瘤细胞种植的机会。①TSPA(噻替哌):以30～60mg依次平、俯、左、右侧位各15min轮换共2h做膀胱内灌注,每周1次,共6～8次;②MMC(丝裂霉素):以药物40mg溶于NS60ml中,每周1次,膀胱内灌注,连用8周,然后改为每月1次,共12次;③ADM(阿霉素):40～50mg溶于50～60ml注射用水中,每周膀胱内给药1次,共4～6次,然后每月1次,共6次;④局部免疫治疗:目前有较肯定疗效的药物有干扰素(IFN)、卡介苗等。

3. 全身化疗　T_2以上的浸润性膀胱癌行全膀胱切除时,约半数的病人已有远处转移(微小病灶),PT_2以上的病人多预后不良。综合治疗可提高生存率,但目前循证性肯定结论的资料不多。

4. 中医治疗　周氏认为对膀胱癌的中医治疗原则是根据辨证分型采用不同治则。如肾虚型宜益气滋肾、收敛摄血,如属湿热型则宜清热利湿、解毒通淋,如属瘀毒型则宜解毒祛瘀、清热通淋,对放化疗后病人宜健脾和胃、补益肝肾、清热解毒、温补气血或凉补气血、生津润燥、扶正抗癌。目前对膀

第十章 膀胱癌

胱癌治疗中，经动物实验和临床验证后确有肯定疗效的药物有半枝莲、白花蛇舌草、龙葵、白英、白茅根、车前草、瞿麦、丹参、萹蓄、仙鹤草、黄芪、女贞子、金钱草、莪术、当归、猪苓、小蓟、黄柏等，有肯定疗效的中成药则有康莱特胶囊、安康欣胶囊和康力欣胶囊等。

中药不仅能抑制癌细胞 DNA 的合成，抑制癌细胞有分裂，诱导肿瘤细胞凋亡，而且还能提高机体免疫功能，间接地抑制肿瘤生长，促进正常细胞生长，减慢肿瘤的生长速度，改善症状，提高患者的生存质量，延长生存期。活血化瘀药尚有抗凝与促纤溶作用，改善肿瘤病人的"高凝状态"，降低血黏度，减少纤维蛋白原。因此，与放射治疗合用可减少纤维形成及血管闭塞等副作用。活血化瘀还能增加血流量，改善微循环，使抗癌药物和机体的免疫活性细胞容易与癌细胞接触，从而提高疗效。健脾理气药物还具有提高细胞免疫功能，改善蛋白质代谢，调节肠胃消化、吸收代谢的功能，而起到间接营养的作用。已知癌证是多因素、多阶段、多基因共同作用的结果，而从以上可以看出，中药对膀胱癌的防治是通过多靶点作用来实现的，显示出其强大的生命力。

〔叶兴涛，乔荣芳. 周维顺主任医师治疗膀胱癌经验. 浙江中医学院学报，2004，28（6）：40.〕

二、孙桂芝辨治膀胱癌经验

孙桂芝认为膀胱癌是由于外感六淫，过食肥甘酒热，情志劳倦所伤等，致脾胃运化失常，积湿生热，蕴积下焦膀胱，日久化毒成癌而致病，毒火灼伤阴络，迫血妄行，血随尿出。她采用补益脾肾、清利湿热、泻火祛瘀多管齐下的方法治疗膀胱癌，取得了显著的疗效。

中医名家肿瘤病辨治实录

(一) 病因病机

孙氏认为，膀胱为州都之官，水液潴汇之所。外感六淫，过食肥甘酒热，情志劳倦所伤，致脾胃运化失常，积湿生热，蕴积下焦膀胱，日久化毒成癌，毒火灼伤阴络，迫血妄行，血随尿出。《金匮要略·五脏风寒积聚病》中说："热在下焦者，则尿血。"又有肾气亏虚，膀胱失司，废水留滞，积毒成瘀，瘀毒胶着，终成癌肿。在膀胱癌发生中，脾肾亏虚、湿热瘀毒积聚膀胱起关键的作用。湿热为甚，则小便涩痛，为淋；湿热不甚，则属血尿。膀胱癌进展到晚期，枯槁热结之坏血，癌蚀而成之坏肉，积滞之秽浊，阻塞水道。同时脾肾亏损，气机紊乱，下焦决渎失常，发为癃闭。

孙氏指出，膀胱癌是本虚标实的疾病，在疾病的发生发展中，虚实动态变化。脾肾亏虚是本，贯穿膀胱癌的始终，并随疾病进展日益严重。湿热下结，后生癌毒，毒火伤脉，血腐阻道，均为标实之象，且邪实随病情进展逐渐加重。因此，膀胱癌是本渐虚、标渐实的病理生理发展过程。

(二) 证治规律

基于膀胱癌的病因病机，孙氏在选方时多采用补益脾肾、清利湿热、泻火祛瘀多管齐下的方法，以一方面为主，兼顾其他两个方面，攻补兼施，辨证论治。

1. 补益脾肾　补益脾肾是孙氏治疗膀胱癌的重点，组方多采用四君子汤合金匮肾气丸加减。以四君子汤益气健脾，温而不燥，健运后天之本、气血生化之源，脾旺湿自消，新生浊自去。根据患者不同情况，对方中药味略加更改，脾气大亏，兼有语声低弱、肺气不足，予人参或党参，另加黄芪；肺气尚可，改用太子参；茯苓淡渗利湿，防补气留壅，见有痰湿之象，酌加陈皮、半夏，加大醒脾除痰之力；若有湿浊偏盛、小便涩痛、毒火内炽之象，则改用土茯苓解毒除湿；若有大便干

第十章 膀胱癌

结,则用生白术替炒白术,取其润而不泄之性。同时以金匮肾气丸补肾之不足,固先天之本,安五脏之根。若肾阴虚为主,则去附、桂,成六味地黄丸滋补肾阴;若有潮热、骨蒸等阴虚火旺之象,则加知母、黄柏、旱莲草去火保真;若肝经有热,眼睛干涩,则与菊花、枸杞;若间有耳聋、耳鸣,则加柴胡、五味子、灵磁石,取耳聋左慈丸之意;针对膀胱癌血尿,酌加仙鹤草、血余炭温肾止血。此外,孙氏在多年临床实践中,摸索出以党参、白术、菟丝子、枸杞子、女贞子、补骨脂为核心的脾肾方,平补脾肾,不燥不腻。

2. 清利湿热　孙氏认为,膀胱癌之湿热重在下焦,治以清利膀胱湿热为主,同时配合健脾助运,断生湿之源。在清利膀胱之时,还要兼顾小肠分清泌浊、传化物之浊水于膀胱的特性,清泄小肠之火。心与小肠相表里,心主血,心火旺,血则热,故还需适当清心之火。正如《医学纲目·溺血》中所说:"小便出血,是心伏热于小肠。"又如《医学心悟·尿血》中说:"心主血,心气热,则遗漏于膀胱,阴血妄行而溺出焉。"方常用八正散加减,以瞿麦、萹蓄通利下焦湿热,兼凉血分之热。血热明显,则加生地、紫草。栀子清三焦之湿热,使湿热从小便出。对方中大黄,一般不用,恐伤正气,用亦量小。木通苦寒通窍利水,兼导心火下行,清小肠之火。车前子、滑石利水祛湿,除膀胱湿热,滑利尿道。外加灯心草、甘草梢,缓急止痛,通利尿道,酌加莲子心清除心火。

3. 化瘀清毒　膀胱癌是脾肾亏虚、湿热下结、瘀毒内炽,虚、湿、毒、瘀互结的恶疾,在治疗中并用清热解毒、活血祛瘀是孙氏的用药特色。常用方为龙蛇阳泉汤,以龙葵、蛇霉清热解毒,活血消肿,散结消壅;以白英、土茯苓、灯心草、海金沙清热解毒,清利小便,清通尿痛;以蟾皮、苦参清热利尿,解毒通淋;以白茅根止血凉血,清热利尿。若有血尿,加小蓟、蒲黄炭、血余炭止血。

（三）临证经验

孙氏强调，膀胱癌兼证纷繁复杂，治疗需予以兼顾，方能发挥全方最大的药理作用。全身湿重，舌苔厚腻，大便滞溏者，加用三仁汤，药选白蔻仁、生薏苡仁、杏仁、淡竹叶、生石膏、川厚朴。肝胆有热，口苦咽干，脾气急躁，加用龙胆泻肝汤，药选龙胆草、黄芩、栀子、丹皮。纳食不香，食量少者，用代赭石、鸡内金、生麦芽。胃脘不适，胃黏膜受损者，予蒲黄、蜂房、白芷。便稀者，用芡实、炒诃子肉。五更泄泻者，予四神丸。腰痛者，与川断、牛膝、炒杜仲、桑寄生。下腹痛属寒者，予小茴香、橘核、乌药。全身痛者，予延胡索、徐长卿。失眠者，予柏子仁、炒枣仁、合欢皮、夜交藤。入睡难、易醒者，加珍珠母、珍珠粉、灵磁石。尿频、尿失禁者，予海螵蛸、桑螵蛸、益智仁、乌药。尿液混浊者，与萆薢、石菖蒲、乌药、紫草。血尿者，予血余炭、小蓟炭、蒲黄炭、白茅根、仙鹤草。前列腺肥大者，予灵芝、桃仁、白果。肾功能不全者，予晚蚕砂。贫血者，予当归、阿胶。发生骨转移者，予透骨草、鹿含草、骨碎补、补骨脂。骨转移疼痛者，予菝葜、细辛、延胡索。

（四）调护防癌

膀胱癌的术后复发率较高，且复发肿瘤病理分级和临床分期均较前加重。现代医学的术后膀胱灌注化疗在杀伤抑制残存癌细胞的同时，也导致药毒的残留。手术后期，湿热瘀毒仍有再积膀胱的可能。孙氏指出，膀胱癌的术后调护，对预防复发意义重大。首先，要提高患者战胜肿瘤的信心，保持良好的身心状态，使得机体免疫功能正常发挥，正气得充、气血得畅；第二，保持会阴部清洁及尿道通畅，防止污秽邪毒从尿道逆入膀胱，女性患者尤需注意；第三，适当的饮食调理，可以赤小豆、生薏苡仁、鸡内金炖粥常饮,解毒通经利小便。

在膀胱癌的发病中,"毒"起着关键的作用。孙氏认为,癌毒有"内毒"和"外毒"之分,湿热瘀血蕴结日久化生之毒为内毒,慢性膀胱炎、良性乳头状瘤等日久均可转为内毒,需及早处理。而外界通过不同途径进入机体,通过代谢,最终随废水进入膀胱之毒为外毒。尽可能防外毒进入亦是膀胱癌防治中的要点。烟草中的 2-奈胺等烟毒,甲苯所制糖精等食毒,非那西汀等药毒,血吸虫等虫毒等,均需要慎重对待,以避毒防癌。

〔王辉,孙桂芝.孙桂芝治疗膀胱癌经验.北京中医药,2011,30(7):492.〕

三、孙秉严辨治膀胱癌经验

孙秉严辨治膀胱癌,根据毒结内蕴膀胱、气化功能失常的病机特点,首先立足于解毒通利,恢复膀胱以通为用的生理功能。在此基础上结合辨证施治,以为治本之图,体现了孙氏辨证辨病,统筹兼顾的治癌特点,其经验独特,疗效显著。

(一)病因病机

膀胱癌起源于膀胱上皮组织和间质组织,是泌尿系最常见的一种恶性肿瘤。中医学无膀胱癌之病名,但其临床表现可散见于中医学尿血、癃闭、血淋等疾病中。对其病因病机,早在《素问·气厥论》中就有"胞移热于膀胱,则癃溺血"的记载,后世医家多遵循《内经》之旨,从热论治。如唐·孙思邈《备急千金要方》中说:"热结下焦则为溺血,令人淋闭不同。"清·吴谦《医宗金鉴》亦云:"膀胱热结,轻者为癃,重者为闭。"孙氏不囿前贤之说,他结合自身多年治癌经验,认为"膀胱癌的形成多由于寒湿、湿热、血瘀日久而聚毒结于膀胱",导致膀胱气化功能失常,水饮不化,因而出现小便凝涩不畅、尿血、尿痛等症状，形成本虚标实之证。

(二) 基本方及其加减法

1. 新丹和化毒片　两者均系孙氏自制方药。新丹内含斑蝥、雄黄、蜈蚣、全蝎、穿山甲、琥珀、地龙、乌梢蛇、松香等药物，具有通淋启闭、消瘤破瘀之功，每丸重9g，每日服1~2丸。化毒片内含轻粉、白降丹、枯矾、大黄、玄明粉、生巴豆仁、黄药子、土贝母、露蜂房等药物，具有驱癌解毒、通结攻下之效，每片0.3g，每日晨起空腹服2~3片，可酌情递增至5片。服药后3h左右再进食易消化食物，服药期间必须保持大便通畅，以利于"癌毒"和"药毒"的排出，从而达到"攻'癌毒凝聚'而人不中毒"之目的。

2. 膀胱汤　该方是孙氏在长期的临床实践中总结的治疗膀胱癌的经验方。方药组成为：当归10g，赤芍10g，蝉蜕10g，海金沙10g，薏苡仁10g，土茯苓15g，百部15g，金钱草15g，滑石（布包）15g，苦丁茶15g，牛膝15g，牵牛子15g，菟丝子20g，琥珀（冲服）1g，斑蝥2个，蜈蚣3条。全方具有通淋利窍、散瘀解毒之功。

3. 辨证加减　偏重寒湿者加熟附子、肉桂、干姜、小茴香，偏重湿热者加白花蛇舌草、半枝莲、白茅根、龙胆草，偏重血瘀者加桃仁、红花、苏木、姜黄或加大黄䗪虫丸，尿痛重者加乳香、没药、五灵脂、延胡索，腰痛重者加杜仲、续断，大便秘结者加槟榔、大黄、玄明粉，尿血多而不止者停用新丹，等尿血止后再用。

(三) 临证体会

孙氏认为膀胱癌主要涉及到脏腑学说中膀胱的病变及其功能失常，另外还牵涉到小肠的一部分病变，而毒结内蕴是膀胱癌的主要病因，在治疗上首先着眼于解毒，以解毒通利为主，再加以辨证论治，针对患者症状佐以清热、破瘀、祛寒、利湿等法，使毒从小便排出体外。基于上述认识，孙氏治疗膀胱癌，首先立足于辨病，临床恒以验方新丹、化毒片和膀胱汤驱癌解毒，通淋利窍，以恢复膀胱以通为用的生理功能。在此基础上，根据患者临床症状的寒热虚实不同，辨证施治，以为治本之图，体现了孙氏辨证辨病，统筹兼顾的治癌观点。

〔高振华．孙秉严诊治膀胱癌经验述要．吉林中医药，2009，29（8）：662.〕

四、林丽珠辨治膀胱癌经验

林丽珠对诊治膀胱癌积累有丰富的经验，她提出膀胱癌发病的关键病机在于"膀胱气化不利"，治疗的关键在于调节膀胱气化功能，温阳化气以复膀胱之功，通利三焦以纠阴阳之偏，临证喜用五苓散加减，其疗效较好。

（一）病机在于膀胱气化不利

林氏认为，膀胱癌的发病以肾气亏虚为本，湿热瘀毒为标，并从六经辨证和气化学说的角度出发，提出膀胱癌水湿不化、瘀毒蕴结的关键病机在于"膀胱气化不利"。《素问·灵兰秘典论》中说："膀胱者，州都之官，津液藏焉，气化则能出矣。"膀胱气化不利，则水液代谢障碍，导致膀胱蓄水，水湿不化，日久化热，湿热蕴结则气机不利，血行瘀阻，加之湿浊不排，瘀积成毒，湿热瘀毒蕴结于膀胱，则成此病。膀胱癌病位在膀胱，与膀胱气化功能失调密切相关，证属本虚标实，早期以湿热、瘀毒等实证为主，晚期则以脾肾亏虚、气化不利等虚证为主。

从六经辨证的角度出发，足太阳膀胱经为寒水之经，本寒而标热，脏腑属膀胱，络肾，与心、脑有联系，若膀胱气化失司，则少腹胀满，小便不利，遗尿。隋代巢元方在《诸病源候论·五脏六腑诸候》中指出："膀胱象水，旺于冬，足太阳其经也,肾之腑也,五谷五味之津液悉归于膀胱,气化分入血脉,以成骨髓也,而津液之余者,入胞则为小便。"五谷五味靠人体气化化生为精微物质,以入血脉营养全身,津液之余的糟粕部分靠气化转化成小便排出体外。气化是指人体内阴阳气机的运行变化,关系到脏腑功用的施展、气血的输布流注、脏腑之气的升降开阖等。概括来讲,气化即精、津、液化生的动力。故膀胱为津液之府,若膀胱气化功能正常,则水湿得以运化,清者得以输布,浊者下输膀胱,使尿液开合有序;若膀胱气化水津功能失常,则水气内停,小便不利,湿浊瘀毒蕴于膀胱及肾脏,临床可表现为腰痛,少腹不仁,小便不利或不通,或阴囊潮湿,或蓄水为疝,或带下清稀,或经淡如水,或遗精滑泄,或体渐肥胖等。故对膀胱癌的治疗,林氏指出关键在于调节膀胱气化功能,临证注重"温阳化气以复膀胱之功,通利三焦以纠阴阳之偏",以达散布津液、运化水湿之效。

(二) 用药特色

林氏喜用五苓散方加减治疗膀胱癌,以利水渗湿,并助膀胱气化。因气化不行,水湿停滞,治宜温阳化气,气化行则津四布,可令水湿遁去,三焦水道畅通无阻,诸症顿消,故三焦宜通,而通利之要在于温阳化气、利水行湿。五苓散原载于《伤寒论》,由泽泻、茯苓、猪苓、白术、桂枝五味药组成,方中桂枝助阳化气,振奋衰惫之阳,蒸化三焦以行水;白术、茯苓健脾运湿,令脾运正常;茯苓、泽泻、猪苓淡渗利水,通调水道。诸药合力,振奋衰惫之阳,引水液下行,通调三焦水道,令气化复常。水湿一去,则气血均有畅通之机。

林氏在临床应用中,常以五苓散方加味治疗膀胱癌。基本药物组成为泽泻、茯苓、猪苓、桂枝、白术、桃仁、土鳖虫、半枝莲、北黄芪、枳壳等,并随症加减。方中以茯苓、猪苓、泽泻等健脾利湿,以桃仁、土鳖虫攻坚化瘀,以桂枝通阳化气，以半枝莲等清热解毒、利水消肿，以北黄芪健脾益气，以助气化。林氏结合自身多年临床经验，将膀胱癌分为以下四种辨证分型，并以基本方进行加减治疗。

湿热下注型：以出现血尿、小便灼痛、少腹拘急疼痛等为主要表现，治宜清热利湿，凉血止血，以基本方去桂枝，加栀子、蒲公英、苦参、土茯苓、车前子等清热解毒，尿血量多者加大蓟、小蓟、仙鹤草、藕节、三七等活血止血。

脾肾亏虚型：症见血尿色淡，纳差头晕，腰酸乏力，舌淡红，苔薄白，脉沉细者，治宜健脾补肾，温阳止血，基本方加用怀牛膝、北黄芪、菟丝子、桑寄生、桑椹子等。

瘀毒蕴结型：症见血尿夹有血块，小便不畅，点滴而下，少腹坠胀疼痛，舌质暗有瘀点者，基本方加莪术、八月札、龙葵草、苦参、山慈姑等祛瘀解毒。

阴虚火旺型：症见腰膝酸软，头晕耳鸣，五心烦热者，基本方加用知母、黄柏、女贞子、旱莲草等滋阴降火。

林氏在治疗膀胱癌尤其重视桂枝的运用，主要取其通阳、利水、行瘀之功。临证中除湿热下注、热象明显者去桂枝不用外，其他诸证均可适量使用，且多用白芍配桂枝，取其敛阴止痛之功。

〔肖志伟，张少聪，林丽珠．林丽珠教授治疗膀胱癌经验举隅．实用中医内科杂志，2011，25（11）：162．〕

五、胡志敏辨治膀胱癌经验

胡志敏擅长运用中西医结合的方法治疗膀胱癌，他以解毒化瘀、清热止血，兼以补肾健脾为治疗法则，在肿瘤临床治疗研究中，不仅强调"个体化"治疗，亦强调辨证与辨病相结合，取得了较为满意的疗效。

中医名家肿瘤病辨治实录

(一) 病因病机

膀胱癌属于中医学"尿血""血淋""癃闭"等的范畴,证属本虚标实,多因肾气亏虚、水湿不化、脾肾两伤、运化失职、毒热内生、蕴积膀胱所致,表现为排尿困难、尿痛、发热、贫血、衰竭等征象。张景岳则把癃闭的病因归纳为四个方面,其一为因热结小肠膀胱,使水泉干涸而气门热闭不通;其二为肝肾有热,使枯血、败精阻塞水道而不通;其三为真阴衰竭,血海无根,气虚不化而致;其四乃因肝强气逆,移碍膀胱,气实而闭。另外,素体虚弱、饮食劳倦所伤、七情太过或不及等内因,亦可引发膀胱癌。

(二) 现代医学治疗方法

现代医学对该病的发病因素尚不明确,认为可能与β-萘胺、联苯胺、4-氨基双联苯等致癌物质、色氨酸的异常代谢及膀胱壁长期慢性的局部刺激等因素有关。较早期可行局部电灼、激光等方法治疗,术后可依病情进行膀胱内灌注抗癌药物和放疗,以预防复发;未能早期发现的患者以手术治疗为主,可以部分或全部切除膀胱,并配合放疗、化疗;晚期肿瘤范围较大、已发生转移而不能手术者,则采取姑息治疗。此外,加热疗法、光敏疗法、光选择性汽化术、插管化疗与腹腔化疗联合应用等新方法也可供选用。

(三) 胡志敏的治疗方法

1. *治疗原则* 胡氏认为,瘀毒内蕴是膀胱癌的主要病机,由于膀胱癌的临床分期及症候特点不同,其治疗原则也不尽相同。胡氏根据多年的临床实践及患者的不同情况,将膀胱癌分为初期、中期和晚期三期进行治疗。初期以湿热蕴结下焦为主,属实证,治以解毒散结、清热利湿止血为主;中期以热毒瘀结、正气耗伤为主,属正虚邪实,治以祛邪为主,兼顾扶助

第十章 膀胱癌

正气,攻补兼施;晚期则以癌毒耗损正气为主,属正虚邪盛,治以益气养血、滋养阴津、固肾祛邪之法,以扶正为主,兼以驱邪。

2. 辨病辨证论治,个体化治疗 肿瘤的发病是一个复杂的过程,不同阶段有不同的临床特点。胡氏临证之时,不拘泥于古法古方,强调辨病辨证论治相结合,个体化治疗,选择合理的治疗方案。对于手术后及预防复发和转移的患者,以扶正驱邪兼顾、且攻且补的治疗方法;对于错过最佳手术时机的晚期患者、年老不能手术及术后复发的患者,以扶正为主、驱邪为辅;对于术后需放疗、化疗的患者,以益气养血、补益正气的扶正之方为主,而不宜兼施驱邪之法;对于并发尿路刺激征,则以清热解毒、利湿通淋为法。

(四) 临床用药

1. 根据不同病症加减用药 根据瘀毒内蕴、脾肾亏虚的基本病机,胡氏自拟中药方剂治疗膀胱癌,临证应用时根据病情进行加减。主要用药为半边莲、半枝莲、白花蛇舌草、龙葵、土茯苓、生薏苡仁、冬葵子、仙鹤草、白茅根、瞿麦、萹蓄、党参、白术、生甘草。其中半边莲、半枝莲、白花蛇舌草、土茯苓、龙葵、冬葵子合用起到清热解毒、软坚散结之用,仙鹤草、白茅根则起到清热止血之用,党参、白术、生薏苡仁、生甘草合用共奏益脾补肾之功效。化疗期间见乏力、恶心、食欲不振、白细胞下降者,加生黄芪、太子参、鸡血藤;乏力较甚者,重用党参,加黄芪、大枣;放疗期间表现为气阴两伤者,加当归、女贞子、枸杞子、生山药;有膀胱刺激症状者,重用瞿麦、萹蓄,加滑石;有肉眼血尿者,重用白茅根,加小蓟、大蓟、车前子;尿血不止者,加白及、苦参、阿胶、三七,必要时加用西药止血;小便淋漓不尽者,加杜仲、菟丝子、肉苁蓉;小腹坠胀疼痛者,加延胡索、香附、乌药。

2. 现代药理研究　现代研究已证实中药具有抗肿瘤、抗炎、抗菌、调节免疫等多种作用。半枝莲含有印黄芩苷、新型生物碱等单体，对各种癌细胞均有不同的抑制作用；白花蛇舌草含有三十一烷、豆甾醇、谷甾醇、乌索酸、对香豆酸、白花蛇舌草素、黄酮苷等，有抑瘤、镇痛、镇静、催眠等作用；龙葵的提取物龙葵总碱对肿瘤细胞的增殖有抑制作用，特别是从龙葵总碱中分离的碱Ⅱ成分有明显细胞毒作用和抗核分裂作用；仙鹤草中含有酚、酯、黄酮、鞣质、糖苷、有机酸、挥发油、三萜皂苷等化学成分，具有抗肿瘤、镇痛、抗炎、止血等方面的作用；女贞子有增强细胞免疫、体液免疫及止血作用；薏苡仁的提取物薏苡仁酯、薏苡仁油等有着很强的抗肿瘤作用。

3. 配合中药针剂及中成药的运用　常用中药针剂是复方苦参注射液，具有止血、止痛、抑制癌细胞扩散等功效，同时还可以改善造血功能，增加机体免疫力，无明显毒副作用，其主要作用机制为抑制肿瘤细胞增殖周期，抑制肿瘤作用靶点，抑制肿瘤转移，抑制肿瘤增长。常用的中成药有平消胶囊。

〔高帅，胡志敏. 胡志敏教授治疗膀胱癌临证经验. 实用中医内科杂志，2010，24（2）：18.〕

六、常德贵辨治膀胱癌经验

常德贵认为"本虚""湿热""毒瘀"为膀胱癌的主要病机，他采用益气扶正、温肾固下以治本，清热利湿、解毒祛瘀、通利水道以治标的方法治疗膀胱癌，取得了较好的疗效。

（一）对病因病机的认识

膀胱癌属于中医学"溺血""血淋"等的范畴，中医认为膀胱癌的形成是内因、外因相互作用的结果，多表现为本虚邪实。肾为先天之本，脾胃为后天之本，肾、脾亏虚，血运无力，气血凝滞，阻塞水道，湿热毒邪内蕴，毒瘀胶结导致膀胱经络受损，表现为血尿等系列症状。因此，常氏认为脾肾亏虚、气血凝滞、湿热毒邪内蕴、毒瘀胶结、水道阻塞是膀胱癌的病机，贯穿病程的始终。

（二）临证做到标本兼治

益气扶正、温肾固下以治本，清热利湿、解毒祛瘀、通利水道以治标。常氏治疗膀胱癌始终抓住"本虚"这个根本，遵守"治病必求其本"这个大法，益气扶正、温肾固下以治本，同时兼顾湿热、毒瘀的变化，临床在辨证论治的基础上，使用八正散、丹溪萆薢分清饮等加减治疗，在病程发展变化过程中，攻补之法随正邪变化而各有偏重。膀胱癌初期以湿热、毒瘀邪盛标实为主，治法以清热利湿、解毒祛瘀为主，兼固肾本；后期以本虚为主，治法以益气扶正、温肾固本为主，兼以祛邪。

常氏认为膀胱癌虽是湿热毒邪内蕴，毒瘀胶结出现血尿等呈现一派热毒之象，然毒瘀日久，伤及先天，导致肾、膀胱虚寒。而下焦肾及膀胱的气化、水道的通调均有赖于肾阳的温煦及蒸腾气化，以朱氏萆薢分清饮契合膀胱癌的病机。方中萆薢利湿而分清化浊，为君药；石菖蒲辛香苦温，化湿浊以助萆薢之力，兼可祛膀胱虚寒，用以为臣，《本草求真》谓石菖蒲能温肠胃，"肠胃既温，则膀胱之虚寒小便不禁自止"。二药相伍，以祛湿浊为主，佐入益智仁、乌药温肾散寒。益智仁能补肾助阳，且性兼收涩，故用之温暖脾肾，缩尿止遗；乌药温肾散寒，除膀胱冷气，治小便频数。综观全方，利湿化浊以治其标，温暖下元以固其本，适应膀胱癌"本虚"的病机。金樱子功能固精缩尿，涩肠止泻，可用于膀胱癌遗尿、尿频，与益智仁、乌药共固肾本。仙鹤草补虚止血，可用于膀胱癌血尿，标本兼治。八正散中萹蓄、瞿麦合用功能利尿通淋，为著名对药。临床发现膀胱癌肿兼有热象者，加白花蛇舌草、半边莲共奏解毒之效。然癌为湿热毒瘀胶结所致，需佐以血肉有情之蜈蚣、土鳖虫，活血通淋之琥珀等增强攻毒祛瘀之力。

（三）衷中参西结合应用

在膀胱癌的治疗上，中西医的治疗各有其优势，西医多采用外科手术治疗和膀胱内灌注化疗等治疗方法，在控制病情、减轻患者痛苦、争取治疗时间方面起了重要作用，便其副作用也不容忽视。中医治疗则以辨证论治为基础，通过调整机体各脏腑功能，针对病因病机进行治疗，但通常存在疗程长等不足。鉴于膀胱癌的严重危害，常氏建议患者抓住有利时机，需手术治疗时尽快手术治疗，以迅速控制病情。术前、术后辅以中药，借助中药来改善症状，减少西医手术及化疗的不良反应，发挥中医缓则治其本的优势，调节机体免疫功能，可显著改善预后，提高患者的生存质量。

（四）研制成药芪蓝胶囊

常氏确立"本虚、湿热、毒瘀"为膀胱癌的病机关键，针对上述病机，研制有芪蓝胶囊，芪蓝胶囊由黄芪、绞股蓝、蜣螂、土茯苓等中药组成。黄芪味甘，性温，入脾、肺经，具有补气、利尿托毒等功效；绞股蓝味甘、苦，性微寒，具有益气安神、清热解毒等功效；蜣螂具有破瘀、攻毒、消肿的功效，现代药理研究显示蜣螂具有 α_1 受体阻滞剂样作用，即可降低尿道梗阻的动力性因素，从而缓解排尿症状；土茯苓其性甘淡平和，入肝、胃经，是清热毒、疗疮肿、除湿浊、利关节之要药，有清热利湿、健脾止泻、利尿通淋、消散癌肿、克伐瘿瘤等功效。诸药合用，具有益脾补肾以助气化、化瘀散结祛痰以利水道之功效，可用于治疗膀胱癌、前列腺癌等疾患。

〔李结实，金星，彭成华. 常德贵教授运用中医药治疗膀胱癌经验. 中医学报，2012，27（2）：172.〕

第十章 膀胱癌

第二节 经典验案点评分析

一、孙桂芝治疗膀胱癌案

导读：膀胱癌手术切除后行灌注化疗中，出现语声低微，四肢乏力，腰膝酸软，尿频、尿急、尿痛者，宜采用补益脾肾、清利湿热、泻火祛瘀多管齐下之法，攻补兼施，辨证论治。

案体：某患者，男，68岁，教师，2007年首诊。出现肉眼血尿，膀胱镜检查发现膀胱菜花样肿物，病理诊断为膀胱移行细胞癌，手术切除后，现在行膀胱内灌注化疗中。诊时患者语声低微，四肢乏力，腰膝酸软，双耳听力下降，尿频、尿急、小便略有涩痛，大便不成形，纳食不香，入睡困难、易醒，舌质暗红，苔白腻，脉弦细。处方：党参15g，土茯苓30g，炒白术30g，黄芪30g，山萸肉10g，怀山药10g，熟地10g，丹皮10g，泽泻10g，桑螵蛸10g，炒杜仲10g，合欢皮30g，酸枣仁30g，灵磁石30g，蜂房6g，生蒲黄10g，龙葵30g，蛇莓15g，白英30g，金钱草15g，海金沙10g，苦参10g，白茅根10g，干蟾皮6g，五味子8g，瞿麦10g，萹蓄10g，代赭石15g，鸡内金30g，生麦芽30g，竹叶15g，木通10g，生甘草10g。每2日1剂，水煎取汁，分2次服用，同时配合成药扶正解毒口服液、健脾益肾颗粒，嘱其戒除吸烟饮酒，自制赤小豆粥常服。之后每3月复诊，诸症状逐渐好转，精神佳，纳食香，睡眠可，小便通畅，继续膀胱内灌注化疗，病情稳定，现继续治疗中。

〔王辉，孙桂芝．孙桂芝治疗膀胱癌经验．北京中医药，2011，30（7）：492.〕

评析：孙氏认为膀胱癌是本虚标实的疾病，在疾病的发生发展中，虚实呈动态变化。脾肾亏虚是本，贯穿膀胱癌的始终，并随疾病进展日益严重。湿热下结，后生癌毒，毒火伤脉，血腐阻道，均为标实之象，且邪实随病情进展逐渐加重。因此，膀胱癌是本渐虚、标渐实的病理生理发展过程。基于膀胱癌的病因病机，孙氏临证采用补益脾肾、清利湿热、泻火祛瘀多管齐下的方法，以一方面为主，兼顾其他两个方面，攻补兼施，辨证论治，其疗效显著。本例患者系膀胱癌手术切除后行灌注化疗中，出现语声低微，四肢乏力，腰膝酸软，尿频、尿急、尿痛者等一系列症状，孙氏从攻补兼施着眼，辨证论治，补益脾肾、扶正补虚为主，兼以清利湿热、泻火祛瘀，取得了较好的疗效。

二、张书林治疗膀胱癌案

导读：在健脾祛湿、化气行水之五苓散基础上加生地榆、生薏苡、白花蛇舌草、海金沙、海藻、生黄芪组成加味五苓散，并随证情变化适当加减，用于治疗晚期膀胱癌，疗效较好。

案体：郭某，男，74岁，1978年5月6日就诊。患者患膀胱癌已10个月，在北京友谊医院作膀胱镜检查，结果为膀胱顶部多发性肿瘤，大者3×3cm，小者如绿豆，共十多个，呈菜花样改变，诊断为膀胱癌，多处求治，效果不佳。就诊时患者面色苍白，精神倦怠，腰痛，小腹痛，小便涩滞刺痛难忍，尿中夹有血块，有时尿色鲜红，查舌质淡苔黄，脉沉细无力。拟方以加味五苓散（猪苓15g，茯苓15g，白术15g，生黄芪15g，泽泻18g，海金沙18g，海藻18g，桂枝10g，生地榆30g，生薏苡仁30g，白花蛇舌草30g）为基础，加琥珀6g，红花6g，苍耳子6g，仙鹤草30g，党参30g，延胡索10g，杜仲

第十章 膀胱癌

10g，阿胶（烊化）10g，每日 1 剂，水煎取汁计 600ml，分 3 次服，同时服用云南白药，每次 1/4 瓶，每日 3 次。服完 1 个疗程（40 天为 1 个疗程），诸症状明显减轻，至 1979 年 2 月，症状基本消失。遂改原方为散剂照服，半年后减为每日 1 次，1 年后改为每 3 日 1 次。1985 年病情突然恶化，合并肺转移而死亡，存活 7 年以上。

〔张书林，阎凤艳．加味五苓散治晚期膀胱癌．四川中医，1989，7（4）：26.〕

评析：五苓散出自张仲景之《伤寒论》，由猪苓、白术、泽泻、茯苓、桂枝组成，具有健脾祛湿、化气行水之功效。张氏在五苓散的基础上加生地榆、生薏苡、白花蛇舌草、海金沙、海藻、生黄芪，组成加味五苓散（猪苓 15g，茯苓 15g，白术 15g，生黄芪 15g，泽泻 18g，海金沙 18g，海藻 18g，桂枝 10g，生地榆 30g，生薏苡仁 30g，白花蛇舌草 30g），以达益气补虚扶正，健脾祛湿行水，清热解毒止血，化瘀软坚消癥，用于治疗晚期膀胱癌，收到一定效果。加味五苓散之用法为每日 1 剂，水煎取汁计 600ml，分 3 次服，40 天为 1 个疗程。疗效不满意者坚持服用汤剂，疗效较好者原方加五倍量改为散剂，每次服 10g，每日早晚各 1 次，用白开水送服。同时宜根据病情的变化灵活加减，血尿不止者加琥珀、仙鹤草，小便混浊者加萆薢、射干，小便滴滴不尽者加杜仲、菟丝子，小腹坠胀疼痛者加延胡索、香附、乌药，小便时痛不可忍者加苍耳子并加大海金沙用量，淋巴转移者加黄药子，肺转移者加鱼腥草、瓜蒌，直肠转移者加半枝莲、穿山甲，宫颈转移者加农吉利、石燕子，其他可随证加减。张氏用加味五苓散治疗晚期膀胱癌 31 例，结果症状好转，癌肿稍有发展，存活 5 年以上者 3 例；症状减轻，癌肿发展较慢，存活 2 年以上者 18 例；症状时轻时重，癌肿发展较快，不满 2 年死亡者 10 例。

三、孙秉严治疗膀胱癌案

导读：孙氏辨治膀胱癌，根据毒结内蕴膀胱、气化功能失常的病机特点，首先立足解毒通利、恢复膀胱以通为用的生理功能，在此基础上结合辨证施治，以为治本之图，疗效显著。

案体：冯某，男，59 岁。患者因尿血 1 月余，于 1965 年 4 月在天津某医院进行膀胱镜检查，发现右侧输尿管口外上方有珊瑚状肿物，约 2×2cm 大小，活检查病理示膀胱乳头状癌，经药物（具体不详）治疗未能控制病情发展。1966 年 11 月 26 日复查膀胱镜，见右侧输尿管口下方有菜花样肿物，约 3×4cm 大小，右侧输尿管口显示不清，左侧输尿管口正常，膀胱三角区可疑有肿瘤广泛浸润，患者拒绝手术治疗，1966 年 12 月患者来诊。诊时患者面色发青，十指全无甲印（大寒型），舌、腮印明显，舌质淡，苔白腻，脉沉细而紧。辨证乃寒湿毒结，瘀滞膀胱。治疗拟用新丹每日 1 丸，化毒片每日 5 片，同时给予膀胱汤加毛术、熟附子、肉桂、干姜各 15g，每日 1 剂，水煎取汁，分 2 次服。服后后，从小便中排出许多白色坏死组织，尿血渐止，饮食增加，面色红润。患者坚持服药治疗至 1967 年 6 月，一切不适消失，恢复工作。1973 年 7 月随访，患者一切良好，能从事体力劳动。

〔高振华．孙秉严诊治膀胱癌经验述要．吉林中医药，2009，29（8）：662.〕

评析：孙氏认为膀胱癌主要涉及到脏腑学说中膀胱的病变及其功能失常，另外还牵涉到小肠的一部分病变，而毒结内蕴是膀胱癌的主要病因。在治疗上首先着眼于解毒，以解毒通利为主，再加以辨证论治，针对患者症状佐以清热、破瘀、祛寒、利湿等法，使毒从小便排出体外。他治疗膀胱癌，首先立足于辨病，临床恒以验方新丹、化毒片和膀胱汤驱癌解毒，通淋利窍，以恢复膀胱以通为用的生理功能。在此基础上，根据患者临床症状的寒热虚实不同，辨证施治，以为治本之图，常能取得较好的疗效。本例患者病属膀胱癌，中医辨证乃寒湿毒结、瘀滞膀胱，孙氏以其验方新丹、化毒片和膀胱汤治疗，患者坚持服药，一切不适消失，恢复工作。

四、谷铭三治疗膀胱癌案

导读：本案病属膀胱癌，以尿血为突出表现，系由外伤血瘀，化热伤络，湿毒下注膀胱所致，治以清利湿热，化瘀散结止血之法，待尿血止后，改投滋肾化瘀、解毒散结之方药。

案体：张某，男，61岁。患者于8年前因外伤导致尿道及膀胱受伤，引起血尿。之后每年出现血尿4~5次，均为全程肉眼血尿，伴有腰前，但尿急、尿频等尿路刺激症状不明显。农村卫生院诊断为膀胱炎，用氯霉素、止血敏等药物治疗，常可在短期内好转。两个月前，因受凉发热再度出现血尿，伴有腰痛，尿道痛，排尿不畅，尿中有小血块，经采用消炎、止血药物治疗，不见好转，且逐渐加重。1991年1月27日转大连市某医院，B超检查发现膀胱充盈欠佳，见$4.5\times3.6cm$和$5.5\times4.7cm$略强回声实质性肿物，表面不平，呈菜花状，确诊为膀胱癌。因尿道有外伤性狭窄，无法做进一步检查，患者拒绝接受手术治疗，转来中医治疗。1991年2月28日初诊时，患者面色晦暗，肢体无浮肿，少腹触诊未发现包块，双侧腹股沟淋巴结不大，肉眼血尿，内有小凝血块，口臭明显，舌质暗红，苔黄腻而厚，脉弦滑数。证属尿血，系由外伤血瘀、化热伤络、湿毒下注膀胱所致，治宜清利湿热，化瘀散结止血。处方：茯苓15g，丹皮15g，赤芍15g，三棱25g，莪术30g，生地炭20g，当归15g，阿胶（烊化）15g，三七粉（冲）5g，薏苡仁30g，白花蛇舌草30g，蜈蚣2条，小蓟10g，牛膝15g。每日1剂，水煎服。1991年3月7日复诊，患者服药6剂，尿痛、排尿不畅好转，但仍为肉眼血尿，尿中血块略减，查舌苔黄腻，脉弦滑数，上方加云南白药，每次1g，每日2次口服。1991年3月21日再诊，宗前方化裁服药治疗后，尿血已止，尿道疼痛消失，唯有腰酸痛，双下肢无力，查舌质暗红，脉弦滑数，改投滋肾化瘀、解毒散结之方药。处方：生地20g，山药20g，山萸肉15g，丹皮15g，茯苓15g，泽泻15g，知母15g，薏苡仁30g，白花蛇舌草40g，萆薢15g，琥珀粉5g，木贼15g，鱼腥草25g，莪术25g。每日1剂，水煎服。嗣后患者又先后就诊20余次，服用汤剂170余剂，配服马钱子近50g，病情稳定，未再出现血尿，且腰痛亦减轻。1991年9月4日再次复查B超，膀胱内左下方见4.0×3.0cm肿物，表面不平，呈菜花状，肿物右上方见3.5×2.0cm和2.0×1.5cm两个肿块，与同年1月B超结果对照肿块缩小。患者一直治疗至1994年初，病情稳定。

〔谷言芳．谷铭三治疗肿瘤经验集．上海：上海科学技术出版社，2002．〕

评析：本案系因膀胱外伤导致血瘀，瘀毒内生，日久化热，灼伤脉络，湿毒下注而尿血。急则治其标，先以牛膝四物汤加三七、阿胶、云南白药等清热凉、化瘀止血，配薏苡仁、白花蛇舌草、三棱、莪术、蜈蚣清热利湿，散结祛瘀。血止后，缓以治本，扶正祛邪，改用六味地黄丸方为主，加薏苡仁、萆薢、白花蛇舌草、莪术、鱼腥草等补肾利湿，解毒抗癌，散结祛瘀。通过长时间的治疗，取得了明显的临床效果。

五、林丽珠治疗膀胱癌案

导读：膀胱癌手术后化疗中，中医诊断为癥积病，辨证属于气化不利，瘀毒蕴结者，其治疗以温阳化气、清热利湿、活

第十章 膀胱癌

血消癥为法,方用五苓散加减,坚持用药,可取得较好疗效。

案体:陈某,男,65岁,2008年1月17日初诊。患者2005年12月因出现血尿在外院诊断为膀胱癌,并行膀胱癌切除术,术后化疗1疗程(具体不详),又于2007年8月及2007年12月复发,再次行手术切除及化疗1疗程,现要求中医药治疗。诊时患者小便通畅,无尿频、尿急、尿痛等,右下腹术口隐痛不适,纳眠可,二便调,舌质红,苔薄白,脉滑。西医诊断为膀胱癌术后复发,中医诊断为癥积病。证属气化不利,瘀毒蕴结,治以温阳化气、清热利湿、活血消癥为法,方用五苓散加减。处方:桂枝10g,泽泻15g,猪苓15g,茯苓25g,八月札15g,栀子15g,柴胡15g,白芍15g,车前子15g,牛膝15g,桃仁10g,半枝莲15g,蒲公英30g,甘草6g。每日1剂,水煎服。二诊时患者稍感疲倦,右下腹隐痛减轻,无尿血、尿频、尿急等不适,纳可,寐安,二便调,舌质红,苔白,脉细滑,继续以五苓散加减拟方。药用:桂枝10g,泽泻15g,猪苓15g,茯苓25g,白芍15g,北黄芪15g,八月札15g,车前子15g,土鳖虫6g,苦参10g,桃仁10g,香附10g,半枝莲15g,甘草6g。患者此后坚持门诊中医药治疗,以五苓散合四逆散等加减进行调治。随访至2011年5月,患者发病近5年半,术后化疗后坚持中医药治疗3年余,在外院多次复查膀胱镜,均未见复发,情况稳定,生活如常人,KPS评分90分。

〔肖志伟,张少聪,林丽珠. 林丽珠教授治疗膀胱癌经验举隅. 实用中医内科杂志,2011,25(11):162.〕

评析:林氏认为膀胱癌的发病以肾气亏虚为本,湿热瘀毒为标,并从六经辨证和气化学说的角度出发,提出膀胱癌水湿不化、瘀毒蕴结的关键病机在于"膀胱气化不利"。她喜用五苓散方加减治疗膀胱癌,以利水渗湿,并助膀胱气化,其基本药物组成为泽泻、茯苓、猪苓、桂枝、白术、桃仁、土鳖虫、半枝莲、北黄芪、枳壳等，并随证加减。方中以茯苓、猪苓、泽泻、白术等健脾利湿，以桃仁、土鳖虫攻坚化瘀，以桂枝通阳化气，以半枝莲等清热解毒、利水消肿，以北黄芪健脾益气，以枳壳理气调中。本例患者属膀胱癌手术后化疗中，中医辨证属气化不利，瘀毒蕴结，林氏以五苓散加减组方，同时根据病情变化灵活加减，坚持中医药治疗3年余，在外院多次复查膀胱镜，均未见复发，情况稳定，生活如常人。

六、赵冠英治疗膀胱癌案

导读：治疗膀胱癌应做到辨证施治，补虚泻实，对膀胱癌以血尿为主要表现，中医辨证属热毒蕴结，气阴损耗者，其治疗当以益气养阴，扶正治本，凉血止血，解毒清热治标为法。

案体：某患者，男，70岁，干部，1998年6月22日初诊。患者缘于5年前行膀胱乳头状癌局部切除术，术后未做其他治疗。近1个月来反复出现血尿，由终末血尿变成全程血尿，于1998年6月8日入院诊治。入院时查浅表淋巴结不大，心肺无异常，肝脾未触及，血常规检查血红蛋白95g/L，白细胞8.0×10^9/L，中性粒细胞0.61，血小板110×10^9/L，CEA为581μg/L，请泌尿外科会诊行膀胱镜检查，显示术后复发，可再次手术治疗，患者因惧怕手术，请中医诊治。诊时患者自述1个月来全程血尿，小便滴滴难解，少有血块，但不甚疼痛，伴气短、口干、头晕甚，精神萎靡，语言低微难续，步履艰难，纳谷不香，口淡乏味，大便尚可，形体消瘦，舌质红，苔薄白，脉细数。脉证互参，病为血尿，证属热毒蕴结，气阴损耗，法当以益气养阴，扶正治本，凉血止血，解毒清热治标。处方：生黄芪30g，北沙参15g，天冬15g，生地15g，茜草根15g，仙鹤草15g，白花蛇舌草15g，龙葵15g，侧柏叶

第十章 膀胱癌

12g, 藕节10g, 当归10g, 陈皮10g, 炙甘草6g, 三七粉（冲）2g。取6剂，每日1剂，水煎服。1周后复诊，患者头晕有所好转，小便中血块减少，舌脉同前，原方去当归、陈皮、藕节，加败酱草15g, 猪苓15g, 生蒲黄15g, 砂仁6g, 每日1剂，继续服用。服上方2周后再诊，患者尿血明显减少，气短、口干消失，体力渐复，纳谷有增，查舌质淡红，苔薄白，脉细，治法改以清热解毒、凉血止血为主，益气健脾和胃为辅。处方：生地15g, 龙葵15g, 半枝莲15g, 白花蛇舌草15g, 猪苓15g, 茯苓15g, 太子参15g, 仙鹤草15g, 生黄芪20g, 生薏苡仁20g, 败酱草20g, 蛇莓12g, 白术12g, 丹皮10g, 甘草9g, 三七粉（冲）2g。每日1剂，水煎服。上方连服30余剂，尿血已止，精神、体力、纳食大增，体重增加，余闻已消，恢复如常，查膀胱镜其复发病灶已消失，未发现癌细胞，为巩固疗效，后将汤剂改制成丸剂，缓以治之。随访两年余，未见复发。

〔杨明会．赵冠英验案精选．北京：学苑出版社，2000.〕

评析：膀胱癌临床表现有所不同，以尿血为主症的，有实证和虚证之分，实证为心火下行移热于小肠，或湿热湿毒下注于膀胱，虚证为肾气不足，不能摄血或气血两亏，血无所摄。实证者可致尿血，虚证者亦可致尿血，前者多伴疼痛，后者多无疼痛。其辨证施治是根据尿血之虚实而采用不同的治法，总的治则为"补虚泻实"，早期以祛邪为主，中期以攻补兼施，晚期以补虚为主。本例患者年高体弱，脉证合参，辨证为毒热蕴结膀胱之证，由于病程迁延日久，气阴两伤，乃为虚实夹杂之证，故治法既考虑到凉血止血，清热解毒祛邪，又要照顾到益气养阴佐以和胃健脾扶正。方中选用黄芪、北沙参、当归、天冬、炙甘草等大队扶正之品，以取治病留人之意。癌因毒成，方中白花蛇舌草、半枝莲、龙葵、败酱草、蛇莓等清热解毒之剂，一用3年不衰。败酱草对膀胱、肠道肿瘤效果较好，故用量尤重，再与薏苡仁、白术、猪苓、茯苓、太子参相配，使毒解而不伤正，相得益彰。生地、丹皮、生蒲黄、三七、侧柏叶、茜草根、仙鹤草、藕节凉血止血，清利湿热之毒。宗法守方连服3年有余，而获症状缓解病灶消失，临床治愈之疗效。赵氏临床治疗膀胱癌非止数十例，有效者居多，无效者少。他指出膀胱癌证型复杂，不止湿热毒邪蕴结一端，要认真审视每一个症状，详细询问病史，力求做到辨证准确，有的放矢。同时膀胱癌多因湿热之邪蕴结膀胱，侵入血分，致热迫血行，故治疗中凉血止血应首当其冲，尚需根据病情灵活施用凉血止血、清热止血、养血止血、活血止血、化瘀止血等治则，方可取得满意疗效。要坚持中西医结合的整体原则，因为西医手术、放疗、化疗均是攻邪之法，要与中医辨证施治有机结合，术后患者以益气养血、调理脏腑为主，化疗患者以和胃健脾、滋阴补肾、益气养血为主，放疗患者则以清热解毒、养阴益气、养血润燥、健脾益肾为主。中药配合西医治疗可起到增效、增敏、解毒、减毒之功效，提高临床综合治疗之效果。中医药治疗膀胱癌，首先是在迅速缓解临床症状，如在治疗尿血等方面不亚于西药，其次中药对膀胱癌细胞本身有杀伤和抑制伤害，可以使肿瘤缩小，最终能控制病灶，防止复发和转移，本例患者之临床治疗效果，即充分说明了这一点。

七、胡志敏治疗膀胱癌案

导读：膀胱癌以无痛性肉眼血尿为突出表现，中医辨证为年老体弱，正气不足，抗邪无力，毒热内生，蕴结膀胱，烁灼经络所致者，治宜解毒化瘀，利湿止血，并随症灵活加减。

案体：王某，女，80岁，2006年3月以无痛性肉眼血尿3个月为主诉来诊。患者在外院行膀胱镜示膀胱顶部多发肿

第十章 膀胱癌

瘤,大者3×3cm,小者如绿豆大小,共十多个,呈菜花样改变。查CEA>410U/L,因年龄较大,患者及家属拒绝行手术及放疗、化疗治疗,为求中药治疗来诊。诊时患者尿中夹有血块,时有小腹隐痛,食少乏力,精神倦怠,体重下降十余斤,查体下腹压痛(+),腹水(-),双下肢无浮肿,面色苍白,舌质紫暗,苔黄腻,脉沉细无力。西医诊断为膀胱癌,中医诊断为尿血,四诊合参,中医辨证为年老体弱,正气不足,抗邪无力,毒热内生,蕴结膀胱,烁灼经络所致。治宜解毒化瘀,利湿止血,药用半边莲、半枝莲、白花蛇舌草、土茯苓、生薏苡仁、冬葵子、龙葵、仙鹤草、白茅根、瞿麦、萹蓄、女贞子、党参、白术、生甘草,同时运用复方苦参注射液20mg,加入生理盐水350ml中,静脉滴注,每日1次,10天为1个周期,每月1个疗程。用药3个月,患者症状较前有所改善,体重已无下降,尿血及小腹隐痛消失。持续用药至今,已达3年,患者现在病情稳定,复查膀胱镜示膀胱肿块无增大,复查CEA>100U/L,其余生化检测指标正常,目前正在继续治疗中。

〔高帅,胡志敏.胡志敏教授治疗膀胱癌临证经验.实用中医内科杂志,2010,24(2):18.〕

评析:胡氏认为瘀毒内蕴是膀胱癌的主要病机,由于膀胱癌的临床分期及症候特点不同,其治疗原则也不尽相同。他自拟中药方剂治疗膀胱癌,其主要用药为半边莲、半枝莲、白花蛇舌草、龙葵、土茯苓、生薏苡仁、冬葵子、仙鹤草、白茅根、瞿麦、萹蓄、党参、白术、生甘草,临证应用时根据病情进行加减,常能取得较好的疗效。本例患者年事已高,病属膀胱癌,以无痛性肉眼血尿为突出表现,中医辨证为年老体弱,正气不足,抗邪无力,毒热内生,蕴结膀胱,烁灼经络,以解毒化瘀,利湿止血,扶正补虚,攻补兼施之原则治之,在服用中药汤剂的同时配合应用复方苦参注射液,药证相符,并能坚持治疗,取得了较好疗效。

八、朱曾柏治疗膀胱癌案

导读:年高体弱之膀胱癌患者,多呈现本虚标实、虚实夹杂之复杂病机,治疗当标本兼顾,扶正与祛邪并施,只有持之以恒坚持治疗,并随病情变化灵活变通,方能取得较好疗效。

案体:刘某,男,82岁。患者近一年来精力日衰,经常头晕,腰酸楚,步履乏力,并时有小便淋漓不尽之感,伴有脓血物。1990年3月11日在某医院肿瘤科诊断(经细胞学检查)为膀胱癌,拟进行手术治疗。然患者因年事已高,畏惧手术,于1990年3月18日由人护送找中医就诊。诊时患者头晕甚,精神萎靡,语音低微难续,步履艰难,小便滴滴难解,夹脓血较多,但不甚疼痛,口淡无味,食欲极差,形体消瘦,查舌质淡而微紫,覆浮黄腻苔,脉微弱无神。证属痰瘀胶阻,凝聚化毒致癌,急拟扶正解毒之法为之救治。方药:枸杞子15g,天麻15g,炙黄芪10g,新开河参10g,白木耳30g,香菌15g,白花蛇舌草30g,半枝莲30g,海金沙30g,三七(研粉分次吞服)15g,炙甘草10g。浓煎取汁,每次服10~20ml。四天后,患者自称头晕不减,整天如坐舟车,仍时有脓血,望其舌质似有由淡白转为润之势,语声较前清晰有力,上方枸杞子、天麻、炙黄芪、新开河参、香菌、白木耳、白花蛇舌草、半枝莲各加一倍量,去三七,再加败酱草60g,薏苡仁60g,继续水煎服用,另用6号抗癌药粉50g,三七20g,琥珀20g,共研极细末,每次服汤药时用药水化服0.5~1g。一周后再诊,患者头晕有所好转,小便中脓血见少,上方再加炒薏苡仁20g,猪苓60g,生蒲黄30g,药粉同服。一周后复诊,患者头晕进一步好转,小便中夹杂之脓血进一步减少,上方将白木耳、生蒲黄各减去20g,继续服用。此后每月就诊1~2次,解毒扶正大法不变,药味略有增减,外感不适时停药,胃纳差、口味不好时药量酌减。一年后头晕、小便中夹杂之脓血渐次减少以至消失,随之心情喜悦,精神好转,纳食馨香,每天能上山遛鸟。1992年4月和5月经两次细胞学检查,尿液中均未发现癌细胞。患者服药太多,有恐药、厌药之感,要求以药膏为治,取上方20剂,再加紫河车300g熬膏,每天2~3次,服3个月,同时6号抗癌粉每天仍服1~2g。1992年12月20日再次就诊,患者自述小便中脓血从未复发,仍嘱其每隔3~5日服上方1剂,6号抗癌粉服用不辍。

〔朱曾柏.癌症医案2则.中医杂志,1993,34(12):720.〕

评析:本例初诊既然为痰瘀胶阻,却少用化痰祛瘀药,三七用量为15g,且为粉吞服,用量大大超过1~3g的常规用量,由于处方用药不甚妥当,故而疗效并不满意。二诊时省悟,三七用量就大大小于常用量,同时其他药物也所变化。在初次治疗方中不妨加入滑石、胆南星、泽兰,而其余药减量,毕竟已为82岁之年高之人,其效果会好一些。之后的治疗根据辨证施治之原则整体考虑,随病情变化灵活加减用药,坚持不懈,功到自然成,最终取得了满意的疗效。

九、常德贵治疗膀胱癌案

导读:膀胱癌患者术后行膀胱灌注化疗,出现尿频、尿急、尿痛、尿无力等,证属湿热、毒瘀壅盛,内蕴胃肠者,治以行气和胃,利湿通淋,清热解毒,方用八正散合四妙散加减。

案体:岳某,男,83岁,2011年3月24日初诊。患者两个月前因全程肉眼血尿,经膀胱镜检查示膀胱肿物,行TUR-

Bt 术，术后病理报告膀胱癌，浸润性尿路上皮癌。术后行膀胱灌注羟基喜树碱 8 次，患者出现尿频、尿急、尿痛，尿无力，夜尿 4～5 次，站立常有大便意，舌质红，苔黄腻微暗，脉沉滑。此为湿热、毒瘀壅盛，内蕴胃肠，治以行气和胃，利湿通淋，清热解毒，方用八正散合四妙散加减。方药组成：萹蓄 15g，瞿麦 15g，车前子 15g，滑石 15g，苍术 15g，厚朴 15g，生薏苡仁 30g，川牛膝 30g，白茅根 30g，半边莲 30g，白花蛇舌草 30g，木香 10g，黄柏 10g，川木通 6g，琥珀（冲服）5g。取 7 剂，每日 1 剂，水煎服。2011 年 3 月 31 日二诊，患者服用上药后尿频、尿急、尿痛减轻，夜尿减为每日 3 次，腹气通畅，站立位大便意已减，舌质红，苔黄腻减轻，脉沉细。此为湿热、毒瘀减退，治以行气和胃、温肾固下，兼清利湿热、解毒祛瘀、通利水道，方用萆薢渗湿汤加减。方药组成：川萆薢 15g，益智仁 15g，车前子 15g，萹蓄 15g，瞿麦 15g，苍术 15g，厚朴 15g，木香 10g，黄柏 10g，川木通 6g，乌药 20g，石菖蒲 20g，生薏苡仁 30g，白茅根 30g，白花蛇舌草 30g，蜈蚣 3g。取 7 剂，每日 1 剂，水煎服。2011 年 4 月 6 日再诊，患者诸症状消失，舌质转淡，苔白微腻，脉沉细，治疗以益气扶正、温肾固下以治本，兼利水除湿、解毒祛瘀。方药组成：黄芪 15g，川萆薢 15g，金樱子 15g，瞿麦 15g，萹蓄 15g，乌药 20g，石菖蒲 20g，益智仁 20g，薏苡仁 20g，白花蛇舌草 20g，琥珀 5g，土鳖虫 10g，仙鹤草 30g。取 7 剂，每 2 日 1 剂，水煎服。14 日后随访，效果良好。

〔李结实，金星，彭成华．常德贵教授运用中医药治疗膀胱癌经验．中医学报，2012，27（2）：172.〕

评析：常氏认为"本虚""湿热""毒瘀"为膀胱癌的主要病机，他治疗膀胱癌始终抓住"本虚"这个根本，遵守"治病必求其本"这个大法，益气扶正、温肾固下以治本，同时兼顾湿热、毒瘀的变化,临床在辨证论治的基础上,使用八正散、丹溪萆薢分清饮等加减治疗,在病程发展变化过程中,攻补之法随正邪变化而各有偏重,其疗效显著。本例患者西医诊断为膀胱癌,处于术后行膀胱灌注化疗阶段,初诊时尿频、尿急、尿痛,尿无力,夜尿4～5次,站立常有大便意,舌质红,苔黄腻微暗,脉沉滑。中医辨证为湿热、毒瘀壅盛,内蕴胃肠,治以行气和胃,利湿通淋,清热解毒,方用八正散合四妙散加减。二诊时尿频、尿急、尿痛减轻,其他症状也有好转,湿热、毒瘀减退,改为行气和胃、温肾固下,兼清利湿热、解毒祛瘀、通利水道之法治之,方用萆薢渗湿汤加减。三诊时患者诸症状消失,舌质转淡,苔白微腻,脉沉细,治疗以益气扶正、温肾固下以治本,兼利水除湿、解毒祛瘀。由于治疗得当,并能坚持用药,取得了较好的疗效。本例患者的治疗充分体现了中医整体观念、辨证论治,法随证变,方随法立,灵活变通的重要性。

十、雷永仲治疗膀胱癌案

导读:膀胱癌的主要病机是湿热下注,气滞血瘀,结而成癥,治疗当以清热利水、凉血止血、软坚消癥为主,并注意随证情变化灵活变通,用膀胱癌基本方加减治疗,其疗效较好。

案体:宁某,女,63岁。患者出现血尿4年,经膀胱镜检查加活检诊断为膀胱癌。就诊时尿血不止,或伴血块,查舌苔黄,脉细数。证属湿热下注,血瘀成癥。处方:知母8g,黄柏9g,生地12g,大蓟9g,小蓟9g,地骨皮12g,半枝莲30g,海金沙12g,萆薢15g,琥珀(吞)1.5g。服药2剂后尿血即止,但因复查膀胱癌又发血尿,继服药19剂后血止。其后在用药方面加藕节、槐花、贯众等,又因体软乏力加用党参、白术、黄芪等。患者常在劳累、少寐或中断用药后尿血发作，而持续服药则血止。经治1年4个月，仍服中药及琥珀粉以健脾益气补血、清热解毒利湿、凉血止血化瘀、软坚散结消瘕等。患者经治疗，至发稿时生存为15年5个月，情况良好。

〔雷永仲，汤新民. 中医药治疗膀胱癌34例临床分析. 江苏中医杂志，1981，2（6）：25.〕

评析：雷氏认为膀胱癌的病理机制主要是湿热下注，气滞血瘀，结而成瘕，故此主张治疗上宜清热利水、凉血止血、软坚消瘕，并用采膀胱癌基本方加减进行治疗。他采用膀胱癌基本方治疗膀胱癌34例，生存最长期患者已达15年余。膀胱癌基本方中，半枝莲利水消瘕，猪苓、茯苓、泽泻、车前子、滑石利水渗湿，知母、黄柏清下焦湿热，生地、蒲黄、藕节、贯众、大蓟、小蓟凉血止血。临证时根据病情的变化灵活加减，如血尿不止者加白及、荠菜花、阿胶、三七，乏力较甚者加党参、孩儿参、黄芪等。临床实践证明，采用膀胱癌基本方随证加减治疗膀胱癌，可取得较好的疗效。

十一、何任治疗膀胱癌案

导读：治疗膀胱癌无一成不变之方，关键在于辨证论治，当法随证变，对于膀胱癌术后热毒不显而正气亏虚较甚之患者，治疗当以扶正祛邪为主，单纯扶正或祛邪都是不可取的。

案体：黄某，男，58岁，1978年5月8日初诊。患者于1977年12月以无痛性血尿在某医学院做膀胱镜检查，诊断为膀胱肿瘤，行膀胱部分切除术，病理切片为膀胱移行上皮乳头状癌Ⅱ级。手术后曾在当地服中药治疗，半年后于1978年月5日5日行膀胱镜检查为复发，并做电灼处理。就诊时患者舌苔薄，脉濡微数，治疗以扶正祛邪为主。处方：太子参12g，茯苓12g，白术12g，炙甘草9g，淡竹叶6g，白花蛇舌草9g，薏苡仁30g，黄柏4.5g，六味地黄丸（包煎）30g。以上方为

第十章 膀胱癌

基础适当做一些加减，在扶正方面增加或更用党参、沙参、黄芪、天冬、平地木、黄精、大枣、炙鳖甲等，在抗癌方面酌加猪苓、半枝莲等。治疗3个月后，做膀胱镜检查未见肿瘤复发，半年后又做检查亦未见复发。以后隔日服用上方，并每日煮食薏苡仁30g不间断，已恢复全日工作。

〔史宇广．当代名医临证精华·肿瘤专辑．北京：中医古籍出版社，1997．〕

评析：在泌尿系统肿瘤中，2/3以上为膀胱癌，早期膀胱癌可以无明显症状，一旦有症状最常见的是血尿，可见于60%~75%的病例。中医多以"血尿"辨治，清热解毒、凉血止血、利水抗癌为大法。本例患者因是手术后，热毒不显而正气亏虚较甚，自然无一成不变之方，理当法随证变。方中以补脾益气药黄芪、党参、薏苡仁、大枣，补血养阴有天冬、沙参、黄精等，清热药有淡竹叶、黄柏等，补肾药有六味地黄丸，药理研究证明半枝莲、白花蛇舌草对癌细胞有抑制作用，同时扶正药白术、茯苓、猪苓也有一定增强免疫功能和抗癌作用。由于辨证得当，治法用药合理，并能守法守方坚持治疗，药后疗效显著。

十二、钱伯文治疗膀胱癌案

导读："补不壅滞，利不伤阴"是治疗泌尿系肿瘤的重要原则，本例膀胱癌辨证属正气不足，肾阴亏损，湿热下注，治以滋阴补肾，健脾利湿，使补不呆滞，利不伤阴，疗效满意。

案体：汪某，男，64岁，1977年3月初诊。患者因经常血尿，于1976年12月到某医院进行膀胱镜检查，见膀胱右侧壁有几颗乳头状肿瘤，最大直径为1.2×1.0cm，诊断为膀胱癌，建议手术治疗。因患者有严重的冠心病，对于手术有顾虑，于是要求中医药治疗。诊时患者精神疲乏，腰际酸楚，尿血时有时无，时多时少，服用止血药未见明显效果，小便时常感淋漓不畅或轻度尿痛等膀胱刺激症状，舌质偏红，苔薄，脉细弦。辨证为高年正气不足，肾阴亏损，湿热下注，治以滋阴补肾，健脾利湿，两者兼顾，使补不呆滞，利不伤阴。处方：知母12g，黄柏12g，生地24g，丹皮12g，泽泻12g，茯苓24g，山萸肉12g，生薏苡仁24g，熟薏苡仁24g，粉草薢24g，甘草梢6g，天龙2条，琥珀粉（吞服）1.5g。每日1剂，水煎服，同时给予六味地黄丸，每次6g，每日2次口服。二诊时患者小便较前稍畅，尿频、尿痛等膀胱刺激症状也略有减轻，小便血尿减少，惟腰际仍感酸楚，精神疲倦，胃纳不佳，查舌质偏红，脉细弦，治疗仍守原意。处方：知母12g，黄柏12g，生地24g，丹皮12g，泽泻12g，茯苓24g，生薏苡仁24g，熟薏苡仁24g，粉草薢24g，桑寄生24g，甘草梢6g，天龙2条，琥珀粉（吞服）1.5g。取14剂，每日1剂，水煎服，六味地黄丸每次6g，每日2次口服。三诊时患者尿血明显减少，膀胱刺激症状亦明显减轻，唯腰际仍感酸楚，前方见效，仍守上意为法，处方在原方的基础上去黄柏、知母，加山萸肉12g，怀牛膝12g，杜仲12g。嗣后患者离沪休养，坚持长期服用上方半年左右。回沪复查膀胱镜，膀胱右侧壁乳头状肿瘤有所缩小，建议继续服用中药，于是按照原方继续服药8个多月。1982年随访，未再出现血尿，一般情况良好。由于患者对膀胱镜检查有所顾虑，未再进行复查。1984年10月随访，健康状况良好。

〔董建华. 中国现代名中医医案精华. 北京：北京出版社，2002.〕

评析：本例患者病属膀胱癌，中医辨证为高年正气不足，肾阴亏损，湿热下注，治以滋阴补肾，健脾利湿，两者兼顾，

第十章 膀胱癌

使补不壅滞,利不伤阴。由于辨证准确,治法用药得当,坚持了"补不呆滞,利不伤阴"这一治疗泌尿系统肿瘤的重要原则,并能持之以恒地守方治疗,缓图以功,故而取得了较好疗效。

第十一章 卵巢癌

卵巢癌是指生长在卵巢上的恶性肿瘤。卵巢位于盆腔，体积虽小，却是肿瘤的好发器官，其肿瘤分类之多，居全身器官之首，其中以黏液性囊腺癌、浆液性囊腺癌、粒层细胞癌、恶性畸胎瘤、未分化癌等为多见。引发卵巢癌的原因至今尚不完全清楚，一般认为与环境、生活条件、持续排卵、遗传、营养、年龄等因素有关。卵巢癌的特点是发现晚、扩散快、疗效差，由于卵巢癌深藏于盆腔，发病初期很少有症状，即使有症状也不特异，筛查的作用又有限，因此早期诊断比较困难，就诊时60%～70%已为晚期，而晚期病例又疗效不佳。因此，虽然卵巢癌的发病率低于宫颈癌和子宫内膜癌居妇科恶性肿瘤的第三位，但死亡率却超过宫颈癌及子宫内膜癌之和，高居妇科癌症首位，是严重威胁妇女健康的疾患。

卵巢癌以下腹部出现肿块为主要表现，当属中医学"癥瘕"之范畴。中医认为卵巢癌的发生多因寒温失节，致脏腑虚弱，营卫失调，或因寒气客于肠外，与卫气相抟，留而不去，癖而内著，恶气乃起，息内乃生，发为癥瘕，其中寒邪入侵和脏腑气虚、营卫失调为卵巢癌发病的主要病因病机。卵巢癌属本虚标实之证，临证当辨明虚实，分清标本，辨别邪正之盛衰，同时还应注意整体与局部的辨证关系，把辨病与辨证有机结合起来。卵巢癌的发病常常是在正虚的基础上夹有气滞、痰阻、血瘀等标实之证，并且随着病情的变化，其发病机制是不断演变的。

第十一章 卵巢癌

现代医学对卵巢癌的治疗以综合治疗为主,其中手术切除为主要方法,虽然多数患者手术时已属晚期,但尚有不少病例存在手术切除的可能性,因卵巢癌常系种植病灶,一般较易剥离和切除。对切除后或者因故不能手术切除的病例,则予以放射治疗、化疗治疗。中医治疗卵巢癌不仅是放疗、化疗以及手术治疗的辅助手段,也是晚期卵巢癌患者常用的治疗方法。中医治疗卵巢癌要以整体观念和辨证论治为指导,把扶正祛邪作为根本大法,权衡标本虚实,依辨证结果之不同,选用与之相适应的治疗方法,以尽力减轻患者的痛苦,阻止或延缓病情进展。

第一节 中医名家辨治经验

一、孙桂芝辨治卵巢癌经验

孙桂芝临床经验丰富,对卵巢癌的治疗经验独到。她强调治疗卵巢癌要做到审病因、明病位、重毒邪,精辨证、定治则、巧用药,同时还要融汇中西,以发挥中西医结合治疗的优势,最大限度地减轻患者的痛苦,提高临床疗效。

(一)审病因,明病位,重毒邪

一般认为,卵巢癌多因月经前后或新产之后,气血不足,败血未尽,脏腑虚损,阴阳失调,复又外受风寒,或内伤忧恐,或饮食不节,或起居不慎,或房事不时,以致邪气与气血抟结,留而不去,从而形成积聚。孙氏则特别强调正气不足、毒邪及情志因素,其中毒邪学说在肿瘤发病中占有重要的地位,它是导致肿瘤的重要条件。即在毒邪侵袭的条件下,即使体质壮实,正气充盛,也可致癌,这与现代医学中的"盆腔污染"学说相吻合。另外,现代医学观察到,在青春期风疹病毒感染的少女,其卵巢癌发病率较高,这也印证了毒邪学说在肿瘤发病中的作用。

(二) 精辨证,定治则,巧用药

1. 肝气郁结型 症见心烦易怒,时有嗳气,呃逆,胸闷口苦,两胁胀痛,头痛目眩,烦躁失眠,舌苔薄黄,脉弦细。治以疏肝理气,方选柴胡疏肝散加减。药用柴胡、郁金、赤芍、白芍、厚朴、枳壳、川楝子、绿萼梅、夏枯草、牡蛎、香附、栀子、丹皮、玫瑰花、青皮、橘皮、枸杞子、桑椹子、女贞子、何首乌等。

2. 脾气虚型 症见纳谷不馨,头晕目眩,身重倦怠,大便溏,舌体胖大,边有齿痕,苔白厚腻,脉滑。治以健脾化痰,解毒散结,方选四君子汤加减。药用太子参、白术、土茯苓、远志、生黄芪、炒枣仁、合欢皮、珍珠母、菊花、枸杞子、桑寄生、牛膝、僵蚕、生麦芽、浙贝母、鸡内金、何首乌、甘草等。

3. 肝肾阴虚型 症见形体消瘦,两目干涩,视物昏花,头晕耳鸣,腰膝酸软,五心烦热,舌质红干瘦小,或有裂纹,苔少或无苔,脉细数。治以养阴清热,滋补肝肾,方选杞菊地黄汤加减。药用生地、熟地、山茱萸、生黄芪、干蟾皮、地龙、天龙、枸杞子、女贞子、天花粉、生麦芽、炮穿山甲、白花蛇舌草、半枝莲、鸡内金、何首乌、甘草、当归、川芎、白芍、黄精、阿胶、龙眼肉、鸡血藤等。

4. 阴虚型 咽干鼻燥,心烦口渴,大便秘结,舌红嫩,苔少而燥,脉细。治以养阴清热,生津润燥,方选沙参麦冬汤加减。药用沙参、天花粉、葛根、山药、百合、玄参、麦冬、五味子、九香虫、鸡内金、炒白术、茯苓、合欢皮、炮穿山甲、生蒲黄、金荞麦、生麦芽等。

第十一章 卵巢癌

(三) 融中西，巧施治，显神效

目前，卵巢癌占妇科生殖道恶性肿瘤的第3位，且发病率有明显上升的趋势，尤其是占卵巢恶性肿瘤超过80%的上皮癌死亡率居高不下，5年生存率仅为35%。临床上，早期卵巢癌治疗以手术治疗为主，但75%的患者就医时已有卵巢外转移，故晚期治疗以肿瘤细胞减灭术加术后辅助化疗为标准模式。孙氏在强调放疗、化疗作用的同时，对中医药的增效和减毒作用尤为重视。在应用放疗、化疗的时候，主张依据合理选择放化疗剂量。对体质好的患者，应用化疗配合中医药减毒；而对体质差或化疗耐受力差的患者，应充分发挥中医药的优势。在西医重视提高化疗剂量来增强疗效的大背景下，采用低于西医化疗剂量的小剂量化疗方案，并充分发挥中医药辅助化疗增效的作用，以达到与大剂量化疗同样的疗效，最大限度地控制、缩小肿瘤，也明显减少了化疗的毒副反应，提高了肿瘤患者的生存质量。

孙氏认为，卵巢癌放疗的毒副反应归属于中医热毒之范畴，易造成患者热毒炽盛，或邪热伤阴、阴津亏损，或热煎阴津、瘀血内生，治疗当清热解毒、养阴生津、活血化瘀为法。目前中医学的许多观点已渐为西医所引用，如情志致癌、注重生存质量等，这不仅体现出中医学的博大精深，也正是今后在中医药方面应予以加强研究的内容。

〔闫洪飞. 孙桂芝教授治疗卵巢癌经验. 中国中医药信息杂志，2004，11 (4)：353.〕

二、施志明辨治卵巢癌经验

施志明潜心研究恶性肿瘤的治疗数十年，在中医药治疗卵巢癌方面积累了丰富的经验，他强调要做到辨证与辨病相结合，治法用药应扶正祛邪兼顾，以此为指导治疗卵巢癌，常获良效,现将其经验简要介绍如下。

(一) 病因病机

根据卵巢癌的临床表现,可归属于中医学癥瘕、积聚、肠覃等的范畴。在古代医籍记载中亦名目繁多,如《素问·骨空论》名"癥瘕",《灵枢·水胀》又分"石瘕""肠覃",《金匮要略·妇人妊娠病篇》称"癥病""癥痼"。《素问·骨空论》中有"任脉为病,女子带下瘕聚"的论述,此为瘕聚的最早记载,阐明了本病乃奇经任脉为病。《灵枢·水胀》对肠覃的论述为"寒气客于肠外,与卫气相抟,气不得荣,因有所系,癖而内着,恶气乃起,息肉乃生。其始生也,大如鸡卵,稍以益大,至其成,如怀子之状,久者离岁,按之则坚,推之则移,月事以时下,此其候也";"石瘕生于胞中,寒气客于子门,子门闭塞,气不得通,恶血当泻不泻……日以益大,状如怀子,月事不以时下,皆生于女子,可导而下"。张仲景在《金匮要略》中描述了本病的病因是血与水结于胞宫所成,他说:"妇人少腹满如敦状,小便微难而不渴,生后者,此为水与血俱结在血室也。"《景岳全书·妇人规》中说:"瘀血流滞作癥,唯妇人有之其证,则或由经或由产后,凡内伤生冷,或外受风寒,或喜怒伤肝,气逆而血留,或忧思伤脾,气虚而血滞,或积劳积弱,气弱而不行,总由血动之时,余血未尽净,而一有所逆,则留滞日积,而渐成癥矣。"清代徐灵胎指出:"妇人之疾……其所以多癌癥之故,亦以经带胎产之血易于凝滞,故较之男子为多。"说明了临床腹内结块常以妇女多见之由。

施氏认为卵巢癌的发病原因不外为内、外之因共同作用,外因多为六淫不时之气及毒邪内侵,内因常因情志变化致冲任、脏腑气血功能失调,邪毒内生。七情内伤,气机不畅,或邪毒内侵,或久病体虚,肾气不充,均可损伤冲任,致气血失

第十一章 卵巢癌

调,血海蓄溢失常,气血抟结而发;平素寒湿失节或饮食不调,致脏腑气血功能虚弱,水湿不运,湿邪内生,日久成痰,痰湿搏结于任脉,冲任失调,气机不畅,气血痰湿等结而成癥积;饮食不节,湿邪内生,或外感六淫之邪,毒邪入里,稽留不去,毒邪与血、气、痰、湿等互结于任脉而成;平素脾肾亏虚,又感六淫邪毒,邪毒与血气痰湿等互结于任脉而成癥积。或癥积日久不治,进一步耗伤气血,脏腑失养,脏腑气血功能失调进一步加重,癥积难去。临床往往表现为虚实两方面,虚以气血亏虚为主,实以气滞血瘀、痰湿凝聚、水湿停滞为主。初期以实为主,病久虚实夹杂,晚期以虚为主。本病位位在卵巢,但与冲任、肝、脾、肾关系密切。

(二) 辨证论治

施氏认为卵巢癌属本虚标实之证,既有脏腑气血亏虚,又有气滞、血瘀、痰凝、湿毒等标实的情况。实证以活血化瘀、涤痰软坚、利水导湿为主,虚证则根据各人体质不同随证加减。病久则往往虚实夹杂,治疗应扶正祛邪兼顾。

1. 痰湿凝聚型 症见形体肥胖或水肿,身困无力,胸闷腹满,月经失调,带下增多,腹部癥块,舌体胖边有齿痕,苔白腻,脉滑。治宜化痰散结,行气除湿,方有海藻玉壶汤加减。胃纳减退加生白术、党参、生薏苡仁,气滞腹胀加八月札、沉香、绿萼梅,大便不畅加全瓜蒌、郁李仁、槟榔。

2. 气滞血瘀型 症见面色晦黯而无光泽,口苦咽干,烦躁易怒,肌肤甲错,少腹胀痛,癥块坚硬增大,舌质紫暗或见瘀点瘀斑,脉细弦或沉涩。治宜行气活血,软坚散结,方用通瘀煎加减。血瘀块坚加三棱、莪术、炮穿山甲、地鳖虫,尿少加半枝莲、半边莲、胡芦巴,乏力神疲加生黄芪、太子参、茯苓。

3. 水湿停滞型 症见胸闷腹胀,身困乏力,纳呆少寐,腹大如鼓，四肢水肿，舌质淡，苔白腻，脉细濡弱。治宜利水导湿，方用疏凿饮子加减。气虚乏力加生黄芪、太子参、生白术，阳虚肢冷加附子、肉桂、炮姜，大便不畅加牵牛子、槟榔、玄明粉、生大黄、皂角刺。

4. **气血两虚型** 症见病程日久，面色苍白，精神萎靡，身困乏力，头晕失眠，气促心悸，懒于行动，烘热盗汗，消瘦贫血，月经闭止，舌质淡，苔薄，脉弱或濡。治宜益气养血，方用人参养荣汤加减。腹水胀满者加大腹皮、防己、半边莲、胡芦巴，疼痛增剧加延胡索、制乳香、制没药、五灵脂、乌药，腹块坚硬加地鳖虫、炙穿山甲、莪术、水蛭。

（三）防治并举

中医学历来强调预防疾病的重要性，尝云"上工不治已病治未病"，治未病包括未病先防、已病防变和病后防复三个方面。施氏认为对于卵巢癌的防治更应从这三个方面强调预防之重要性。根据2005年最新资料，2002年全球女性恶性肿瘤标化发病率为161.5/10万，其中年龄调整后的卵巢癌发病率为6.6/10万，中国为3.2/10万，约为全球平均水平的1/2。根据上海市肿瘤研究所流行病学调查结果显示，近几年上海市卵巢癌的发病率为6.9~9.9/10万，居妇科恶性肿瘤的首位，明显高于我国平均水平。预测在今后的几十年我国城市女性卵巢癌数量继续缓慢上升，因此提出要重视卵巢癌的预防。卵巢癌的高危因素有遗传家族史，乳腺癌易感基因1与乳腺癌易感基因2基本突变者，内分泌紊乱、不孕症、早发月经及延迟绝经者，长期服用促排卵药物者，接受激素替代疗法者，膳食结构不合理者等。因此，据已知的卵巢癌高危因素，加强对高危人群的监测及定期筛查，对于预防及早期诊断卵巢癌非常重要。

(四) 治疗特色

1. 手术前后、放化疗期间的中医辨证治疗　施氏根据"急则治标，缓则治本"的原则，实证以攻邪为主，虚证以扶正为主。手术前以补益肝肾、调补气血为主，佐以行气化瘀软坚之品，忌浑身是滥施攻伐。手术后多以气血亏虚为主，以补气血为先，多选用归脾汤、人参养荣汤等。术后放、化疗期间，予以中药健脾和胃，扶助正气，减轻毒副作用。化疗易伤及肝、脾、肾，而致血象下降、头发脱落、面色灰暗等症状，多表现为肝肾阴虚或脾肾阳虚。肝肾阴虚者治疗当以补益肝肾，多选六味地黄丸加减，脾肾阳虚者治疗当温补脾肾，多选附子理中汤、金匮肾气丸等。放疗后多易耗伤阴津，治疗以养阴润燥、清热解毒为主。

2. 辨证与辨病相结合　从中医整体观出发，结合对卵巢癌本虚标实病证的认识，在治疗中必须坚持辨证与辨病相结合的原则。遣方用药时尽可能地选用既符合辨证分型的治则，又经现代药理研究证实具有抗癌或抑制癌活性的清热、解毒、利湿、理气、化瘀的中药组成方剂。如在扶正培本的同时，酌情选用土茯苓、苦参、蜀羊泉、木馒头、龙葵、凤尾草等清热解毒之品，使扶正和祛邪、辨证与辨病相结合，增强中医药治疗效果。另外，性味峻烈或大苦大寒之品应慎用，以免戕伤真元，欲速则不达。

〔李明花，金佳鹤．施志明治疗卵巢癌的经验．河北中医，2008，30（9）：902．〕

三、沈敏鹤辨治卵巢癌经验

沈敏鹤在长期的临床实践中，逐步形成了其独特的中医治疗肿瘤的学术思想和宝贵经验，他认为卵巢癌主要病位在肝、脾、肾三脏，辨证要点在于气虚寒凝血瘀，临床将卵巢癌分为湿热郁毒、气滞血瘀、痰湿凝聚、气血亏虚四种证型，采用复方茯苓丸加减治疗，每获良效。

(一) 病因病机

卵巢癌属中医学癥瘕、积聚、肠蕈等的范畴。《广韵》中说"癥，腹病也"，《说文》中说"瘕，女病也"。泛指妇女下腹部胞中结块，或痛或胀，或满，甚或出血。传统中医学认为卵巢癌的发生发展由内外因共同主之，其发病机制有多环节参与。内因主要为肾精亏损，气血不足，致使癌毒乘虚而袭，流注胞宫，发为癥积；或为脾虚气弱，痰湿内阻，以及肝郁气滞，气血不畅，乃生癥积。外因主要在于寒气入侵，血脉凝滞，络道闭塞，瘀积成块；或为癌毒积聚，湿热瘀阻，气血凝滞，发为癥积。沈氏认为无论卵巢癌的发生发展如何，主要病位在肝、脾、肾三脏，观其辨证要点主要在于气虚寒凝血瘀，观其病理则属本虚标实、虚实夹杂。

(二) 治疗方法

沈氏在多年临床诊疗过程中，探索总结出用复方茯苓丸治疗卵巢癌，其药物组成为附子、茯苓、墓头回及赤芍。其中附子具有回阳救逆、补火助阳、散寒止痛之功，这与卵巢癌"阴寒内盛，气血凝滞"之发病机制相符合，又有研究表明，附子提取液具有强心、抗癌、抗衰老和增强免疫机能的作用。茯苓则是传统中药的"四君八珍"之一，具有健脾渗湿及补正气等功效，主要活性成分茯苓多糖具有抗肿瘤、增强免疫、抗炎、抗氧化、保肝等多种功能，其成分在体内、外实验中均有很好的抗肿瘤作用。墓头回为糙叶败酱，具有清热、燥湿、止血、止带之功，其治疗崩中带下之疗效显著，有起死回生之功效，现代研究发现它可通过调控血管内皮细胞因子的表达，从而达到抑制新生血管生成，最终实现拮抗肿瘤生长的作用。赤芍具有清热凉血、祛瘀止痛之功效，另有实验表明其有效成

第十一章 卵巢癌

分赤芍总苷具有抑制细胞恶性增殖，诱导细胞凋亡，促进分化的作用，具有明显抑瘤效应。

沈氏认为中药复方在抗肿瘤方面可通过多层次、多靶点的整体调节作用，来影响肿瘤生物学行为，甚至可以直接抑制肿瘤生长，提高机体的抵抗力，增强放化疗敏感性，降低其不良反应，从而延长患者生存期或者使患者能长期带瘤生存。故在充分认知上述各药药理作用的基础上，沈氏通过数十年临床经验总结出复方茯苓丸用以治疗卵巢癌，其疗效显著。

（三）辨证论治

1. **湿热郁毒型** 主要症见神疲困乏，腹胀有块，口干口苦不欲饮，大便干燥，尿黄灼热，阴道不规则出血，舌质暗，苔黄或黄腻，脉弦数或弦滑。治以清热利湿，解毒散结，沈氏临证常在复方茯苓丸的基础上加小柴胡汤加减治疗，取其疏利肝胆湿热之意。大便秘结者或予肉苁蓉以润肠通便兼散下焦癥瘕，或与大柴胡汤加减以内泻热结；放化疗后口腔生疮破溃者予人中白咸寒泻火，水牛角片、紫珠草清热凉血解毒，或加牛膝以引火下行；赤白带下，阴道不规则出血者予牛角腮、地榆炭对症治之，下焦湿热更甚者予藤梨根、水杨梅根、虎杖清热解毒利湿。

2. **气滞血瘀型** 主要症见神疲乏力，面色晦暗无华，腹胀腹痛，肌肤甲错，二便欠调，尿黄量少，舌有瘀斑及暗紫，舌下脉络瘀阻，脉细涩或细弦。治以行气活血，祛瘀散结。其中肌肤甲错，舌有瘀斑及暗紫，舌下脉络瘀阻，脉细涩或细纺均为血瘀之征象，沈氏常选山楂、野荞麦根、马鞭草、失笑散，取其活血化瘀之意。下腹有癥瘕者可予地鳖虫以下瘀血，消癥瘕或予桃仁以破血、祛瘀生新法治之；病程日久恐其瘀久化热，故投以丹皮或重用赤芍以凉血散血；症见腹痛腹胀，里急后重者，多为气滞兼夹湿所致，故以木香、槟榔治之，疗效显著。

3. 痰湿凝聚型　主要症见胃脘胀满，时感呕恶，面目浮肿，倦怠乏力，腹部肿块，皮下结节及压迫症状，舌淡或胖，苔白腻，脉滑，治以健脾利湿、化痰散结为法。痰湿凝聚首当健脾，沈氏临证多以三仁汤加减佐以白术、山药健脾利湿。中焦痞满、胃脘胀闷者或予柴胡推陈致新或予芳香化湿要药藿香以醒脾化湿，中焦湿滞明显者沈氏常以越鞠丸加减酌以绵茵陈、鲜芦根、六神曲清利暑湿，腹水腹胀不适者临证予龙葵、仙鹤草利水补虚，刘寄奴、漏芦利水化瘀，大腹皮、车前子利水渗湿消肿。

4. 气血亏虚型　主要症见精神倦怠，心悸气短乏力，面色苍白无华，胃纳差，夜寐欠安，大便不畅，舌质淡，苔薄白，脉细弱沉取无力，虚大无根。治以补气养血、滋补肝肾为法。此证多为疾病日久或外伤耗气伤血所致，沈氏认为肾为先天之本，肝藏血，肾藏精，精能生血，血能化精，故有"精血同源"之说，脾胃为后天之本，气血生化之源，故临证常调理脾胃为主，以助气血生化。沈氏常予益元汤加减以健脾补肾，滋先后天之本而益气养血。症见夜寐欠安常予夜交藤、合欢皮，症状明显者予龙骨、牡蛎镇惊安神，或有夜不安伴大便秘结常改用酸枣仁与柏子仁，既可养心又起润肠通便之效；因化疗后出现四肢末端麻木不适者，多考虑为气血亏虚运行不畅所致，给予鹿角霜、连翘、片姜黄等以温通经脉；腰背酸痛者予狗脊、牛膝、杜仲等补肝肾强腰膝，潮热盗汗者临证予青蒿、银柴胡清退虚热，煅牡蛎、黄芪、淮小麦等收敛止汗治之。

〔郑丽萍，沈敏鹤，阮善明.沈敏鹤治疗卵巢癌经验.河南中医，2011，31（8）：846.〕

四、林丽珠辨治卵巢癌经验

林丽珠从事中西医结合治疗肿瘤临床工作数十年，运用中医药治疗卵巢癌积累了丰富的经验，她认为脾肾亏虚、痰瘀互结是卵巢癌重要的病因病机，治疗应辨证论治，随症加减，并适当配伍抑瘤药物。她将卵巢癌分为瘀毒互结、痰湿蕴结及脾肾两虚三种证型进行辨证治疗，每获良效。

（一）病因病机

卵巢癌属中医学"癥瘕""积聚""肠覃"等的范畴。《广韵》中说"癥，腹病也"，《说文》中说"瘕，女病也"。《灵枢·水胀》云："肠覃者，寒气客于肠外，与卫气相抟，气不得荣，因有所系，癖而内著，恶气乃起，息内乃生。其始生也，大如鸡卵，稍以益大，至其成，如怀子之状。久者离岁，按之则坚，推之则移，月事以时下，此其候也。"《金匮要略·妇人杂病脉证并治》中谓："妇人之病，因虚积冷结气，为诸经水断绝，至有历年，血寒积结，胞门寒伤，经络凝结。"《诸病源候论·癥瘕候》中则有"癥瘕者，皆由寒温不调，饮食不化，与脏气相抟结所生也"的论述。林氏认为，卵巢癌为本虚标实之证，以脾肾亏虚、冲任失调为本，痰饮、瘀血、湿浊、邪毒蕴结为标，而脾肾亏虚、痰瘀互结是卵巢癌重要的病因病机。因先天禀赋不足，正气内虚，或后天饮食不节、七情内伤，致脏腑衰弱，冲任失调，气血津液运化输布失司，痰饮、瘀血、湿浊内生，加之邪毒入侵，相互抟结、积聚胞宫而生本病。故卵巢癌的治疗当以扶正祛邪为大法，扶正重视健脾补肾、调理冲任，祛邪则以化痰除湿、祛瘀软坚、解毒散结等方法灵活运用。

（二）临证经验

林氏指出，治疗恶性肿瘤当辨证与辨病相结合，但仍应以辨证为本,"观其脉证,知犯何逆,随证治之"。根据多年的临床经验,林氏将卵巢癌主要分为瘀毒互结、痰湿蕴结及脾肾两虚三种证型。卵巢癌患者病情复杂,证候纷繁,很少表现为单一证型,治疗上应机圆法活,灵活加减,并将健脾化痰、祛瘀软坚贯穿治疗的始终。在辨证的同时,林氏强调还应辨病使用抑瘤药物,如山慈姑、半枝莲、肿节风、龙葵、白英、壁虎、苦参、蜂房等,常选取数味以抗癌解毒消肿,并随证加减。"治痰当以顺气为先,气顺则一身津液自顺",林氏在治痰时除不忘健脾之外,多配理气、行气之品,如陈皮、香附、枳壳、木香等。

1. 瘀毒互结　症见少腹包块,坚硬固定,痛而拒按,夜间痛甚,或伴胸胁不舒,月经不调,面色晦暗,肌肤甲错,舌质紫暗有瘀点、瘀斑,脉细涩。治宜祛瘀软坚,解毒消癥,方用桂枝茯苓丸合下瘀血汤加减。常用药物有桂枝、赤芍、茯苓、桃仁、土鳖虫、莪术、半枝莲、山慈姑、龙葵、白英等。热毒炽盛者,加肿节风、蒲公英、苦参等清热解毒;腹胀明显者,加香附、八月札、枳壳、厚朴等行气消胀。

2. 痰湿蕴结　症见少腹胀满疼痛,或可触及包块,胸闷脘痞,疲倦乏力,纳差欲呕,带下量多质黏色黄,舌质淡,苔白腻,脉滑或滑数。治宜健脾祛湿,化痰散结,方用二陈汤合四君子汤加减。常用药物有陈皮、半夏、茯苓、白术、木香、薏苡仁、猫爪草、瓜蒌皮等。痰多咳嗽者,加浙贝母、杏仁、桔梗等化痰止咳;脘痞纳差重者,加紫苏梗、枳壳、砂仁等理气化湿;兼有瘀血者,加桃仁、土鳖虫、莪术等祛瘀软坚。

3. 脾肾两虚　症见腹痛绵绵,倦怠乏力,少气懒言,消瘦,动则汗出,食少无味,或潮热盗汗,五心烦热,腰膝酸软,舌质淡红,脉沉细弱。治宜健脾补肾,益气养血,方用四君子汤合左归丸加减。常用药物有党参、白术、茯苓、黄芪、杜仲、山茱萸、枸杞子、黄精、生地、熟地等。夜寐不安者，加酸枣仁、远志等宁心安神；腰痛明显者，重用杜仲，并加牛膝、秦艽等补肾强筋骨；口干欲饮者，加知母、黄柏、桑寄生、桑椹等滋肾养阴。

〔李佳殷，林丽珠．林丽珠治疗卵巢癌经验．中医杂志，2012，53（21）：1866.〕

五、潘敏求辨治卵巢癌经验

潘敏求长期从事中医临床工作，在治疗卵巢癌方面积累了丰富的经验，他强调临证应辨证与辨病相结合，根据卵巢癌的病情以及手术、放疗、化疗等的不同情况，结合中医辨证，恰当选方用药，其疗效较好，现将其经验简要介绍如下。

潘氏认为，卵巢癌的治疗原则，是以手术为基础的多种方法，包括化疗、放疗等的综合应用，手术是卵巢癌最有效的治疗方法。从卵巢癌的病因病机来看，卵巢癌的发生、发展与"虚"关系密切。"正气存内，邪不可干"，卵巢癌的发生，正虚为本，尤以脾肾两虚为本。脾虚生痰，肾虚亦可生癌，脾肾两虚又可生寒，寒凝血瘀，同时脾肾两虚，即先天之本与后天之本俱虚，外感邪毒（致病因素），痰、瘀、毒互结于胞中，形成本病。卵巢癌术后，气血两虚，脾肾更虚，而余邪未尽，故辨证治疗应与辨病治疗相结合，一方面益气养血、健脾补肾，以促进身体早日恢复，为放疗、化疗创造条件，另一方面由于余邪（痰、瘀、毒）未尽，且可能出现气虚血瘀、气虚生痰，故不可忽视适度的解毒、活血、化痰、软坚、散结等治疗。潘氏常以党参、黄芪、白术、茯苓、山药等补益脾胃，以枸杞子、菟丝子、女贞子、山茱萸、巴戟天、胡芦巴等补肾，以半枝莲、白花蛇舌草、蚤休、当归、赤芍、川芎、莪术、山慈菇、土贝母、生牡蛎、夏枯草、全蝎、蜈蚣等解毒、活血、化痰、软坚，散结以祛邪。

卵巢癌患者中大多数对化疗药物敏感，化疗不仅是中晚期卵巢癌的重要治疗方法，更是卵巢癌常规综合治疗中的重要环节，是术后患者赖以长期存活的关键性的治疗方法。化疗在杀灭肿瘤细胞的同时，可能导致脾胃不和（消化道反应）、气血两虚（骨髓抑制）、正气亏虚（免疫功能低下），甚至心肝肾功能损伤，潘氏常以党参、黄芪、白术、茯苓、山药、竹茹、半夏、炒麦芽、炒谷芽、鸡内金、枸杞子、菟丝子、女贞子、鸡血藤、旱莲草、淫羊藿等以健脾和胃、益气养血、滋补肝肾，以减轻化疗所致的消化道反应、骨髓抑制、免疫功能低下等毒副反应，同时保护脾胃、心、肝、肾等重要脏器，尽可能地减轻化疗药物对这些重要脏器的损伤。放疗是治疗卵巢癌的辅助治疗方法之一，放疗属火热毒邪，在杀灭肿瘤细胞的同时，其火热毒性耗伤患者气阴，同时会导致放射性膀胱炎、放射性直肠炎、放射性皮炎等。潘氏常以紫花地丁、金银花、天葵子、蒲公英、野菊花、金钱草、石韦、地榆、槐花、蒲黄、大黄炭等清热解毒、活血凉血以治疗放射性炎症，以沙参、麦冬、生地、参须、黄芪、白术、山药、枸杞子、女贞子、鸡血藤、旱莲草等益气养阴以扶正，保护骨髓造血功能。现代药理学研究表明，部分活血药物对放疗有增敏作用，如莪术、川芎、益母草、丹参、当归、赤芍、红花等。潘氏认为，适当配合活血化瘀药物，不仅对放疗、化疗有增敏作用，还可养血活血、保护骨髓造血功能，预防、治疗术后未尽之瘀毒或气虚所致血瘀，防止肿瘤的复发及转移，提高放疗、化疗的疗效，保障放疗、化疗的顺利进行。潘氏强调，患者放疗、化疗期间切不可过于祛邪，防止正气进一步损伤，反而妨碍放疗、化疗的顺利进行，亦不可在扶正的基础上忽视祛邪，补益太过，同样不利于放疗、化疗，需因人而异，辨寒、热、虚、实，强调辨

第十一章 卵巢癌

证与辨病治疗相结合，个体化用药。

由于目前卵巢癌的发病率高，且手术及化疗后复发率高，对无法手术、无法做放疗、化疗的患者，或术后放疗、化疗后复发转移的患者，中医药治疗尤为重要，不仅可以改善患者的生活质量，还可以抑制肿瘤细胞增殖或延缓肿瘤细胞的增殖速度，带瘤生存，延长患者的生存期。潘氏以扶正抑瘤为原则，制定了卵巢癌方，基本药物为白参、黄芪、白术、茯苓、香附、枸杞子、女贞子、菟丝子、益母草、蚤休、半枝莲、白花蛇舌草、全蝎、甘草等。气滞血瘀明显者加桃仁、红花、当归、川芎、赤芍、莪术、山慈姑、枳实等；湿热瘀毒偏盛者则改茯苓为土茯苓，加败酱草、金钱草、车前草、苦参、夏枯草等；痰湿偏盛者加陈皮、半夏、土贝母、生牡蛎等；肝肾阴虚明显者则加生地、山茱萸、当归、沙参、鸡血藤、旱莲草等。

潘氏认为，卵巢癌初期多无明显症状，饮食、起居基本正常，多不能触及明显肿块，此时多为正气开始虚损，"痰、瘀、毒"逐渐形成；中期肿块形成，逐渐增大，正气均虚损，"痰、瘀、毒"已盛；晚期肿块巨大，或有远处转移，正气大虚，出现恶病质，属正衰而"痰、瘀、毒"强盛；卵巢癌术后、放疗后、化疗后，正气亏虚，"痰、瘀、毒"未尽，可以"正虚"为本，"痰、瘀、毒"邪实为标。具体用药时，潘氏强调调和冲任，调和肝脾，调和肝肾，调和脾肾，调和气血，调和阴阳，"以平为期，以通为贵"，治疗的目的就是要阴阳平衡，不偏不差，阴与阳相对平衡。即不可一味地扶正，太过补益，不利于祛邪，虚证亦有"虚不受补"，滋腻碍邪。更不可一味地清热解毒、行气活血、化痰散结以抗癌，过于苦寒则败胃，尤其放疗、化疗期间，脾胃已伤，气血两亏，脾肾两虚。若过于苦寒则脾胃更虚，不仅不能减轻放疗、化疗的消化道反应，反而还可能加重消化道反应，影响放疗、化疗的正常进行。放疗、化疗在杀肿瘤细胞的同时，有骨髓抑制的毒副反应，适当的行气活血对放疗、化疗有增敏作用，与补气养血药并用，还可减轻骨髓抑制，但破气逐瘀，耗伤正气则可能进一步损伤骨髓的造血功能，影响放疗、化疗的进行。对晚期卵巢癌患者而言，正气已大虚，如祛邪太过，反伤正气，不仅会降低患者的生活质量，严重者可能危及患者生存期。

〔杜小艳．潘敏求主任医师治疗卵巢癌经验．湖南中医杂志，2011，27（3）：54.〕

六、齐聪辨治卵巢癌经验

齐聪长期从事中医临床、教学和科研工作，对妇科肿瘤病机、治法以及中药抗肿瘤机理等方面进行了全面的研究，逐渐形成了独特的中医药治疗妇科肿瘤的学术思想。在治疗卵巢癌方面，齐氏主张从整体辨别辨别虚实属性，分期分阶段辨治，注重缓解期的综合康复调护，同时主张客观评价中西医疗效，发挥中西医结合治疗的优势。

（一）分清病程阶段，区别邪正盛衰

卵巢癌属于中医学"癥瘕"之范畴，从中医的整体观来看，是全身属虚，局部属实。齐氏认为本病从病程来看，大体上可分为初期、中期和晚期三个阶段。初期一般无明显的自觉症状，饮食、起居均属正常，肿块不明显，舌苔脉象大多正常，此期多属正气不足，邪实形成阶段；中期肿块增大，精气耗损，饮食减少，倦怠乏力，形体日见消瘦，此期多属正虚邪实阶段；晚期肿瘤已有远处转移，积块如石，面色萎黄，形体瘦弱，恶病质症状显露，此其多属正虚邪盛阶段。因此，初期的临床表现以实证为主，而中、晚期患者，尤其是经过手术或化疗后的患者，主要表现为虚证。从病因病机来看，属正气虚弱、气滞血瘀、痰凝湿聚、邪毒蕴结，即虚、瘀、痰、毒四个

第十一章 卵巢癌

方面。

（二）合理扶正祛邪，分期分阶段辨治

齐氏认为，卵巢癌总的病机属于正虚邪实、虚实夹杂，治疗以扶正祛邪贯穿始终，但在临床不同阶段虚实病机的消长各不相同。未行手术、放疗、化疗的卵巢癌患者多属以实致虚，治疗当祛邪为主辅以扶正；而手术、放疗、化疗后则以虚为主，或为气阴两伤、脾胃功能失调，或为气血不足、肝肾亏虚。因此，在围手术放疗、化疗期和缓解期的不同阶段，应根据邪正盛衰的不同，分期分阶段治疗。

1. 围手术期中医药治疗　围手术期中医药治疗分术前和术后两个阶段，术前当扶正祛邪调阴阳，术后则应升清降浊理脾胃。

（1）术前扶正祛邪调阴阳：患者机体多为正虚邪实，所以治疗当扶正祛邪兼顾，以改善机体有阴阳失调，控制病情进一步的发展，积极为手术创造条件，提高手术的耐受性，有利于手术顺利进行，以及减少手术的并发症和后遗症，有时还可扩大手术的适应症。实者以活血化瘀、清热解毒、祛痰软坚等祛邪为主，虚者以健脾益气、疏肝解郁、滋阴生血等扶正为主。活血化瘀药常用当归、丹参、赤芍、三七、三棱、莪术、鳖甲、桃仁、水蛭等，清热解毒药常用半枝莲、白花蛇舌草、藤梨根、天葵子、石打穿、露蜂房等，化痰软坚药常用薏苡仁、土茯苓、夏枯草、生牡蛎、橘核、海藻、胆南星、法半夏、八月札、铁刺苓等。再根据不同兼证予以益气、补肾、养阴等扶正治法，用补中益气丸、六味地黄丸、逍遥丸、归脾丸等以扶助正气。

（2）术后升清降浊理脾胃：由于术后元气大伤，常出现低热虚汗、胃纳减退、腹部胀气、大便不畅等气阴两伤、脾胃功能失调的症状，齐氏认为通过益气养阴、健脾理气等中药治疗，可改善或减轻术后的某些不良反应，促进身体尽早康复，赢得及时放疗、化疗的最佳时机，这对患者的预后至关重要。常用健脾和胃药有党参、半夏、陈皮、茯苓、枳实、山楂、神曲、莱菔子、厚朴、白豆蔻、砂仁、广藿香、木香、高良姜、干姜等。大便秘结者可加大黄、槟榔以清热导滞通便；若脾虚食积、大便溏薄者，可加白术、黄芪以健脾益气。也可用二陈汤合平胃散、保和丸、越鞠丸、半夏泻心汤等加减治疗。

2. 放化疗期中医药治疗　放化疗期中医药治疗分为放化疗期间和放化疗间歇期的治疗，放化疗期间以清热解毒、益气养阴、顾胃气为主，放化疗间歇期则以健脾和胃、补养气血、滋肝肾为主。

（1）放化疗期间清热清热解毒，益气养阴，顾胃气：放射线为毒热之邪，对人体的气阴损害较重，卵巢癌放疗可引起放射性膀胱炎、放射性直肠炎，并出现各种不同的症状，属热毒伤阴。化疗药物可导致机体热毒炽盛、津液受损、气血损伤、脾胃失调以及肝肾亏损等，表现为全身乏力、恶心呕吐、脱发、骨髓抑制，甚至心、肝、肾功能和免疫功能损伤。因此，本阶段治疗原则多为清热解毒、益气养阴为主，兼顾滋补肝肾之剂，常用药物如西洋参、冬虫夏草、黄芪、党参、阿胶、炙鳖甲、黑芝麻等。另外，恶心呕吐是放化疗最常见的副反应，主要是由于脾胃受伤、痰浊内阻、化热伤阴，治疗当健脾降逆，兼顾胃阴，常加山药、竹茹、苏梗、沙参等。对于严重呕吐，不能服中药者，可暂时用西药对症处理，或支持疗法为主。

（2）放化疗间歇期间健脾和胃，补养气血，滋肝肾：由于手术创伤后的接连放化疗，可影响人体细胞代谢功能，导致机体正气亏虚，精液耗损，加之子宫、卵巢切除，体内激素水平的改变，常出现消瘦贫血，纳差厌食、恶心等胃肠反应，或出现烦躁、洪热、汗出、失眠等更年期症状。对此,应该积极予以中药干预,通过健脾和胃、补养气血、滋补肝肾等方法治疗,可明显缓解上述不良反应,为下一次治疗创造条件,可选用人参健脾丸、柏子养心丸、天王补心丹、一贯煎、知柏地黄丸、六味地黄丸等药。

3. *缓解期中医药治疗* 放化疗结束后的3~5年内,中医药治疗为不可或缺的主要干预措施,重点辨证论治,注意扶正祛邪兼顾,以控制病情反复,目的就是减少复发转移,病情稳定后可坚持服用疗效确切具有清热解毒、祛瘀散结功效的中药验方增免抑瘤颗粒剂。中医扶正祛邪调理,通过提高免疫功能,抑制肿瘤细胞增殖或延缓增殖速度,可使患者带瘤生存。中医的扶正治疗和免疫治疗有许多相似之处,扶正的基本作用是扶益和增强免疫防御系统,以抵抗或清除疾患;祛邪的基本作用是祛除致病性抗原和调整异常的免疫反应,防止疾病发展。近年来的研究证实,中医药有免疫促进作用和免疫抑制作用,一些实验还提示中药有增加LAK细胞活性,促进肿瘤细胞凋亡的作用,值得进一步深入研究。

(三) 综合康复调护,提高生存质量

1. *调心养身,调摄精神* 卵巢癌患者手术、放疗、化疗后,面临一系列的心理问题和社会问题。大多数卵巢癌患者会出现焦虑、抑郁等不良反应,常与疼痛、睡眠障碍、疲劳伴行,严重者可发展成为抑郁症甚至自杀。有研究显示,在诊断为肿瘤后的6个月内,有20%和30%的患者会发展为焦虑症和抑郁症,58%的患者可能表现出抑郁症状。因此,齐氏在进行中医药调理的同时,强调配合辅助性精神调摄治疗,通过主动改变或调整自身情志及行为,交流情感,宣泄情绪,增强康复信心,减少失助感,克服焦虑情绪,避免抑郁发生。

2. *辨别体质,合理饮食* 饮食与人体的健康密切相关,是构成"精""气""神"的物质基础。只有机体营养充盛，才能精充、气足、神旺。此外，根据食物性味、归经的不同，针对患者各自的体质特点予以合理调配，可以起到预防疾病及调治疾病的作用。根据卵巢癌患者的特点，齐氏提出了"饮食清淡、富有营养、易于消化、多食豆类谷物"的饮食原则。一方面要避免不分时机盲目进补，加重脾胃负担，影响药物的吸收；另一方面要避免过度忌口，导致营养物质摄入不足，或过度忌讳发物、热性食物，一味食用寒凉解毒，造成脾阳受损，从而导致气血不足，抵抗力下降，预后不良。

3. 劳逸有度，适当锻炼　适当的运动和体能锻炼是肿瘤康复的重要方面之一，不但可以提高患者的机体抗病能力，恢复正气，提高免疫功能，还能活血行气，促进骨髓造血，升高白细胞，防止肿瘤细胞的转移和复发。对于手术后的患者，适当的运动还可以预防下肢深静脉血栓的形成。选择适当的锻炼方式和运动量非常重要，齐氏推崇养生气功的作用，认为它通过自身行气的锻炼，可以达到增强体能，抗病防老的保健作用，能够帮助自己保健强身，延年益寿。其他包括八段锦、太极拳、五禽戏、导引、按摩等我国古代的锻炼保健功能法，都是中医学宝贵的遗产，都是经过实践证实有效的保健方法，患者可以根据情况选择。

（四）客观评价疗效，发挥中西优势

卵巢癌治疗的目的在于最大限度地提高患者机体的抗病能力，尽可能调理以减少疾病负荷，控制和减少肿瘤对机体的危害，长期使患者保持良好的生活质量来与肿瘤"和平共处"。齐氏强调中西医结合治疗，根据病情的不同，灵活应用手术、放疗、化疗及中医中药治疗。西医的手术、放疗、化疗能最大程度地减少早、中期肿瘤负荷，杀灭癌细胞，中医辨证论治能够减轻放疗、化疗毒副反应，改善晚期症状，提高生存质量。

西医注重肿瘤杀伤模式,毒副反应大,而中医强调整体治疗,直接抗癌作用不显著。因此,齐氏强调中西医结合治疗的关键是要客观评价其疗效,扬长避短,充分发挥两种医学体系的优势,深入开展中西医结合的临床研究,以期进一步提高卵巢癌的临床疗效,延长生存时间,提高生存质量。

〔王瑞杰,齐聪.齐聪教授治疗卵巢癌经验.四川中医,2010,28(2):1.〕

第二节 经典验案点评分析

一、何任治疗卵巢癌案

导读:卵巢癌属虚实夹杂之证,以正虚为本,邪实为标,其治疗应以扶正祛邪为法,做到标本兼顾,本例患者采用补气血益脾肾并抗癌之治法,坚持治疗历时6年有余,疗效满意。

案体:王某,女,20岁,1979年1月2日初诊。患者沐浴时感到腹部膨大异常,至妇幼保健院检查,发现大量腹水,即入院治疗。于1978年9月5日手术,病理切片证实为右侧卵巢恶性细胞瘤,由于腹水多,另侧卵巢目视也远较正常为大,征得家属同意进行子宫及双侧附件全切。手术后经过5-Fu等化疗并放疗1个疗程。出院时医生认为病人年轻及病的恶性程度较度,估计生命维持不能长久,约活半年,特找中医治疗。初诊时病人极度消瘦,精神差,胃纳差,失眠头发脱落严重,腰酸,不能坐,血常规检查白细胞低,血沉高,面色苍黄,口咽干燥,舌质红,苔薄,脉软。以补气血益脾肾并抗癌为治法。处方:太子参12g,丹参12g,茯神12g,炙甘草9g,白术9g,黄芪12g,熟地15g,鸡血藤18g,天冬12g,猫人参24g,半枝莲12g,薏苡仁30g,炒麦芽18g。每日1剂,水煎服。服药半月后，患者面色渐正常，胃纳好，睡眠亦安，腰酸减轻，血常规检查白细胞正常，治疗乃以扶正祛邪为主，方以党参易太子参、北沙参易天冬，酌加猪苓、平地木，并以杜仲、川续断、六味地黄丸包煎代熟地，以后复诊处方大致在此范围进出加减。1年后检查血沉等均属正常，病人恢复工作，服药至今历时6年有余，康复如常人。

〔何任. 肿瘤扶正祛邪法蠡测. 浙江中医学院学报，1985，9（1）：1.〕

评析：何氏认为肿瘤多为整体属虚、局部属实，其本属虚、其标属实，乃虚实夹杂之证，其治疗当以扶正祛邪为法则。本例患者病属卵巢癌，乃虚实夹杂之证，治疗以扶正祛邪为总则，以补气血益脾肾并抗癌为治法。所用处方中，补脾益气药有黄芪、薏苡仁等，补血养阴药有鸡血藤、丹参、天冬，补肾药有熟地、杜仲、川续断、六味地黄丸等。抗癌药中猫人参为猕猴桃之根，多用治麻风病及肿瘤；薏苡仁药理实验对癌瘤有抑制作用，并有健脾渗湿作用，每日煮食30g，空腹代早餐，效用频为理想；半枝莲药理实验对癌瘤有抑制作用。同时扶正中药中有些也有抗癌作用，如白术能抑制某些癌瘤并有免疫促进作用，甘草对实验动物骨髓瘤等有抑制作用，茯苓、猪苓等也有抑瘤和增加抗体等功能。诸药配合，补益气血，健脾益肾，扶助正气，同时还能祛邪抗癌抑瘤，随证加减，坚持服药，疗效满意。

二、沈敏鹤治疗卵巢癌案

导读："观其脉证，知犯何逆，随证治之"。卵巢癌手术化疗之患者，其临床表现是复杂多样的，临证应做到详审病情，辨证论治，根据病情变化灵活加减用药，方能取得较好疗效。

第十一章 卵巢癌

案例：陈某，女，69岁，因小腹胀感不适至当地医院就诊，行阴道B超检查发现盆腔内有一肿块，后行腹部CT检查，提示宫体上方见6.2×5.3×6.0cm类圆形实性肿块，并于2009年12月有省妇幼保健院行盆腔肿块切除术，术后病理示卵巢浆液性腺癌Ⅲc期。术后予TP方案化疗（泰素+顺铂）8次，化疗期间曾出现Ⅲ度血液毒性，末次化疗时间为2010年6月18日，2010年6月29日找中医就诊。诊时患者神疲乏力明显，胃纳欠佳，夜寐差，二便无特殊，舌淡红，苔薄白，脉细数。诊为气血亏虚证，治以益气温通，宁心安神为法。处方：附子3g，茯苓15g，赤芍15g，丹皮12g，桃仁10g，墓头回9g，党参18g，麦冬18g，五味子6g，龙齿30g，煅牡蛎30g，炙甘草10g。取14剂，每日1剂，水煎服。2010年7月14日二诊，患者乏力不适较前改善，夜寐也有所改善，胃纳仍欠佳，舌质淡红，苔白腻，脉细左关脉弱。上方改附子为桂枝，减煅牡蛎、炙甘草，加益元散30g，广藿香15g，佩兰15g，取14剂，每日1剂，水煎服。2010年7月29日三诊，患者夜寐不安得以改善，乏力不适症状消失，胃纳可，但感四肢末端麻木明显，大便日行2次，质稀不成形，舌质淡，苔薄白，脉浮，沉取时稍感无力。治当减桃仁、党参、麦冬、五味子、龙齿、广藿香、佩兰，加山药30g，熟地15g，泽泻15g，鹿角霜15g，连翘15g，甘草10g，续服14剂。2010年8月22日四诊，患者大便转干并成形，夜寐无特殊，自觉平时畏寒，舌淡苔中偏腻，脉滑。故守方减熟地、甘草，加大豆卷30g、制半夏9g、生姜6g。再服半月，后诸症状较前改善，显效。

〔郑丽萍，沈敏鹤，阮善明．沈敏鹤治疗卵巢癌经验．河南中医，2011，31（8）：846．〕

评析：本例患者病属卵巢癌，手术下焦外伤后，损伤气血，加之卵巢癌辨证要点主要在于气虚寒凝血瘀，治当以益气温通化瘀为主，方以附子、茯苓、赤芍、丹皮、桃仁、墓头回温通下焦、化瘀消癥，党参、麦冬、五味子益气养阴，夜寐欠安调以龙齿、煅牡蛎宁心安神。二诊辨为脾失健运，故加藿香、佩兰芳香化湿健脾助运。三诊辨气血亏虚，筋脉失养，肾阳亏虚，治当温经通脉兼补肾阳。四诊辨阳虚湿滞之象，故加制半夏、生姜、大豆卷等辛温化湿之品。本例患者的治疗辨证准确，并注意随病情的变化灵活加减变通，取得了较好的疗效。

三、孙桂芝治疗卵巢癌案

导读：卵巢癌术后化疗中，以乏力，四肢麻木，眠差，白细胞减少，血红蛋白降低，舌质淡，苔薄白，脉弱为主要表现，辨证为心脾两虚者，治以益气健脾，养心安神，扶正抗癌。

案体：张某，女，47岁，2002年1月13日初诊。患者2001年6月出现腹部胀痛，在某医院确诊为卵巢癌，后行手术切除，现行TP方案化疗中。诊时患者全身乏力，四肢麻木，眠差，大便干，舌质淡，苔薄白，脉弱，血常规白细胞$1.8\times10^9/L$，血红蛋白85g/L。中医诊断为癥积，辨证为心脾两虚，治以益气健脾，养心安神，扶正抗癌。药用：生黄芪30g，远志10g，太子参15g，炒白术15g，龙眼肉10g，炒枣仁30g，夜交藤10g，炮穿山甲10g，土鳖虫6g，何首乌15g，绿萼梅10g，小茴香10g，橘核10g，水红花子10g，炒枳壳10g，生麦芽30g，甘草10g。每日1剂，水煎取汁，分2次服，同时给予加味西黄丸，每次2粒，每日2次口服。2002年6月7日再诊，患者已化疗10次，查CA125为70，血常规白细胞$2.0\times10^9/L$，胸胁胀痛，眠可，大便调，舌边红，苔薄白，脉弦细。药用：柴胡10g，丹皮10g，赤芍12g，白芍12g，炒栀子10g，

第十一章 卵巢癌

天花粉12g,苦参15g,香附10g,地龙10g,天龙10g,小茴香10g,乌药10g,白花蛇舌草30g,半枝莲15g,生麦芽30g,甘草10g。每日1剂,水煎服,同时配合加味西黄丸,每次2粒,每日2次口服。2003年4月12日就诊时,患者精神差,纳少,腰膝酸软,大便溏,舌质淡,苔薄白,脉细,药用四君子汤合六味地黄汤加减。处方:太子参12g,炒白术12g,土茯苓15g,生地12g,熟地12g,山茱萸12g,鸡血藤15g,桑寄生15g,白芍15g,莲子肉15g,生龙骨15g,生牡蛎15g,益母草15g,牛膝12g,金荞麦15g,荔枝核12g,王不留行12g,焦槟榔15g,鸡内金15g,甘草10g。每日1剂,水煎服,同时加服妇科消瘤丸,每次6g,每日2次。随访半年,病情稳定。

〔闫洪飞.孙桂芝教授治疗卵巢癌经验.中国中医药信息杂志,2004,11(4):353.〕

评析:孙氏强调治疗卵巢癌要做到审病因、明病位、重毒邪,精辨证、定治则、巧用药,同时还要融汇中西,以发挥中西医结合治疗的优势,最大限度地减轻患者的痛苦,提高临床疗效。本例患者病属卵巢癌术后,正在化疗中,中医诊断为癥积,辨证为心脾两虚,治以益气健脾,养心安神,扶正抗癌为法,在应用中药汤剂的同时配合以加味西黄丸,标本兼顾,药证相符,并能守法守方,随证加减,坚持治疗,其疗效尚可。

四、林丽珠治疗卵巢癌案

导读:卵巢癌多发性转移,手术化疗后,以腹胀,手术伤口处偶有疼痛,疲倦,舌暗红,苔薄黄,脉弦滑为主要表现,中医辨证为瘀毒互结者,治疗当以解毒祛瘀、消癥散结为法。

案体:陈某,女,39岁,2007年7月10日初诊。患者于2006年9月开始出现下腹部疼痛,2006年10月10日在某医院查肿瘤标志物CA125为721.49μg/ml，2006年10月17日PET/CT检查示下腹部恶性肿瘤，约10.6×9.5×11.8cm大小，压迫子宫及直肠，考虑来源卵巢，右侧大网膜多发结节（最大者2.4cm×1.6cm），考虑转移瘤，中等量腹水。患者于2006年10月24日在该院行全子宫＋双附件＋腹膜肿物切除术，术后病理显示浆液性囊腺癌，大网膜转移癌，分期为Ⅲc期。术后予TP方案（紫杉醇＋顺铂）化疗6个疗程，化疗后因肿瘤复发于2007年3月24日再行腹膜结节切除＋阑尾切除＋腹腔清扫术，术后再行TP方案化疗3个疗程，末次化疗时间为2007年5月30日。就诊时患者腹胀，手术伤口处偶有疼痛，稍疲倦，纳眠可，二便调，舌暗红，苔薄黄，脉弦滑。西医诊断为卵巢浆液性囊腺癌并大网膜多发转移癌术后化疗后（Ⅲc期），中医诊断为癥瘕，辨证为瘀毒互结，中医治疗以解毒祛瘀、消癥散结为法。处方：桃仁10g，苦参10g，蜂房10g，香附10g，半枝莲15g，山慈姑15g，八月札15g，厚朴15g，麦冬15g，土鳖虫6g，甘草6g，女贞子20g。每日1剂，水煎服，并配合口服复方红豆杉胶囊（每次2粒，每日3次）、安康欣胶囊（每次5粒，每日3次）。2007年7月24日二诊时，患者腹胀明显改善，手术切口仍偶有疼痛，疲倦，咽中自觉有痰，口干口苦，无其他明显不适，舌淡暗，苔薄黄，脉弦。治以解毒祛瘀，健脾化痰，予前方去蜂房、香附、苦参、厚朴，加茯苓25g、山茱萸15g健脾补肾，加连翘15g、桔梗10g化痰散结，服法同前，并继续配合复方红豆杉胶囊及安康欣胶囊口服。2007年8月12日三诊，患者精神好，无疲倦乏力，无腹胀腹痛，纳眠可，二便调，舌质暗红，苔薄白，脉弦细，治以祛瘀解毒，健脾补肾。处方：桃仁10g，莪术15g，肿节风15g，半枝莲15g，党参15g，山茱萸15g，八月札15g，白英20g，女贞子20g，茯苓25g，龙葵30g，土鳖虫6g，甘草6g。每日1剂,水煎服,继续配合安康欣胶囊口服。之后患者坚持每个月复诊,继续服用祛瘀解毒、健脾补肾之中药。2007年12月11日患者在某医院查CA125为3.01μg/ml,2008年1月3日复查PET/CT显示卵巢癌切除后,腹腔未见残留或复发病灶。此后患者坚持参加锻炼及各种活动,无明显不适,卡氏评分(KPS)90分。随访至2012年1月,患者已坚持中医药治疗4年余,未见肿瘤转移及复发。

〔李佳殷,林丽珠.林丽珠治疗卵巢癌经验.中医杂志,2012,53(21):1866.〕

评析:林认为脾肾亏虚、痰瘀互结是卵巢癌重要的病因病机,治疗应辨证论治,随症加减,并适当配伍抑瘤药物。她将卵巢癌分为瘀毒互结、痰湿蕴结及脾肾两虚三种证型进行辨证分型治疗,每获良效。需要说明的是,卵巢癌患者病情复杂,证候纷繁,很少表现为单一证型,治疗上应机圆法活,灵活加减,并将健脾化痰、祛瘀软坚贯穿治疗的始终。本例患者病属卵巢癌多发性转移手术化疗后,中医辨证为瘀毒互结者,以解毒祛瘀、消癥散结为法,在服用中药汤剂的同时配合以复方红豆杉胶囊和安康欣胶囊,并根据病情的变化灵活变通,坚持中医药治疗4年余,未见肿瘤转移及复发。

五、周仲瑛治疗卵巢癌案

导读:卵巢癌手术化疗后,出现癌毒内蕴、痰瘀互结、肝肾亏虚、气阴两伤病理机制者,治疗当以解毒抗癌,化痰消瘀,滋补肝肾,益气养阴复法图之,并宜根据病情变化灵活加减。

案体:章某,女,51岁。患者2000年6月中旬因卵巢肿瘤手术,术中发现肿瘤侵及子宫及大网膜,病理报告为低分化腺癌,术后行腹腔化疗3次,静脉化疗1次,化疗期间及其后呕吐严重，乏力神疲，白细胞降低，同年8月前来就诊。诊时患者呕吐已平，肝区脐右疼痛，心悸气短，头昏耳鸣，口干，纳差，舌红隐紫，苔黄薄腻，脉弦细。辨证属癌毒内蕴，痰瘀互结，肝肾亏虚，气阴两伤，治当解毒抗癌，化痰消瘀，滋补肝肾，益气养阴复法图之。处方：炙鳖甲15g，䗪虫6g，莪术10g，山慈菇15g，海藻15g，白僵蚕10g，白花蛇舌草25g，漏芦12g，半枝莲25g，青皮6g，陈皮6g，法半夏10g，生薏苡仁15g，露蜂房12g，生黄芪15g，枸杞子12g，仙鹤草15g，炙蜈蚣2条，天冬12g，麦冬12g，炒延胡索12g，川楝子10g，九香虫5g。每日1剂，水煎服，同时给予西黄丸，每次1丸，每日2次口服。上方连服2周，患者精神好转，体质有改善，纳食知味，肝区仍有隐痛，胃胀隐痛，面黄不华，仍然治以上法，上方加失笑散（包煎）10g，石打穿20g，继续服用。患者此后一直以上法治疗，基本方药如上，还加减运用过八月札、蜀羊泉、天花粉、当归、鸡血藤、炮穿山甲、桑寄生、制天南星等。至2001年11月，一般状况良好，体重增加10千克，复查无复发转移。

〔张成铭．周仲瑛教授临床经验拾零．南京中医药大学学报，2003，19（1）：18.〕

评析：周氏认为恶性肿瘤是由外感六淫、内伤七情、饮食劳倦等内外因素长期作用于机体，使脏腑功能失调，气滞血瘀，湿聚痰阻，癌毒内生，正气损伤所产生的一类复杂疾病。虽然各个具体脏腑组织器官的肿瘤有各自的特点，症状各异，有显现于外，也有深藏于内，但邪毒互结，交织缩错，虚实夹杂，多种病理因素同时存在是其共同的特点，因而在治疗上，周氏提倡复法治疗，即集数法于一方，熔攻补于一炉，大方图之。多年来的实践表明，这是一种有效的、值得探索的治癌之路。本例患者辨证属癌毒内蕴，痰瘀互结，肝肾亏虚，气阴两

第十一章 卵巢癌

伤,治以解毒抗癌,化痰消瘀,滋补肝肾,益气养阴复法图之。方中以白花蛇舌草、漏芦、半枝莲、露蜂房、蜈蚣、西黄丸解毒抗癌,䗪虫、莪术活血化瘀,山慈姑、海藻、白僵蚕、半夏、薏苡仁化痰散结,青皮、陈皮、延胡索、川楝子、九香虫理气止痛,鳖甲、黄芪、枸杞子、仙鹤草、天冬、麦冬益气养阴。药味虽多,但组合有序,主次分明,坚持服用终收佳效。

六、郁仁存治疗卵巢癌案

导读:中西医结合是治疗卵巢癌、提高临床疗效的可靠途径,本例患者在手术、化疗的基础上,配合以补益扶正、攻补兼施的中药汤剂,坚持服药治疗4年余,取得了较好的疗效。

案体:某患者,女,59岁。患者2000年1月24日在北京某医院行子宫、双附件、大网膜切除术,术中见双侧卵巢正常,右输卵管伞端直径1cm菜花状结节,腹主动脉旁、双腹股沟淋巴结多发肿大,片状融合,右输卵管冰冻病理为转移癌。探查肝、脾、胆、胰、胃、大网膜、结肠、回肠、回盲部、阑尾等均未见明显占位。术后病理显示右输卵管伞部灶状腺癌细胞浸润,并于浆膜层形成癌细胞浸润结节,可见脉管癌栓,右卵巢未见特殊。术前癌胚抗原(CEA)检查>500,糖类抗原125>600,术后半个月肿瘤标记物未下降。2000年3月初开始进行化疗,应用治疗胃肠道肿瘤的方案顺铂(DDP)/全氢叶酸(LV)/氟脲嘧啶(5-Fu)/表阿霉素(EPI)3周期,术后癌胚抗原降至正常,但白细胞下降至$(1.8\sim2.0)\times10^9/L$,血小板下降至$(23\sim40)\times10^9/L$,2000年5月出院。此后因血象低,被迫停止化疗1年,求治于郁氏,在努力提高患者免疫力的同时,加强控制肿瘤的力量,亦即攻补兼施。由于患者瘀象明显,攻伐之品主要为动物类活血药白僵蚕、全蝎、蜈蚣、九香虫、䗪虫䗪虫等，补益药多用生黄芪、太子参、女贞子、枸杞子、鸡血藤、山萸肉、紫河车等，患者血象逐渐恢复正常，病情稳定。2001年8月，术前癌胚抗原上升至24，做ECT认为手术残端有复发，因无法定位未做放疗（阴道残端），经妇科会诊认为本病例符合卵巢癌特殊类型中腹膜癌特点，改用治疗卵巢癌的方案环磷酰胺（CTX）/表阿霉素（EPI）/顺铂（DDP）化疗7周期，术后癌胚抗原下降至正常，2002年7月结束化疗。在这一阶段治疗过程中，郁氏充分发挥中药补益扶正的力量，为化疗保驾护航，方药主要为生血汤（生黄芪30g，太子参30g，鸡血藤30g，白术10g，茯苓10g，女贞子15g，枸杞子15g，菟丝子15g）加减，患者化疗期间未再发生血象下降影响下一周期化疗的情况。其后每3个月复查1次，一直正常。在化疗结束后，郁氏中药处方再次走回攻补兼施的路子，补益药多用生黄芪、太子参、党参、菟丝子、枸杞子、女贞子等，解毒抗癌药多用草河车、白花蛇舌草、白英、龙葵、金荞麦、土茯苓、蛇莓等。患者服用汤药已4年余，病情一直稳定，维持了良好的生活质量，生活起居如常。

〔徐咏梅．郁仁存中西医结合治疗卵巢癌的经验．北京中医药，2006，25（9）：534.〕

评析：卵巢癌是女性生殖器官常见的肿瘤之一，发病率仅次于子宫颈癌和子宫体癌，而列居第三位。但因卵巢癌致死者，却占各类妇科肿瘤的首位，对妇女生命造成严重威胁。中西医结合是治疗卵巢癌、提高临床疗效的可靠途径，在手术切除治疗、化疗的基础上配合以中医药治疗，不仅可减轻手术、化疗之副作用，还可预防或减少其复发，提高患者的生活质量和生存期。本例患者病属卵巢癌，郁氏在手术、化疗的基础上，配合以补益扶正、攻补兼施之中药汤剂，患者坚持服用汤药4年余,病情一直稳定,维持了良好的生活质量,取得了较好的疗效。

七、孙秉严治疗卵巢癌案

导读:寒瘀气积毒结是形成肿瘤尤其是妇科肿瘤的重要原因,治疗卵巢癌应注意采用温阳之法以祛除寒邪,对辨证属寒瘀气积毒结之患者,其治疗当用温阳解毒,化瘀攻下之法。

案体:董某,女,44岁,因卵巢癌手术及放疗后腹胀如鼓,呕吐不能食2个月,于1972年1月27日就诊。患者1969年发现小腹部肿物如拳头大,1971年2月16日在天津某医院手术治疗,切除肿物,做病理检查诊断为卵巢颗粒细胞癌,在天津某医院放疗50次。至1971年11月开始头痛,腰腹疼痛,腹胀如鼓,呕吐不能食,经天津某医院复查,卵巢癌复发,建议住院治疗,患者拒绝。诊时患者消瘦,精神萎靡,腹胀如鼓,右腹部可触及一鸭蛋大肿物,质硬,舌质淡,苔白微腻,脉沉细而微。辨证属寒瘀气积毒结,治宜温阳解毒,化瘀攻下,采用中药汤剂和中成药结合的方法治疗。成药处方:消瘤丸20粒,化郁丸每日半付,回阳丸每日1付(附子理中汤内加硫黄),化坚液每日50ml,口服。汤剂处方:陈皮10g,干姜30g,肉桂30g,小茴香15g,乌药10g,莪术15g,三棱15g,二丑30g,槟榔30g,蛤蟆2个,竹茹15g,菟丝子30g,熟地30g,党参15g,黄芪50g,生大黄15g,玄明粉(冲)10g。汤剂的用法为水煎取汁,早晚分服,服药后随大便排出很多烂肉状物。至1972年5月,一切不适症状消失,恢复正常。经随访,已12年未复发。

〔刘伟胜,徐凯.肿瘤科专病中医临床诊治.北京:人民卫生出版社,2005.〕

评析:寒主凝涩,寒瘀气积毒结是形成肿瘤,尤其是妇科肿瘤的重要原因。正如张仲景《金匮要略·妇人杂病脉证并治》所云："妇人之病，因虚积冷结气，为诸经水断绝，至有历年，血寒积结，胞门寒伤，经络凝坚。在上呕吐涎唾，久成肺痈，形成损分。在中盘结，绕脐寒疝；或两胁疼痛，与藏相连；或结热中，痛在关元，脉数无疮，肌若鱼鳞，时着男子，非止女身。在下未多，经候不匀，令阴掣痛，少腹恶寒；或引腰脊，下根气街，气冲急痛，膝胫痛烦；奄忽眩冒，状如厥癫，或有忧惨，悲伤多嗔，此皆带下，各有病因。久则羸瘦，脉虚多寒，三十六病，千变万端，审脉阴阳，虚实紧弦，行其针药，治危得安。其虽同病，脉各异源，子当辨记，勿谓不然。"宋·严用和《济生方》中说："癥者征也，有块可验。瘕者假也，假物成形。其结聚浮假，推移乃动。此无他，皆由饮食不节，寒温不调，气血劳伤，脏腑虚弱，受于风冷，与气血相结而成也。"圣哲之言，中肯全面，历历在目。但是，近几十年来，对寒邪在肿瘤发病中的作用认识不够，这与寒邪郁久化热的表象有关，也与现代医生对中医古籍的学习不够有关。本案如镜，可照古今得失。辨证准确无疑，方能放胆用药而无虑，本案以温阳解毒立法，高人一筹，而桂、姜、丑、槟榔等味用至一两，非艺高者何敢如斯？

八、魏仲逵治疗卵巢癌案

导读：卵巢癌之发病不外气滞、血瘀、痰结、寒凝或湿热蕴结数端，治之宜以祛邪消癥、软坚散结为总则，本案以温经散寒祛湿、调气散结为治法，随病情变化灵活变通，疗效较好。

案体：杜某，女，59岁，1977年9月20日初诊。患者左侧少腹胀痛拒按，痛时胀而有形，白带量多，小腹有冷感，伴有纳呆、脘痞、心悸，经多方医治无效，身体日渐消瘦。1976

第十一章 卵巢癌

年9月曾经聊城某医院检查,子宫体不清,有结节硬性包块如拳头大,不活动,与骶骨粘连,左侧主韧带粗大,诊断为卵巢癌。注射塞替哌无效,来我院(韩城医院)就诊。诊时患者面色萎黄不泽,按其少腹有积块如拳头大,按之痛甚,舌质淡,苔白,脉沉弦而涩。脉证合参,诊断为肠覃,拟以温经散寒祛湿,调气散结为治,方用肠覃汤。处方:香附15g,乌药9g,小茴香9g,川楝子9g,橘核9g,荔枝核9g,艾叶3g,茯苓12g,莪术9g,甘草3g。每日1剂,水煎服。服药20剂于10月10日二诊,患者少腹胀痛减轻,积块依然,上方再加橘核9g,荔枝核9g,以增行气散结之功。10月25日三诊,患者腹痛明显减轻,积块缩小,仍心悸头晕,脉沉弱,为血虚之故,原方加人参6g,黄芪30g,当归9g,取其阳生阴长之意,继续服用。1978年3月11日再诊,患者疼痛止,饮食增,扪之腹部包块消失,经妇科检查无异常。1980年5月6日随访,其人健在,能操劳一般家务。

〔唐先平,桑志成,张凤娟. 肿瘤古今名家验案全析. 北京:科学技术文献出版社,2006.〕

评析:肠覃和石瘕均为少腹肿瘤,以月经是否按时来潮为鉴别的重要指标,但本案患者年已近花甲,月经早已自然断绝。顾名思义,显而易见,石瘕属妇科病,而肠覃则属大小肠肿瘤。《灵枢·水肿》中有"黄帝曰:肠覃何如?歧伯曰:寒气客于肠外,与卫气相抟,气不得荣,因有所系,癖而内著,恶气乃起,息肉乃生。其始生也,大如鸡卵,稍以益大,至其成,如怀子之状,久者离岁,按之则坚,推之则移,月事以时下,此其候也"的论述。对于石瘕,《灵枢·水肿》中则有"黄帝曰:石瘕何如?歧伯曰:石瘕生于胞中,寒气客于子门,子门闭塞,气不得通,恶血当泻不泻,衃以留止,日以益大,状如怀子,月事不以时下,皆生于女子,可导而下"的记载。尽管本案诊为肠蕈，但治疗方法却也大体符合肿瘤病机。肿瘤病位虽然差异很大，其病机不外气滞、血瘀、痰结、寒凝或湿热蕴结数端，治之以祛邪消瘕、软坚散结为法。然祛邪易伤正，久病必致虚，故用参、芪、归补气养血，扶正益元，亦即扶正祛邪，所谓"扶正积自除也"。本例患者的治疗辨证准确，治法用药恰当，并能随症加减，坚持治疗，取得了较好的疗效。

九、吴克仁治疗卵巢癌案

导读：卵巢癌胸部转移，证属气阴两虚，营卫失和，阴虚内热，湿邪暗侵，脉络阻塞，气滞血凝。日久成积者，治宜扶正固本，祛瘀散积，方用家传秘方"消瘕散"，疗效满意。

案体：李某，女，60岁，1984年5月8日初诊。患者不规则发热半年余，咳嗽，喘息，胸闷，气促，不能平卧，腹胀疼痛，有包块，不思食，食后胀甚。1983年2月底住某县医院，X线片示两肺野呈大片边缘不规则致密影，肋膈角闭塞，大量胸腔积液，超声检查右侧7~10肋间探及液平7cm，左侧8~9肋间可探及4cm液平，心电图无异常，诊断为双侧渗出性胸膜炎，住院40日，经青、链霉素等治疗无效。又去合肥安徽医学院附属医院，检查发现两侧血性胸水，抽水后水迅速增长，胸水中找到癌细胞，X线片示右第五前肋以下为一片致密阴影，右近心缘有一块阴影，上缘为内高外低，纵膈无移位，两肺门淋巴结似有肿大，左侧未见明显块影，腹部可扪及14×10×10cm的包块，X线平片下腹影约14×10cm，穿刺腹水中找到癌细胞。诊断为卵巢恶性肿瘤（卵巢黏液性囊腺癌），已达晚期，胸膜转移，不宜手术，住院17日，效果欠佳，嘱出院，现生命垂危，特来求治。询问病史，患者去年一度出现类月经式阴道出血，数日自止，现患者一般状况极差，

第十一章 卵巢癌

精神委顿，呼吸迫促，面部轻度浮肿，全身淋巴结肿大，肋间饱满，呼吸运运受限，叩呈浊音，肋在肋下 2cm，剑突下 3cm，质软，无压痛，脾肋下可扪及，下腹部扪及 14×10×10cm 的包块，表面不平，质硬，不活动，无压痛，两下肢中度凹陷性水肿。中医四诊患者面黯，精神委顿，胸满气促，腹部隆满，可触及积块大如覆碗，坚硬不移，舌质淡紫，苔薄白，脉细而数。辨证属气阴两虚，营卫失和，阴虚内热，湿邪暗侵，久恋入络，脉络阻塞，气滞血凝，日久成积。治宜扶正固本，祛瘀散积，方用家传秘方"消癥散"。方一：乌梅60g，红花60g，龟甲60g，川芎60g，鳖甲60g，地龙60g，露蜂房30g，鸦胆子30g，乌贼骨30g，海藻40g，玳瑁40g。方一之用法为分3次按药顺序置陈古瓦上，再覆盖一瓦，以武火煨焦，共研细末，分120包，每日2次，每次1包。方二：蟾酥1g，分剪成120小块（约如1/3芝麻大），每日2次，每次1小块，与方一末药同服。方三：蜂王浆120g或蜂蜜360g，每次以蜂王浆1g或蜂蜜3g，加开水半杯送服方一、方二药。此方以蜂王浆水送服，有扶正养阴、活血化瘀、软坚散积之功，西医给以对症治疗。治疗5日后，气促减轻，可以平卧。至20日，精神状况好转，体温降至正常，呼吸气促减轻。继续服消癥散至百日，胸满气促消失，可以下床活动，扶杖可行数百步。半年后复查，下腹部B超探及5×7×7cm 的包块。继续服用消癥散5剂，至1985年7月15日，胸、腹X线片示右侧胸腔积液，上界约第8后肋平，左无异常，下腹部块影约10×10cm，未见其他异常影，一切症状基本好转，消肿全部消退，现仍继续服用消癥散。

〔吴克仁．治疗卵巢癌胸膜转移一侧初步报告．四川中医，1988，6（1）：29.〕

评析：本例病属卵巢癌胸部转移，初诊时生命垂危，抱着一线希望找中医诊治，辨证属气阴两虚，营卫失和，湿瘀阻络，治疗从扶正固本，祛瘀散积立法，药物选用家传秘方消癥散，其方也确符合本病之病机，所以用之有效。

十、郭福魁治疗卵巢癌案

导读：卵巢癌术后化疗中，出现气短乏力，不思饮食，大便溏薄，白细胞、血小板、血红蛋白降低等，证属气血亏虚，脾肾不足者，当以益气养血，补益脾肾，佐以抗肿瘤为治法。

案体：李某，男，46岁，1984年3月10日初诊。患者因"卵巢癌术后及第一次化疗后，发现盆腔包块1月余"就诊。患者于1983年底发现腹部肿物，同年12月8日在北京某医院手术，病理诊断为"右侧卵巢颗粒细胞癌Ⅲ期"，做双侧附件及部分大网膜切除术，术后化疗1个疗程。1984年2月B超检查结果为子宫右侧与子宫相连稍偏前上方可探及一肿块，约$4\times4cm$，，考虑可能为原肿瘤遗留或生长，患者遂来就诊。诊时患者面色晦暗无华，气短乏力，不思饮食，情志郁闷，语声低微，大便溏薄，血常规检查白细胞$2.5\times10^9/L$，血小板$8.0\times10^9/L$，血红蛋白$90g/L$，舌质淡，边有齿痕，苔白薄腻，脉沉细无力。辨证为气血亏虚，脾肾不足，治以益气养血，补益脾肾，佐以抗肿瘤之法。方药：生黄芪30g，党参15g，太子参15g，白术15g，黄精15g，山药30g，砂仁9g，女贞子30g，枸杞子15g，当归20g，阿胶10g，桑寄生15g，土茯苓30g，急性子15g，益母草30g，水红花子20g，楮实子30g，生牡蛎20g，抽葫芦20g，茜草15g。每日1剂，煎药60分钟，分2次服。服药9天后，患者白细胞升至$4.3\times10^9/L$，血小板$10.0\times10^9/L$，血红蛋白$100g/L$。服药3个月后，患者自感体重增加，饮食改善，精神转佳，边服中药边进行化疗。1984年内共化疗3个疗程，根据病人化疗反应、肝功能损伤等情况，随症加

第十一章 卵巢癌

减用药,如恶心加竹茹、代赭石、半夏;腰脊疼痛加狗脊、川断;胁肋隐痛、谷丙转氨酶升高加石见穿、龙胆草、川楝子、茵陈、五味子。现患者坚持服药已历3年,1986年4月在北京某医院做B超检查,未见肿块。近半年来患者能够坚持半日工作,且自我感觉良好。

〔郭福魁,王剑虹,耿燕.妇科生殖器官恶性肿瘤治验举隅.北京中医,1987,6(2):21.〕

评析:本例患者病属卵巢癌手术切除后化疗中,辨证为气血亏虚,脾肾不足,治疗从益气养血、补益脾肾立法,患者在服中药的同时同步进行化疗,中西医结合,用药平稳,主次兼顾,历时已3年,其疗效颇佳。

十一、何任治疗卵巢癌案

导读:做到辨证论治方能愈急症起沉疴,本案为卵巢癌晚期盆腔及腹部转移,病情危重,何氏辨为脾肾阳虚,水湿内停之证,以温阳利水法,方用真武汤加味治之,病情好转稳定。

案体:赵某,女,52岁,1991年12月30日初诊。患者腹水、面足浮肿三月,伴低热、盗汗(卵巢癌盆腔、腹部转移)。9月初起,患者感腰痛,脘腹胀满,恶心等,继之出现腹水,病情加重,住省某医院外科治疗,经B超、CT等检查,诊断为卵巢癌晚期盆腔及腹部转移。腹水明显,尿闭,初以速尿20~60mg/日静脉滴注,尚能见效,后渐失效。胸腹胀闷甚,口干燥,腹膨隆,低热,盗汗,日益消瘦,体力不支,已两次输血。近20天来甚少进食,病情日重,主管医师们甚感棘手,认为无可望矣,出于无奈,其家人抱着一线希望求医于何氏。就诊时患者躺在担架上,面色苍白,四肢冰冷,神疲懒言,腹隆、面浮、足肿陷指,舌质淡,苔灰黄,脉沉细。诊毕,何氏谓此例系脾肾阳虚,水湿内停之证,虽病至沉疴,但以温阳利水法，用真武汤加味治之能奏效。即予：淡附子（先煎）9g，白术9g，带皮茯苓18g，白芍12g，生姜3片，冬瓜皮30g，桑白皮9g，车前子9g，地枯萝15g。服3剂，1992年1月3日二诊，上药2剂后，患者小便即利，口干燥，倦怠乏力，上方去地枯萝，加黄芪12g，川石斛12g，取5剂，继续服用。5日后复诊，患者尿量增多，面、足肿渐退，口干好转，速尿等利尿剂已停用，上方加红参（另煎）3g。继服5剂，于1月13日再诊，患者小便已通顺，腹水及面、足肿消退明显，体征大有改善，上方去冬瓜皮、桑白皮等，加猪苓、绞股蓝、薏苡仁等，继进2个月，病情好转稳定，并于3月初出院。

〔金国梁，何若苹. 愈急症起沉疴——何任教授疑难急症治验举例. 浙江中医学院学报，1992，16（4）：21.〕

评析：本案系卵巢癌晚期盆腔及腹部转移，患者胸腹胀闷甚，口干燥，腹膨隆，低热，盗汗，日益消瘦，体力不支，病情危重。何氏四诊合参，辨为脾肾阳虚，水湿内停之证，认为虽病至沉疴，但以温阳利水法，用真武汤加味治之能奏效。据此处方用药，小便通顺，腹水及面、足肿消退明显，体征大有改善，病情逐渐好转稳定。此例患者的治疗，充分说明了中医辨证论治的重要性。辨证论治是中医的特色和优势，临证必须做到辨证论治，方能愈急症起沉疴，取得较的疗效。

十二、周慕白治疗卵巢癌案

导读：卵巢癌属中医"石瘕"之范畴，可从血瘀气滞论治，以活血止痛、软坚通便为治法，方剂选用桃仁承气汤、抵当汤加减，并根据病情的变化灵活变通用药，可取得较好疗效。

案体：祝某，女，39岁。患者1966年4月初，因"发现

第十一章 卵巢癌

小腹包块1年,伴腹痛就诊"。患者1965年夏,自感小腹部有一包块,时有微痛,1966年4渐见增大,随之疼痛增剧,遂到县医院检查,印象为"子宫肌瘤恶性变",嘱到上级医院做进一步检查。当月下旬到重庆医学院作病理活检,诊断为"卵巢黏液性囊腺癌",结论是子宫附件癌已向盆腔侧壁转移,无法手术,令回家营养调理,以冀带病延年,5月上旬邀余诊治。诊时患者消瘦,卧床呻吟,小腹约有两拳大一包块,胀痛,扪之凹凸不平,发热出汗,五心烦热,夜间口干咽燥,纳差,未解大便,舌质偏红,苔薄,脉细略数。证属血滞气瘀成癥瘕之块,治宜活血止痛,软坚通便,拟用桃仁承气汤加味。处方:桃仁15g,生大黄(后下)12g,芒硝(冲)12g,延胡索12g,当归12g,木通12g。用药后症状未减,患者悲伤忧郁,致胁肋胀痛,乃于上方中加入疏肝解郁之柴胡、陈皮。服药后胁胀痛减轻,余症如故,且出汗增多,见苔剥舌欠红润,可能为柴胡、陈皮辛燥伤津所致,遂改增液汤加味,并另用高丽参10g(炖),嘱其在欲便前服,以防汗出气脱。服后次日大便2次,腹痛稍减,汗出已止,舌红欠津,脉细数无力,即改用固本与扶脾补肾法调治。十数剂后,食欲增强,舌苔已转润,脉沉细数,但较前有力。见其胃气已起,即以抵当汤加味,因缺少虻虫、水蛭,故拟下方,处方:三棱15g,莪术15g,土鳖虫10g,生大黄(后下)10g,当归10g,赤芍10g,红花10g,桃仁10g,枳壳10g,川牛膝12g。服用5剂,未见好转,即嘱继服上方外,加云母石90g,阳起石18g,共研为细末混匀,每次用汤药送服12g。3剂后患者阴道有少量恶血流出,色黑味极臭,小腹阵痛递减,即将上方稍作增减。处方:三棱90g,莪术90g,土鳖虫90g,桃仁60g,红花60g,当归60g,赤芍60g,生大黄60g,阳起石60g,川牛膝60g,枳壳30g,云母石120g。上药共研为细末,饭糊为丸,每次

18g，每日 3 次，温开水送服。并针对病情拟用养脾胃、滋肝肾为治，前后共甩汤药 30 余剂，丸药 4 料，共用云母石一斤九两，阳起石八两六钱，治疗 2 月余，小腹包块逐渐缩小，饮食如常。后患者因服久厌药，自行停药。小腹包块尚残存如鸡卵大，但无任何不适，后年余复访残瘤竟然不药自消，继两次催促复查，1968 年春始到重庆医学院做脱落细胞检查，未发现癌细胞。现历 17 年仍健在。

〔周慕白．卵巢癌验案一则．新中医，1984，16（10）：24.〕

评析：本例患者病属卵巢癌盆腔转移，属中医学"石瘕"之范畴，因"恶血当泻不泻"得之。而桃仁承气汤原治太阳蓄血证，抵当汤原治"妇人经水闭不利"，今移治妇科肿瘤，从血瘀气滞论治，堪称善用经方者。

主要参考书目

1. 高荣林．中国中医研究院广安门医院专家医案精选．北京：金盾出版社，2005.

2. 史宇广．当代名医临证精华·肿瘤专辑．北京：中医古籍出版社，1997.

3. 刘伟胜，冯维斌．中医肿瘤·呼吸病临证证治．广州：广东人民出版社，1999.

4. 贺兴东，翁维良，姚乃礼．当代名老中医典型医案集·内科分册．北京：人民卫生出版社，2009.

5. 沈敏南，赵亦工，潘锋．17常见疑难病治验思路解析．北京：人民卫生出版社，2006.

6. 何若苹．中国百年百名中医临床家丛书·何任．北京：中国中医药出版社，2001.

7. 谢文伟．中医成功治疗肿瘤100例．北京：科学普及出版社，1996.

8. 张代钊．中西医结合治疗癌症．太原：山西人民出版社，1984.

9. 臧堃堂．臧堃堂治则精华．北京：军事医学科学出版社，2000.

10. 宋祖敬．当代名医证治汇粹．石家庄：河北科学技术出版社，1990.

11. 单书健，陈子华．古今名医临证金鉴·肿瘤卷．北京：中国中医药出版社，1999.

12. 尹国有，饶洪．胃肠病中医验案点评与误案分析．北京：人民军医出版社，2010.

13. 彭勃，郑玉玲．全国名老中医学术思想荟萃·河南中医学院专集．北京：人民卫生出版社，2008.

14. 张继泽,邵荣世,单兆伟. 张泽生医案医话集. 南京:江苏科学技术出版社,1981.

15. 李岩. 肿瘤临证备要. 北京:人民卫生出版社,1989.

16. 刘晓伟. 胃肠病名家医案·妙方解析. 北京:人民军医出版社,2007.

17. 范学文. 范中林六经辨证医案选选. 北京:学苑出版社,2007.

18. 崔应眠,李志安,张洁. 中华名医名方新传·肿瘤. 郑州:郑州大学出版社,2009.

19. 黄振鸣,黄永源. 奇难杂症续集. 广州:广东科技出版社,1993.

20. 杨明会. 赵冠英验案精选. 北京:学苑出版社,2000.

21. 叶进. 叶景华医技精选. 上海:上海中医药大学出版社,1997.

22. 谷言芳. 谷铭三治疗肿瘤经验集. 上海:上海科学技术出版社,2002.

23. 李仁济. 名老中医肿瘤验案辑按. 上海:上海科学技术出版社,2009.

24. 乔振刚. 乔保钧医案. 北京:北京科学技术出版社,1998.

25. 何任. 何任临床经验辑要. 北京:中国医药科技出版社,1998.

26. 徐福松. 徐福松男科医案选. 北京:人民卫生出版社,2011.

27. 包素珍. 肿瘤名家验案精选. 北京:人民军医出版社,2006.

28. 董建华. 中国现代名中医医案精华. 北京:北京出版社,2002.

29. 刘伟胜,徐凯. 肿瘤科专病中医临床诊治. 北京:人民卫生出版社,2005.

30. 唐先平,桑志成,张凤娟. 肿瘤古今名家验案全析. 北京:科学技术文献出版社,2006.